Zu diesem Buch

Körper- und Atemübungen des Hatha-Yoga (körperliches Yoga) basieren auf jahrtausendealtem Wissen um die Physiologie des Menschen. Die überlieferten Techniken der Yogis sind gerade heute unermeßlich wertvoll, denn sie bewirken eine gezielte und verblüffend effektive Verbesserung der Entspannungs- und Konzentrationsfähigkeit. Yoga schärft auch die allgemeine Wahrnehmung, regeneriert Energien und beugt Haltungsschäden vor. Darüber hinaus öffnet Yoga über Meditation den Zugang zu den elementarsten Fragen des menschlichen Seins.

Als Schüler des Kriya Yogis Sanakananda Giri (der seinerseits u. a. von dem Nobelpreisträger Tagore unterwiesen worden war) wurde Detlef Uhle in dessen Yogazentrum in Indien zum Yogalehrer ausgebildet. Als Yogi Deenbandhu gibt er seit vielen Jahren nicht nur in Berlin, sondern auch während ausgedehnter Reisen sein Wissen weiter.

Außerdem zum Thema bei Rowohlt lieferbar:
Sue Luby: «Hatha Yoga» (rororo sachbuch 8592)
Frédérick Leboyer: «Weg des Lichts. Yoga für Schwangere»
(rororo sachbuch 8870)

Yogi Deenbandhu (Detlef Uhle)

Yoga für alle Übungen für jeden Tag

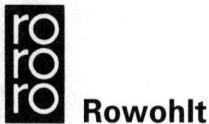

Rowohlt

rororo medizin und gesundheit
Lektorat Heike Wilhelmi

Vollständig überarbeitete und erweiterte Neuausgabe
(auf der Grundlage von «Das rororo Yoga-Buch für Anfänger»
und «Das rororo Yoga-Buch für Fortgeschrittene»)
Veröffentlicht im Rowohlt Taschenbuch Verlag GmbH,
Reinbek bei Hamburg, Oktober 1993
Copyright © 1984/85 by Rowohlt Taschenbuch Verlag GmbH,
Reinbek bei Hamburg
Umschlaggestaltung Nina Rothfos
Fotos im Text Horst Lichte
Zeichnungen im Text Matthias Wagner
Satz Sabon (Post Script, Quark XPress 3.11)
Belichtung bei Grafische Werkstatt Christian Kreher, Hoisdorf
Gesamtherstellung Clausen & Bosse, Leck
Printed in Germany
1690-ISBN 3 499 19386 8

Inhalt

Vorwort 9

I. Der 8-Stufen-Pfad des Patanjali 15
Geduld und Ausdauer sind notwendig 22
Hatha-Yoga und Ihre Gesundheit 23
Über die Heilwirkungen 25
Atmen ist Leben 28
   Die Bauchatmung 31
   Die Brustatmung 39
   Die obere Atmung 40
   Die Yogiatmung 42
   Die Nasenatmung 52
Die sieben psychischen Zentren (Chakren) 54
   Konzentration zum Ajna-Chakra 55
   Die sieben psychischen Zentren (Chakren)
   und die drei wichtigsten Nadis (Nervenkanäle)
   Ida, Pingala und Susumna 60
Die vollständige Entspannungsmethode 62
   Der Wirbelsäulenausgleich 63
   Entspannung der motorischen Nerven 64
   Entspannung der sensorischen Nerven 69

II. Körperübungen (Asanas) 73
Vorbereitende Körperübungen 74
   Das Kopfkreisen 74
   Das Schulterkreisen 76
   Bewußtes Strecken 77
   Der Reinigungsatem 77
   Der Wirbelsäulendreh 78
   Das Wirbelsäulenkreisen 80
   Das sollten Sie beherzigen 81

Zur Vertiefung der Asanas 86
  Die Toten-Lage (Savasana) 89
Asanas aus der Bauchlage 95
  Die Kobra-Stellung (Bhujangasana) 95
  Die Heuschrecken-Stellung (Salabhasana) 98
  Die Bogen-Stellung (Dhanurasana) 101
  Die Pfau-Stellung (Mayurasana) 105
Asanas aus der Rückenlage 108
  Die Kniekuß-Stellung (Paschimottanasana) 108
  Die Körperhebe-Stellung (Uttanapadasana) 112
Asanas aus der Standposition 117
  Die Dreiecks-Stellung (Trikonasana) 117
  Der dynamische Streck (Parsvottanasana) 120
  Die Kniekuß-Stellung (Padahastasana) 126
  Die Haltungs-Stellung (Anahatasana) 128
Asanas aus der Sitzposition 129
  Die Kopf-zum-Knie-Stellung (Janusirsasana) 129
  Die Schaukel-Stellung (Dolasana) 131
Asanas in rückbeugender Bewegung 135
  Die Fisch-Stellung (Matsyasana) 135
Umgekehrte Asanas 138
  Die Halb-Kerze (Viparita-Karani-Mudra) 139
  Die Kerze (Sarvangasana) 142
  Der Pflug (Halasana) 146
  Der Kopf-Stand (Sirsasana) 150
Asanas für das Gleichgewicht 158
  Der Steißbein-Sitz (Muladharasana) 158
  Die Berg-Stellung (Tadasana) 162
  Die Stier-Stellung (Vrisasana) 165
Sonstige Asanas 168
  Die Löwen-Stellung (Simhasana) 168
  Die Katzen-Stellung (Marjarasana) 170
  Die Hock-Stellung (Utkatasana) 173

Zur weiteren Verfeinerung der Asanas 175
    Der Sonnengruß (Surya-Namaskara) 179
    Das Bauchheben (Uddiyana-Bandha) 197
    Die Isolierung der Bauchmuskulatur (Nauli und Lauliki) 199
    Die Kunst, auf dem Boden zu sitzen 202
    Der Deckenrollen-Sitz 204
    Der Diamant-Sitz (Vajrasana) 205
    Der Schneider-Sitz (Sukhasana) 206
    Der Schuster-Sitz (Baddha-Konasana) 208
    Das Weisheits-Siegel (Jnana-Mudra) 209
    Der Weisen-Sitz (Siddhasana) 210
    Der Lotus-Sitz (Padmasana) 213

III. Konzentrationstechniken 219
Die verfeinerte Atembeobachtung (Sah-Ham) 220
OM – die regenerierende Urschwingung 224
Die Aktivierung der psychischen Zentren 229
Willens-, Gedanken- und Sehkraftentwicklung 231
    Blickfestigung (Trataka) 231
    Das Kerzen-Trataka 233
    Die Trataka-Scheiben-Konzentration 235
Reinigungsatmungen 240
    Der Reinigungsatem (Kapalabhati) 241
    Der kühlende Reinigungsatem (Sitali) 246
    Der kühlmachende Atem (Sitkari) 248
    Der Schlangentrunk (Bhujangini) 249

IV. Pranayamas (Atemkontrollierende Übungen) 251
Prana – die Lebensenergie 252
    Das sollten Sie beherzigen 257
    Vorbereitung der Pranayamas 259
    Der siegreiche Atem (Ujjayi-Pranayama) 262
    Ujjayi mit Kinnverschluß (Jalandhara-Bandha) 265
    Das Mula-Bandha 266

Der Dreierverschluß (Tribandha) 267
Die Nasengänge einzeln beatmen 268
Die wechselseitige Nasenatmung (Nadi-Sodhana-Pranayama) 270
Der Sonnen-Mond-Ausgleich (Suryabhedana-Chandrabhedana-Pranayama) 273
Praktische Konzentration ins Überbewußtsein 279
Meditationsleitgedanken 282

V. Hatha-Yoga im Alltag 285
Einige Lebensregeln 286
   Yoga – eine Religion? 288
   Der Weg zum Glück 289
   Drogen 290
   Ernährung 291
Allgemeine Übungsempfehlungen 293
Übungen gegen Beschwerden und Krankheiten von A–Z 296
Das 2-Wochen-Programm 313
   Die 1. Woche 314
   Die 2. Woche 317

Vorwort

Yoga sollte vor allem in möglichst einfacher, natürlicher und praktischer Form vermittelt werden. Deshalb lege ich in diesem Buch auf Übersichtlichkeit und Anschaulichkeit großen Wert. Yoga soll *praktisch* anwendbar werden.

Jeder, der bereits Yoga praktiziert, weiß, daß sein Bemühen um Erfolg im eigenen individuellen Yoga stark von den täglichen praktischen Yogaübungen abhängt.

Die *täglichen Übungen* sind wichtiger als Vorträge, Bücher oder geistiger Meinungsaustausch.

Wer im Yoga positiv fortschreitet, wird nicht nur ein körperliches, sondern auch ein geistiges Wohlgefühl finden. Dieses Gefühl entsteht während der Übungen. Je tiefer er (oder sie) in die Übungen eindringt, desto länger wird er (oder sie) dieses wärmende Gefühl einer angenehmen Energiebewegung halten können. Im Hatha-Yoga erfahren wir den Körper als energiedurchdrungen. Die Lenkung dieser Energien (Prana) ist von den eigenen praktischen Bemühungen abhängig. Wenn wir nach langer Übung das Wesen dieser wandernden Energien in uns selber erkennen und bewußt lenken können, wird das eine Hilfe sein, um den psychischen Ruhepol in uns selbst zu entdecken als etwas, was uns aus unserem stark begrenzten Bewußtseinsfeld liebevoll herauszieht. Der Konzentrationsgewinn langjähriger Yogaübungen wird die physischen und psychischen Kräfte des Übenden entwickeln.

Auf der anderen Seite ist Yogaentwicklung auch Intuitionsentwicklung. Wer sich häufig verunsichert fühlt, hat seine Linie noch nicht gefunden, geschweige denn die Fähigkeit erlangt, meditieren zu können.

Der größte Yogi und Lehrer kann keinem Schüler die tägliche Bemühung abnehmen, praktisch zu üben. Erst tägliche Übung führt schließlich zum Ziel der körperlich-geistigen Kontrolle. Der Lehrer hat nur die Aufgabe, zu überprüfen, ob der klassische Yoga praktisch richtig und möglichst ohne Ablenkungen praktiziert wird. Die Kräfte trägt jeder Mensch potentiell in sich selbst. Die Yogaübenden unterscheiden sich nur voneinander durch eine mehr oder weniger ausgeprägte Fähigkeit der Innenschau. Der Yogalehrer hat die Aufgabe, den Blick des Schülers nach innen zu schärfen, denn der Schüler muß lernen, von *innen* her seine Kräfte zu entfalten. Während der Mensch im Alltag seine Kräfte nach außen hin einsetzt, versucht er im Yoga die verlorene Energie wiederzuerlangen.

Neben der Vermittlung der Theorie soll dieses Buch in erster Linie einen praktischen Wert haben und Übungen aufzeigen. Was nützt die schillernde Darstellung von schwierigen Yogaphilosophien und deren Symbolik samt moralisch-ästhetischen Anweisungen, wenn der Leser am Ende feststellen muß, daß ihm der praktische Schlüssel, um in diese Philosophie vorzudringen, nicht gegeben wurde?

Im Laufe der Jahre traten immer wieder Schüler meiner Yogakurse an mich heran mit der Bitte, zusammenfassend alle Yogaübungen in praktisch-theoretischer Form niederzuschreiben, um sie zu Hause wiederholen und (positiv) ausbauen zu können.

Das umfangreiche System des Hatha-Yogas macht es notwendig, gerade den Anfänger richtig anzusprechen – das heißt, ihm klassische Yogaübungen in geordneter, übersichtlicher Form vorzustellen und ihn aufzufordern, sie gleich nachzupraktizieren! Für einen Yogalehrer ist es leicht, die Einheit, die alle klassischen Philosophien und Technologien im Yoga verbindet, klar zu erkennen. Der Yogainteressierte dagegen wird in der verwirrenden Vielfalt des Yogaangebots nur mit Mühe seinen Weg finden. Er hat es schwer im Yoga, weil er erst einmal Fuß fassen muß, bevor er die ersten, häufig ausschlaggebenden Schritte wagen kann.

Ich möchte mit diesem Buch Anfänger und Fortgeschrittene ansprechen. Wenn der Anfänger mir folgt, wird er seinen Einstieg über die Praxis finden. Danach gilt es, das Erlernte stufenweise zu verfeinern!

Wir sollten daran denken, daß alle klassischen Yogaübungen nicht zufällig oder etwa Experimente sind. Sie wurden im Laufe der Jahrtausende von vielen Yogis erprobt und vorpraktiziert und sind aufgrund ihrer positiven Beeinflussung der körperlich-geistigen Gesundheit gerade auch heute von großer Bedeutung.

Wichtig ist, daß man seinen individuellen Yoga nicht begrenzt. So sollte auch der Anfänger nicht auf seinem Weg stehenbleiben. Er sollte die Übungen nicht nur als Körperpflege betrachten. Wer im Yoga haltmacht bei Gelenkigkeit, Fitness oder Muskelpflege, der verhindert sein eigenes Vorankommen. Denn mit der Beherrschung der Körper- und Atemkontrolle werden Konzentrationskräfte frei, die schließlich zu meditativem Erleben führen können. Viele meiner Schüler zeigten zunächst kein großes Interesse an der eigentlichen Yogaphilosophie. Sie hatten wohl Bedenken, in eine fernöstliche Religiosität «reinzugeraten». Nun, zuweilen entpuppten sich die eigenen Erfahrungen mit einfachen klassischen Übungen als Lehrmeister. Der Körper lernt allmählich tatsächliche Stille zu erleben, still zu sein und doch da zu sein, ohne sich vom Schlaf vergewaltigen zu lassen. Er erlebt alles andere nicht als ein Gefühl der Leere, sondern eher als eine offenbarende Aufladung. So mag ein anfänglich an der Philosophie nicht interessierter Hatha-Yogaübender, durch die Erfahrung eigener Übungsresultate bekehrt, spirituell (geistig) seinen Yoga vertiefen wollen. Wer im Yoga gelernt hat, spirituell zu genießen, erlebt eben nicht eine eher negative, weil weltabgewandte Vergeistigung, die möglicherweise die vielen kleinen Freuden unseres irdisch-sinnlichen Lebens nicht mehr wahrnimmt.

Im Gegenteil: Wir lernen unterscheiden und werden fühlend verstehen, warum eine gesunde Sinnlichkeit durch spirituelle Kraft kontrolliert, geläutert und natürlich im Einklang mit unserem eigenen Wesen verfeinert wird.

Im Hatha-Yoga heißt es: «Der Körper ist der Tempel der lebendigen Seele.» Die vielen Atem- und Körperübungen führen letzten Endes zu einer bewußt herbeigeführten Körperstille. Diese

Stille des Körpers ist die Grundvoraussetzung, um sich in der Meditation nach innen konzentrieren zu können. Fortgeschrittene im Hatha-Yoga können innerhalb von Sekunden angenehme Körperstille herbeiführen. Eine Stille, die Kraft offenbart und Konzentration herbeiführt. Die Körperkontrolle im Hatha-Yoga hält die Energiebewegungen (des Pranas) wach und läßt somit den Yogapraktizierenden die Wirbelsäule, das Organ-, Nerven- und Muskelsystem als lebensenergiedurchflutet erleben. Die Energie als Konzentration zum Körper hin lehrt uns, den Körper in seiner Empfangsbereitschaft der Energie gegenüber, im «Energierausch» zu genießen. Wenn wir unseren Körper energiegeballt – pranisch ausbalanciert – genießen können, haben wir ihn vorbereitet, höhere Pranayamas üben zu können. Pranayama bedeutet das Zurückziehen der Sinne (Körperenergie) zu einem psychischen Zentrum, auch Chakra genannt, z. B. dem Großhirnpotential. Gelingt es, die Körperenergie zurückzuziehen und sie in einem psychischen Zentrum aktiv werden zu lassen, so wird der Übende in der Einheit seiner konzentrierten Sammlung in jenem psychischen Zentrum Meditation erfahren. Wohlgemerkt, von selbst in sich selbst. Meditierende, die körperlichen Yoga unüberlegt ablehnen, erleben im Laufe der Jahre ganz bestimmt einmal eine Auseinandersetzung zwischen Körper und Geist. Wenn wir meditative Freude beim Üben erlangen wollen, dürfen wir den Körper nicht unterschätzen.

Zur Körperkontrolle gehört die Fähigkeit, einen angenehmen und festen Yogasitz zu beherrschen. Dieser perfekte Sitz ist nicht leicht. Ich kenne viele alte und junge Meditierende, die mit verschiedenen Yogasystemen arbeiten und anfänglich gute Erfolge wahrnehmen, aber sich plötzlich im Störfeld des eigenen Körpers finden. So schmerzen z. B. plötzlich die Beine, die Wirbelsäule knickt ein, der Atem arbeitet störend laut und hektisch, das Herz lenkt unkontrolliert pochend ab.

Bei diesen gravierenden Störungen kann niemand mehr den eigentlichen Meditationsübungen folgen, geschweige denn voranschreiten. Das alles sind zweifellos Anzeichen einer zu einseitigen Yogaentwicklung.

Wenn Ihnen irgendeine Meditation von Herzen zusagt und Sie das Gefühl haben, «drin» zu sein, vergessen Sie bitte trotzdem nicht, daß auch der Körper seinen Anteil verlangt. Wenn Sie Ihren Körper unter Kontrolle haben, werden Sie sich tiefer konzentrieren können. Wenn Sie aber bisher die Bedürfnisse Ihres Körpers übersehen haben, macht er Sie durch plötzliche Reaktionen, die Sie nicht zu kontrollieren gelernt haben, zu seinem Sklaven.

Die Meditationsanweisung: «Setzen Sie sich ruhig hin! – Seien Sie konzentriert! – Meditieren Sie über die Schönheit einer Rose!» mag für den einen eine suggestiv-anregende Formel sein, bei dem anderen jedoch gar nichts bewirken. Deutlich ist, daß im klassischen Yoga der Weg zur Fähigkeit des festen und bequemen Sitzenkönnens eine Stufe bedeutet (nämlich Üben von Asanas), daß die eigentliche Konzentration (Dharana genannt) eine höhere Stufe kennzeichnet (nämlich Üben von Pranayamas) und daß Meditation eine noch höhere Stufe der Konzentration entwickeln kann, die aber keinesfalls von heute auf morgen zu erreichen ist.

Behandeln Sie Ihren Körper als Tempel. Hatha-Yoga kann besonders den Menschen unserer westlichen Zivilisation wohltun, die (besonders unter Streß) große Anforderungen an ihr Kreislauf-, Wirbel-, Muskel-, Nerven- und Atemsystem stellen. Hatha-Yoga kann ein lohnender Weg sein, etwas für die eigene Gesundheit zu tun, indem die Lebensenergien im physischen Körper* ausbalanciert werden. Erst danach stellt sich eine allgemeine innere Harmonie und Ausgeglichenheit ein.

---

* Die Yogis unterscheiden drei menschliche Körper: den physischen Körper, den Licht- oder Astralkörper und den Kausal- oder auch Gedankenkörper.
Durch jahrelange Meditation kann die Wahrnehmung des greifbaren, sichtbaren physischen Körpers erweitert werden, so daß eine feinere Materie um den Menschen herum wahrgenommen und in der Ferne

Führen Sie mit Vertrauen die in diesem Buch ausgeführten klassischen Yogaübungen aus. Lassen Sie sich durch nichts ablenken. Alles, was der Mensch braucht, sei es in spiritueller oder irdischer Form, die Erfüllung aller Wünsche, Gefühle und Träume findet in ihm selber statt. Der Weg dorthin wird vom Yoga gewiesen. Damit die Entwicklung des Schülers möglichst geradlinig verläuft, kann er sich uns Yogalehrern anvertrauen.

Wenn ein Lehrer allerdings verkündet, er sei der einzig wahre, und gleicherweise würde sein System für die notleidende Menschheit in dieser Zeit das einzig richtige sein, so seien Sie gewiß, daß Sie mit diesen großen Verkündern und Yogabastlern nur wertvolle Zeit vertun. Im klassischen Yoga, sei es Hatha-Yoga (körperlicher Yoga) oder Raja-Yoga (die höchste Steigerung der Konzentrations-Meditations-Methoden), ist alles bereits vorhanden, und Neuschöpfungen wären reine Anmaßung. Die alten Rishis (Weisen) und Yogis haben im Laufe von Jahrtausenden Yoga praktiziert, wissenschaftliche, also reproduzierbare Erfahrungen gesammelt und sie auch in den Sanskritschriften niedergelegt.

Yoga ist vollkommen ungefährlich, wenn man sich klassischer, erprobter Methoden bedient, und das unter fachkundiger Anleitung.

Yoga lehrt mit den eigenen Kräften ökonomisch umzugehen – ein lohnender Weg, um verlorengegangene Energie wiederzugewinnen.

---

erfühlt werden kann (Licht- oder Astralkörper). Die höchste Wahrnehmungsstufe ist erreicht, wenn Meditation dazu führt, daß sich der physische Körper durch Gedankenkraft mit den subtilen universellen Kräften des Kosmos verbindet (Kausal- oder Gedankenkörper).

I. Der 8-Stufen-Pfad des Patanjali

Yoga ist nicht willkürlich, sondern logisch nach einem bestimmten Plan aufgebaut. Es gibt alte Yogaschriften in Sanskrit, in denen die grundlegenden Richtlinien der Hatha-Yogalehre festgelegt sind. Yogis haben darin ihre Erfahrungen weitergegeben.

Die bekanntesten Werke sind die «Hatha-Yoga Pradipika», «Shiva Samhita», «Gheranda Samhita», «Vishvakosha» und «Anubhava Prakasha».

Der höhere Yoga wird mit *Raja-Yoga* (königlicher Yoga) bezeichnet. In diesem Raja-Yoga werden klassische Konzentrations- und Meditationsmethoden geübt, die primär Mentalkontrolle herbeiführen. Die Richtlinien für den Raja-Yoga gibt der große Yogi Patanjali. Patanjali, anerkannt als höchste Autorität des Raja-Yogas, schrieb vor ca. 2000 Jahren die Yoga-Sutras. Alle klassischen Mittel, die Konzentrations- und Meditationserleben herbeiführen sollen, orientieren sich an den Yoga-Sutras.

Liebe Yogainteressierte, mißverstehen Sie mich nicht! Ich habe nicht vor, Sie mit unnötiger Theorie und beschwerlichem Wissen zu belasten. Vor allen Dingen sollen Sie nicht schon über die erste Hürde Ihrer Yogaentwicklung stolpern. Ich möchte Ihnen nur das allernotwendigste theoretische Wissen vermitteln. Ich selbst habe am Anfang meiner Yogaentwicklung als Autodidakt darunter gelitten, daß mir Yoga bisweilen durch lange und umständliche Formulierungen vermittelt wurde. An meine eigenen mühevollen Erfahrungen will ich mich deshalb erinnern und versuchen, mit einfachen Worten viel zu sagen.

Ich beginne mit dem 8-Stufen-Pfad des Patanjali, wie er in den Yoga-Sutras aufgezeichnet ist. Jeder Yogaübende sollte sich darüber im klaren sein, wo Yoga beginnt und wo er endet. Wer Yoga übt, sitzt sozusagen in einem Zug. Und er sollte wissen, wo dieser Zug abfährt, welches die Zwischenstationen sind und wo die Endstation liegt, ganz gleich, ob der Übende schon vorher aussteigt oder die Reise bis zu Ende durchführt!

Stufen 1 + 2: Yama und Niyama

Die ersten beiden Stufen auf dem 8-Stufen-Pfad des Rishis Patanjali, Yama und Niyama, drücken die gewünschte *Geisteshaltung* des Übenden aus. Durch richtiges Yogapraktikum (Entspannungs-, Körper- und Atemübungen) wächst die innere Harmonie und Kraft. Diese Kraft sollte man nicht nur für sich selber (egoistisch) verwerten, sondern auch auf andere (Kinder, Familie, Arbeitskollegen usw.) ausstrahlen: einfach für den anderen da sein, eben Mensch sein, die eigene Menschlichkeit entwickeln. Ohne Menschlichkeit würde der eigene Yoga oberflächlich bleiben. Wie groß oder klein unser Beitrag in der Arbeit am Nächsten sein soll, spielt eine untergeordnete Rolle.

Yogaübungen erfordern eine eindeutige innere Haltung. Wer sich auf der einen Seite bemüht, Körper und Geist durch Yoga in den Empfangsbereich kosmischer Energiegesetze zu steuern, kann sich nicht gleichzeitig menschenunwürdig verhalten, das paßt einfach nicht zusammen. Yama-Niyama ist, wie gesagt, die Geisteshaltung des Übenden. Er soll Unterscheidungsvermögen erlangen, sich in allen Lebensbereichen fragen: Was soll ich tun? Was soll ich nicht tun?

Reinheit des Körpers gehört zu den Stufen Yama-Niyama. Die tägliche *Reinigung* ist von großer Bedeutung. Eine gesunde Haut muß atmen, das kann sie nicht, wenn Staub, Ruß oder die ausgeschiedenen Stoffwechselprodukte die Poren verstopfen.

Stufe 3: Asanas

Darunter versteht man die verschiedenen *Körperübungen*. Täglich praktiziert, führen sie zu einer überdurchschnittlichen Körperkontrolle; sie sind Körperpflege und Körperkultur auf höchstem Niveau. Asanas im Sinne des Yogis Patanjali sind angenehme, leichte Sitzpositionen, bei denen der Übende lange Zeit, ohne von Körperschmerzen abgelenkt zu werden, mit gerader Wirbelsäulen- und Kopfhaltung in Konzentration und Meditation verbleiben kann. Durch das Praktizieren der Asanas lernt der Übende mehr und mehr, den Körper auf Wunsch in eine angenehme Stille zu versetzen.

Stufe 4: Pranayamas

Pranayamas sind, vereinfacht ausgedrückt, *atemkontrollierende Übungen*, aber nicht nur das. Wie schon die Zusammensetzung des Wortes vermuten läßt, geht es hier primär um das Auffinden von Lebensenergie (Prana) und deren notwendige Kontrolle oder Ausweitung (Ayama).

Der Yoga erhebt den Anspruch, über Pranayama auch allmählich eine eigene Gefühlskontrolle zu erreichen. Daß dieser Anspruch gar nicht so verwegen ist, beweisen wissenschaftliche Versuchsreihen, die den Zusammenhang zwischen Atmung und Gefühlstätigkeit nachweisen. Ich denke an das Biofeedback-Verfahren, das die Atmung des Übenden sicht- und hörbar macht. Durch diese Konfrontation mit dem eigenen Atem lernt der Übende, seinen Atem zu korrigieren. Die Versuche zeigten, daß sich nicht nur der Atem beruhigt, sondern auch einige Übende Aggressionen und Depressionen «wegatmen» konnten.

Das Ausführen echter Pranayamas (Atemübungen) ist schwieriger und zeitaufwendiger, doch auch die Gefühlskontrolle wird tiefgreifender, vor allen Dingen, weil der Übende nicht durch eine andere äußere Instanz überprüft wird, sondern sich nur mit eigenen Mitteln vorarbeitet und kontrolliert.

Sie werden durch dieses Buch lernen, richtig zu atmen. Im Yoga soll der Atem verlängert, gedehnt, gestreckt und vertieft werden. Ein längerer, tieferer Atem bringt Gesundheit, führt weg vom hektischen Rhythmus nervöser Kurzatmung. Die Atemfrequenz wird vermindert; und damit erhöht sich höchstwahrscheinlich die eigene Lebenserwartung. Das Leben soll uns nicht seinen Rhythmus aufzwingen. Wir selbst können einen harmonischen Lebensrhythmus eratmen. Wenn Sie diese vier Stufen – Yama, Niyama, Asanas, Pranayamas – fachgerecht praktizieren, können Sie versuchen, Pratyahara zu erreichen.

Stufe 5: Pratyahara

Es ergibt sich als Resultat der Bemühungen in den vier Vorstufen. Wieviel Zeit der Übende benötigt, um Pratyahara zu verwirklichen, kann kein Lehrer voraussagen. Die Yoga übenden Menschen durchlaufen erfahrungsgemäß ihre eigene individuelle Entwicklung, die von zu vielen Faktoren und Umständen abhängt, als daß sich aus diesen Erfahrungen etwas Allgemeingültiges ableiten ließe.

Pratyahara ist bereits eine *Fähigkeit* und bedeutet *Loslösung der Sinne und Gedanken*. Das hört sich sehr schwierig an, ist im Grunde aber leicht erklärbar.

Wenn wir uns konzentrieren wollen, und das gilt nicht nur für Yoga, dann werden wir meist von unseren Sinnen aus der Konzentration gerissen. Unsere Sinne, Sehen, Hören, Riechen, Schmecken usw., können wie Diebe in unsere Konzentrationsbemühungen eindringen. Angenommen, Sie wollen zu Hause einen wichtigen Brief aufsetzen und stellen bei den ersten Zeilen fest, daß Sie sich gut konzentrieren können. In eben diesem Augenblick aber werden Sie von Ihrem Gehörsinn aus Ihrer Konzentration gerissen. Ein Wagen rast mit quietschenden Reifen vorbei. Sie springen auf und eilen ans Fenster. Ihre Stimmung und Konzentration sind auf dem Nullpunkt. Nicht nur durch das eindringende Geräusch quietschender Reifen, sondern auch durch die Gedanken, die jetzt ausgelöst werden wie: Unverschämtheit! Rücksichtslosigkeit!

Pratyahara ist die Fähigkeit eines Menschen, in der Konzentration zu *verbleiben*, die er im Moment einsetzt. Die Störungen durch die Sinne nimmt er höchstens im Unterbewußtsein wahr, im besten Falle gar nicht. Mit anderen Worten, Pratyahara ist die Fähigkeit des Willens, innerhalb von Sekunden *Unabhängigkeit* von den Sinnen zu erlangen. Diese Fähigkeit der Verinnerlichung, des Zurückziehens der Sinne, um Konzentration zu erhalten, sollte weder im Trubel eines Supermarktes noch in der Geräuschkulisse eines Bahnhofs verlorengehen.

Echter Yoga führt nie zu einer negativen, fremdartigen oder passiven Vergeistigung. Sie sollten einfach ganz natürlich die Übungen praktizieren und sich nicht von überzogenen Erwartungen und Verheißungen abhängig machen, die, wenn sie nicht verwirklicht werden, doch nur Frustration stiften. Yoga führt allmählich zu einer freudvollen Selbstanalyse; Sie werden früher oder später selbstkontrollierend Entspannungs-, Atmungs- und Konzentrationsfehler finden und so in die Nähe von Pratyahara rücken können.

Stufe 6: Dharana

Dharana, die reine Yogakonzentration, und die zwei noch folgenden Stufen schriftlich zu formulieren, ist äußerst schwierig. Sie stellen im wesentlichen *fühlbare Erfahrungsstufen* dar, die im Laufe eines Yogawerdeganges eintreten. Tritt Dharana ein, so wird diese Konzentrationsfähigkeit als ganz natürlich empfunden.

Stufe 7: Dhyana

Wenn wir durch regelmäßiges Üben von Yama, Niyama, Asanas und Pranayamas Vertiefung und annähernd die Fähigkeit des Pratyahara erfahren haben und darüber hinaus sowohl Interesse als auch Bereitschaft besteht weiterzugehen, können wir eine klassische Konzentrations- und Meditationsmethode erlernen, die uns zu Dharana (Konzentration) und schließlich in Dhyana (Meditation) führen kann.

In der Kriya-Yoga-Meditation lernt man *mit Hingabe* (Bhavana) zu üben und dieses Übungsgefühl samt Prana (Konzentrationsenergie) in einem Zentrum seßhaft und aktiv werden zu lassen. Das psychische Hauptzentrum im Kriya-Yoga und auch in vielen anderen Systemen ist das *dritte oder geistige Auge*. Im Yoga-Sanskrit wird es mit Ajna-Chakra bezeichnet. Gelingt es dem Übenden, dieses Zentrum zu aktivieren, die Konzentration im Yoga auf diesen Punkt zu richten, erfährt er *Dharana*.

Durch tägliches, anhaltendes Üben im Kriya beginnt sich dieser

Punkt strahlend auszuweiten. Dieser Zustand führt allmählich zum Erleben von Glücks- und Friedegefühl, das Patanjali mit *Dhyana* bezeichnet. Dhyana-Meditationsgefühle sind immer neu und unbeschreiblich, weil sie von jedem selbst erfahren werden müssen. Wenn ich sage, der Zucker schmeckt süß, sagt Ihnen das auch nichts, falls Sie ihn noch nie probiert haben.

Im Kriya lernt man seine Kräfte nach innen zu richten, zu diesem Urkraftpol, der nur darauf wartet, (mental) berührt zu werden. Die Entdeckung dieses Kraftpols zeigt uns an, daß alle Kräfte physischer und psychischer Art in uns selber liegen. Wir brauchen sie nicht mit weit geöffneten Augen irgendwo am Firmament zu suchen. Alles sitzt in uns selbst, und den Weg nach innen zeigt der Yoga.

Stufe 8: Samadhi

Samadhi ist die letzte Stufe des Pfades, Endziel aller meditativen Bemühungen und kann im Laufe einer Lebensspanne entsprechend den Fähigkeiten des Übenden eintreten. Samadhi gilt als *Erfüllung eines meditativen Lebens*. Wie schon erläutert, ist es schwierig, Konzentration oder Meditation in Beschreibungen zu fassen. Samadhi ist transzendent, nicht Freude und doch Freude und weit mehr als Freude. Es ist etwas, was jenseits der Verstandes- und Sinneskraft liegt. Es ist Samadhi. Man könnte es Nichts oder Alles nennen. In diesem Nichts oder Alles offenbart sich alle Erkenntnis, die ein spirituell, geistig interessierter Mensch sucht. Die Urfragen menschlichen Seins werden im Samadhi ihre Antwort finden, Fragen wie: Woher komme ich? Wer bin ich? Wie ist der Aufbau des Universums?

Geduld und Ausdauer sind notwendig

Der Yogainteressierte ist in einer schwierigen Situation, wenn es darum geht, aus all den Yogamissionen, -systemen und -praktiken mit ihren oft kühn anmutenden Verheißungen seinen eigenen individuellen Weg herauszufinden. Wie soll sich ein Anfänger in diesem Dickicht bewegen? Erschwerend kommt hinzu, daß er noch nicht gelernt hat, die Spreu vom Weizen zu trennen. Fortgeschrittene Übende können leichter entscheiden, wie z. B. ein vortragender Yogalehrer einzustufen ist, ob er nur rhetorisch geschult Wissen anbringt, oder ob es sich tatsächlich um einen echten Lehrer mit großem Yogacharisma handelt. Ein echter Lehrer sollte auf jeden Fall Yogaübungen vollendet praktizieren können. Hohe Yogatechniken senden Schwingungen aus, und so erkennt der schon fortgeschrittene Übende den vollendet Übenden gefühlsmäßig.

Dieses Buch zeigt, wie man Hatha-Yogatechniken von der Entspannung des Körpers bis zur Atmung erlernt. Hiermit sollte man beginnen und so die ersten Erfahrungen im Yoga sammeln. Darauf folgt meist ganz automatisch das Bedürfnis, nun auch eine klassisch erprobte Konzentrations- und Meditationsmethode zu erlernen. Bitte haben Sie Geduld und Ausdauer: Falls Ihr Yogaweg mal steinig wird, geben sie nicht gleich auf, und gehen Sie nicht gleich zu einem anderen Angebot, das weniger Mühsal verspricht. Graben Sie an der Stelle weiter, bis die Steine verschwinden. Der Boden wird weicher, und Sie erreichen schließlich das rettende, wohltuende Wasser (der positiven Selbstkontrolle). Jenes Wasser werden Sie nicht finden, wenn Sie ständig Ihren «Ausgrabungsort» ändern und somit keine Tiefe erreichen. Sie können Ihre eigenen physischen und psychischen Energien mit einem Bach vergleichen, der, wie Sie feststellen, in seiner festgelegten Richtung fließt. Wenn sie die Richtung ändern möchten, müssen sie behutsam mit kleinen Spatenstichen beginnen, um die neue Richtung zu bestimmen. Haben Sie Geduld und Ausdauer bei diesem Bemühen, der Bach wird Ihnen schließlich folgen.

Der Punkt der Sammlung, das Ziel aller Yogatechniken, wird schließlich Wirklichkeit werden.

Hatha-Yoga und Ihre Gesundheit

Ein in Maßen ausgeübter Sport ist zweifellos gesund. Hatha-Yoga ist gesünder. Alles hängt davon ab, in welcher Form wir unserem Körper Energie zuführen. In Sport oder auch Gymnastik ist die Aufnahme der Energie meist unbewußt, im Hatha-Yoga beginnen wir sie bewußt zu fühlen und zu lenken.

Das Üben des Hatha-Yogas führt zu geistig-körperlicher Gesundheit und macht den Übenden reifer, um sich später dem Raja-Yoga (höhere klassische Konzentrations- und Meditationsmethoden) nähern zu können.

Über die Körperübungen (Asanas) und die atemkontrollierenden Übungen (Pranayamas) des Hatha-Yogas soll aber mehr als nur eine «Körperpflege» höchsten Niveaus erreicht werden. Das Wort Hatha besteht aus den zwei Silben Ha und Tha. *Tha* bedeutet Mond und bezieht sich auf den psychischen Energiestrom Ida, der die linke Körperhälfte des Menschen beeinflußt. *Ha* wiederum bedeutet Sonne und bezieht sich auf den psychischen Energiestrom Pingala, der die rechte Körperhälfte des Menschen beeinflußt. Diese psychischen Strömungen, Ida und Pingala, werden über Atem- und Körperübungen angeregt und gereinigt, und Prana (Lebensenergie) beginnt in ihnen zu fließen.

Dieser Reinigungsprozeß der inneren Nervenkanäle (Nadis) bewirkt eine bestmögliche Gesundheit und vor allen Dingen die Empfänglichkeit und Sensibilität, um Raja-Yoga üben zu können.

Hatha-Yoga wurde also nicht nur erschaffen, um gesund zu werden und zu bleiben, sondern vor allen Dingen als Schlüssel, um in die eigene Psyche vordringen zu können.

Wenn der Hatha-Yogi gelernt hat, seine Verstandeskräfte und die Lebensenergie zu konzentrieren, wird er tiefe Freude empfinden. Das Ziel des Yogas besteht nicht primär im Heilen von Krankheiten, sondern die Heilergebnisse sind nur positive Begleitfaktoren der Yogapraktik. Wer jedoch mit Hilfe des Hatha-Yogas gesundet, sollte seine Suche nach immer tiefer werdender Freude fortsetzen. Die Freude oder das Wonnegefühl wird dann zum eigentlichen Lehrer des Übenden. Und diese Freude soll hier nicht analysiert, sondern vertieft werden.

Es gibt heutzutage viele Ärzte, die den Yoga empfehlen, denn die Heilwirkungen der Asanas und Pranayamas sind unbestreitbar. Das untermauern viele wissenschaftliche Untersuchungsergebnisse aus Indien, Europa und Amerika. Viele, die dennoch diejenigen belächeln, die ernsthaft Yoga praktizieren, zeigen einen Mangel an Unterscheidungskraft und beurteilen etwas, das sie nicht kennen. Sie haben sich bestimmt wenig darum gekümmert, die Yogalehre in ihrer Anwendungstechnik und ihrer tiefen philosophischen Aussage zu ergründen.

In der Yogalehre steht der Mensch im Mittelpunkt. Dem Menschen wird nahegelegt, es als Pflicht anzusehen, seinen Körper und Atem über Yoga tagtäglich zu kontrollieren, damit sein Geist sich frei und unbelastet konzentrieren kann. Häufig hört man, daß Menschen, die physisch viel auszuhalten haben, zuweilen hohe Konzentrationsfähigkeiten aufweisen. Das ist vollkommen richtig. Diese Menschen setzen sich tagtäglich mit ihrem notleidenden Körper auseinander, und wenn sie genügend Willenskraft haben, erhebt sich jene über die Schmerzen des Körpers hinaus. Es gibt physisch Notleidende, die sich derart auf einen Aufgabenbereich konzentrieren können, daß die Schmerzen sich erst wieder bemerkbar machen, wenn sie ihre Aufmerksamkeit auf für sie unwichtige Angelegenheiten lenken. Ein wirklich gesunder Körper ist und bleibt eine große Erleichterung auf dem Wege zur Konzentration.

Wer gesund sein möchte, sollte sich nicht mit negativen Gedanken «vollpumpen», denn das macht ihn empfänglicher für Krankheiten physischer und psychischer Art. Menschen, die dauernd von Krankheiten sprechen, werden schließlich wirklich krank.

Die indischen Weisen bezeichnen die Identifizierung mit dem eigenen sterblichen Körper als eine der größten Täuschungen der Menschheit. So hat etwa das dauernde Sich-Zuflüstern von «Ich bin krank» und «Ich, nur ich leide» oder «Niemand kann mir helfen» nur negative Folgen. Diese totale Identifizierung mit dem eigenen Körper zieht buchstäblich körperliche und psychische Leiden an und hält sie fest.

Der Mensch sollte seine positive Vorstellungskraft einsetzen! Im Yogasinne sind Krankheiten, die den Körper bewohnen, ungebetene Gäste. Werfen Sie sie hinaus! Setzen Sie positive Imaginationen entgegen! Der Yoga lehrt Bewußtseinszustände, die weit über Autosuggestion hinausgehen.

Und: Erinnern Sie sich nicht nur an Ihre Kraft der gefühlvollen Imagination, *sondern wenden Sie sie an!*

Über die Heilwirkungen

Viele Bücher ließen sich mit den Heilwirkungen der Asanas und Pranayamas füllen. Die wesentlichsten Wirkungen möchte ich hervorheben:
- Die Pranayamas, in ihrer Eigenschaft der Atemregelung, regulieren die Aktionen von *Herz, Lunge und Gehirn*. Die Atemfrequenz wird vermindert; tiefes und langsames Atmen führt zu einer Lebensverlängerung.
- Die Körperübungen (Asanas) bewirken eine *äußere und innere Massage aller Organe*. Jede Stellung beeinflußt ein gewisses Organsystem durch vermehrte Durchblutung und Sauerstoffzufuhr.
- Die Hatha-Yoga-Asanas stärken die gesamte *Wirbelsäule*. Et-

waige Disharmonien in den einzelnen Wirbelkörpern können so beseitigt werden. Eine gesunde Wirbelsäule wird Ihr Zentralnervensystem stärken. Wirbelsäule und Gehirn bilden bekanntlich das Zentralnervensystem. Von der Wirbelsäule strahlen die Nervenkräfte bis hin zu den Organen und kleinsten Zellen. Die Entwicklung einer starken Wirbelsäule bewirkt die Entwicklung physisch-psychischer Kräfte.

- Durch Körper- und vor allen Dingen Atemübungen wird über die vermehrte Sauerstoffzufuhr das *Blut gereinigt*. Dadurch verbessert sich die Qualität des Blutes.
- Nach der Yogalehre hat jede Krankheit seelische Ursachen. Ein Organ wird krank, wenn die erforderliche Pranazufuhr, die für die Funktionsfähigkeit sorgt, gestört ist. Über Pranayamas und Asanas wird dem Gesamtkörper diese Geistessenz Prana vermittelt, die eine *Ausbalancierung der pranischen Energien* im physischen Körper herbeiführt.
- Durch ziehende bzw. leicht spannende Bewegungsabläufe in den Körperübungen bleiben die *Muskeln elastisch und gesund*. Das Pflegen-, Durchbluten- und bewußt Kontrollierenkönnen der Muskeln wird in der Entspannungsmethode der motorischen Nerven gelehrt.
- Alle umgekehrten Stellungen (z. B. Kerze und Kopf-Stand) regen die *Blutzirkulation des Gehirns* an. Die endokrinen Drüsen, die lebenswichtige Hormone absondern und *Stoffwechselvorgänge* steuern, werden reguliert. Die Kerze (Sarvangasana) ist z. B. eine ausgezeichnete Übung, um das Drüsensystem gesund zu erhalten.
- Besonders wirkungsvoll sind Asanas mit einer heilwirkenden Massage zu den Bauchorganen hin, um für gute *Entschlackung und Anregung der Darmperistaltik* zu sorgen.

Bei fast allen in diesem Buch angegebenen Körper- und Atemübungen gebe ich auch die entsprechenden Heilwirkungen an. Ich sehe meine Aufgabe als Yogalehrer allerdings nicht darin, bei jeder Übung zu definieren, wie es zu diesem oder jenem Heileffekt kommen kann. Man soll die betreffende Übung, die diese Wirkung hervorbringen kann, wie ein Medikament betrachten. Dem einen hilft das Medikament, dem anderen nicht. Der eine mag seine leichten Kopfschmerzen verlieren; der andere hat mit derselben Übung wenig Erfolg. Das Symptom «Kopfschmerzen» mag auf beide zutreffen. Der eine hat aber Kopfschmerzen, die durch einen entzündeten Weisheitszahn ausgelöst wurden, der andere als Nachwirkung einer Überarbeitung. Wenn nun beide dieselbe Übung praktizieren (um die Kopfschmerzen zu beseitigen), können sie nicht dasselbe Resultat erwarten. Wenn Sie beispielsweise leichte Halsschmerzen haben, so suchen Sie eine geeignete Übung, um sie zu beseitigen. Verspüren Sie bei der betreffenden Übung keine Linderung, probieren Sie eine andere aus.

Dieser Heilungs- und Linderungsprozeß durch Asanas und Pranayamas sollte jedoch nicht falsch verstanden werden. Nur leichte Schmerzen, die sich vernehmbar ankünden, dürfen in diesem Stadium ihrer Vorbereitung förmlich wegpraktiziert werden. Im Falle eines akuten Krankheitszustandes jedoch (wie starke Halsschmerzen, akute grippale Infektion, Migräne) sollte die Yogapraktik nicht angewandt werden oder nur nach speziellen Anweisungen eines Lehrers.

In der Rekonvaleszenz dann wird der Yoga wieder aufgenommen, um die Genesung zu beschleunigen.

Ich weise an dieser Stelle darauf hin, daß ich in diesem Buch gesundheitsfördernde und ungefährliche Übungen vorstelle. Der gesunde Yogaübende wird mit der Zeit seine individuellen Lieblingsasanas und Pranayamas finden. Yogainteressierte, kranke Menschen, z. B. mit schweren Herz- oder Lebererkrankungen, sollten unbedingt einen Arzt oder fachkundigen Yogalehrer aufsuchen, ehe sie mit Yogaübungen beginnen. Einzelunterricht mit einem speziellen Übungsaufbau wäre hier zu empfehlen. Die Übungsanweisungen sind bei den Asanas und Pranayamas ganz genau zu befolgen.

Übertreibung in jeder Form kann gesundheitliche Schäden anrichten, sei es bei Sport, Gymnastik oder gar beim Yoga! Die «Hatha-Yoga-Pradipika» warnt davor, Pranayamas zu heftig, ohne Feingefühl und ohne stufenweise Entwicklung zu praktizieren. Sie vergleicht die Kontrolle in den Pranayamas mit der Kontrolle von Löwen, Elefanten und Tigern. Diese wilden Tiere kann nur zähmen, wer die richtigen Methoden kennt und sie behutsam, geduldig und ausdauernd anwendet.

Atmen ist Leben

Wohl dem, der das natürliche Atmen noch nicht verlernt hat! In meinen Yogakursen stehe ich jährlich mehr als 500 Anfängern gegenüber. Es ist ohne Übertreibung erschreckend, was einem da an Atmungsfehlern «entgegenschreit». Viele Menschen, junge und alte, leben mit einer nervösen Kurzatmung. Sie ziehen den Atem, nein, sie «schnappen» ihn zeitweise ein, und dann atmen sie ihn, nein, sie «stoßen» ihn – zuweilen notgedrungen – aus, und das Minuten, Stunden, vielleicht den ganzen Tag. Wie gut, wenn sie sich dann nachts in den Tiefschlaf retten können, wo sie automatisch von der Kurzatmung wegkommen und plötzlich eine natürliche Bauchatmung haben. Diese natürliche Bauchatmung läßt sich bei Säuglingen beobachten, und auch bei Katzen, die sich, ausgestreckt am Boden liegend, in der sichtbaren Bauchatmung regenerieren.

Atmen ist Leben! Unser Lebensrhythmus kann friedvoll, freudvoll, aber auch hektisch und unkontrolliert sein. Die Kontrolle der Atmung wird uns befähigen, auch zu einem besseren Lebensrhythmus zu kommen. Und dieser Rhythmus kann uns durch nichts genommen werden, wenn wir das Instrument Atmung beherrschen!

Versuchen Sie, sowohl den Vorgang der Einatmung als auch den der Ausatmung fühlbar bewußt zu erfahren und zu gestalten, also sich mit ihm zu identifizieren. Lenken Sie also die Aufmerksamkeit bewußt auf das Einsatmen, und erleben Sie, wie der Atem in Sie hineinströmt. Dann atmen Sie langsam und erleben, was sich da vollzieht.

Die Verbindung zum Atem muß wieder neu belebt werden. Der bewußte Atem hilft nicht nur die lebensnotwendige Sauerstoffzufuhr zu verbessern, sondern er kann besonders auch im alltäglichen Bereich dazu beitragen, konzentriert, ruhig und geistig aufnahmebereit zu bleiben oder zu werden.

Schauspieler und Sänger arbeiten mit Atemtechniken. Wie könnten sie sonst einen Riesensatz ohne Atemunterbrechung sprechen oder eine lange Strophe in einem Atemzug singen? Natürlich befassen sich die Angehörigen dieser Berufe mit bewußter Atmung. Genauer gesagt, sie setzen die Bauchatmung ein. Das ist der erste Schritt, um den Atem zu vertiefen, um Atemkapazität zu erweitern. Jeder Mensch wäre gut beraten, sich mit dem eigenen Atem anzufreunden: also erst einmal Bauchatmen zu lernen, um dann den Atem in seiner Vollständigkeit auszuweiten.

Das Problem der Kurzatmung ist alt. Früher lastete man die Kurzatmigkeit bei Frauen dem Korsett an. Durch dieses unnatürliche Zuschnüren wurde dem Zwerchfellmuskel die Bewegungsfähigkeit genommen, und eine natürliche Bauchatmung konnte sich nicht entwickeln. Für die Männer dagegen hieß es beim Militär: Brust raus – Bauch rein! Dies führte selbstverständlich auch zur Unterdrückung natürlichen Bauchatmens; beides sind Beispiele dafür, wie man die Bauchatmung geradezu verlernen kann.

Heutzutage wird uns die Kurzatmung durch die Art und Weise, wie wir am Leben teilnehmen, förmlich aufgezwungen. Der Mensch unserer Zeit wird viel zu schnell durch den ungesunden Rhythmus eines unruhigen Lebens absorbiert. Dieser Arrhythmus hindert uns daran, unsere Gesundheit zu erhalten, und lenkt uns auch allmählich weg von einer natürlichen Atmung, hin zu einer unnatürlichen, schädlichen Kurzatmung. Kurzatmung ist das Resultat einer andauernden psychischen und/oder physischen Belastung.

Der Gefährdung, seinen gesunden Lebensrhythmus zu verlieren, ist jeder ausgesetzt, der Student aufgrund übermäßiger Anforderungen, das Lernziel zu erreichen, der Selbständige, der sich im Konkurrenzkampf verausgabt, der Angestellte, der Angst um seinen Arbeitsplatz hat und sich deshalb zuviel Arbeit auflädt, die Hausfrau, die nach familiären Auseinandersetzungen am Ende ihrer Kraft angelangt ist. Andauernde Angst, Ärger, Wut und Nervosität können aus einem natürlich atmenden Menschen einen kränklichen Kurzatmer machen.

In ländlichen oder ruhigen Gegenden, wo man noch ein gewisses Verhältnis zur Natur pflegt, dort, wo die Menschen nicht ganz so stark unter Leistungsdruck stehen, wo sie nicht allzuviel Verpflichtungen haben und Wünsche hegen, sondern nur in Einfachheit leben, dort gibt es noch genügend Menschen, die, ohne viel von Atemtechnik zu wissen, in der Bauchatmung ruhig ein- und ausatmen können.

Ein ruhiges Leben in der Natur ist eine Sache, die den Atem positiv beeinflußt und damit auch uns selber. Das heißt aber nicht, daß der Großstadtmensch passiv dazu verurteilt wäre, unnatürlich kurz zu atmen. Er muß nur mehr aufpassen, mehr auf der Hut sein und darf sich nicht von dem Großstadtrhythmus versklaven lassen.

Lernen Sie bewußt richtig atmen! Lernen Sie über Yoga zu erkennen, daß Sie mit Atemkontrolle (Pranayamas) alles erreichen können.

Lernen Sie, die Atmung zu zügeln, den Atem zu beruhigen. Die Atemberuhigung führt zu Ihrer Ruhebasis. In der Ruhebasis erkennen Sie Ihren individuellen Rhythmus. Steigt eine Welle auf, ausgelöst durch Nervosität oder Angst, heißt es, ihr mit Hilfe von Atemübungen entgegenzutreten, mit dem Ziel, sie zu bezwingen. Haben Sie Geduld und Ausdauer beim Erlernen von Atemtechniken. Nur der mit Ausdauer Übende wird erkennen, daß ich ihm nicht zuviel versprochen habe.

Der Yoga lehrt, daß eine enge Verwandtschaft zwischen Atmung und emotionalen Bewußtseinszuständen besteht. Durch Hatha-Yoga lernen Sie, richtig zu atmen, und können über einfache Asanas und Pranayamas eine Brücke zum Raja-Yoga bauen.

Die Bauchatmung

Bei meiner letzten Yogarundreise durch Italien erlebte ich folgendes: Padre Gaetano, Gemeindepfarrer in einem italienischen Bergdorf, ist einer meiner langjährigen Schüler. Er stellte mich Signora M. vor, einer etwa 35jährigen Frau, die einige Fragen auf dem Herzen hatte.

Sie erzählte mir, daß sie in den letzten Jahren an Schlaflosigkeit, Nervosität und unter einem schlechten Kreislauf leide. Schwierigkeiten in der Familie und im eigenen Geschäft hatten ihren Zustand dermaßen verschlimmert, daß sie weder ein noch aus wußte. Probleme, die sie früher lässig überwand, traten nun auf eine solch belastende Art und Weise an sie heran, daß es ihr unmöglich war, sie überhaupt anzugehen.

Sie versicherte, ein Mensch gewesen zu sein, der kaum Probleme kannte. Im Gegenteil, Verwandte und Freunde bewunderten ihre vitale Freude am Leben. Doch nun war etwas in ihr Leben getreten, das sich ihrer Kontrolle entzog.

Und sie fügte hinzu: «In allem, was in letzter Zeit an mir geschieht, habe ich irgendwie das Gefühl, daß ich falsch atme. Bei der kleinsten Aufregung macht mein Herz sich pochend bemerkbar, und ein umständliches Ringen nach Luft begleitet diesen Zustand. Ich habe nun von Padre Gaetano erfahren, daß die Yogalehre richtiges Atmen lehrt. Also bin ich bereit, ganz von vorne anzufangen, um die Grundregeln des Atmens zu lernen.»

Ich bat Signora M., sich entspannt auf eine Decke am Boden hinzulegen. Es dauerte eine Weile, bis sie wirklich entspannt und mit geschlossenen Augen dalag.

Ich sagte:

«Bitte atmen sie langsam durch die Nase ein. Und zwar *nur* in den Bauch. Nur die Bauchdecke soll sich heben! Der Brustraum bleibt unbeweglich!»

Signora M. atmete zwar langsam und auch durch die Nase ein, aber der Bauch blieb unbeweglich – nur der Brustraum weitete sich.

Ich bat sie, die Hände über dem Bauchnabel zu falten, das «Bewußtsein», die Aufmerksamkeit ganz in den Bauch zu lenken und sagte: «Nun atmen Sie ein! Nur in den Bauch einatmen!»

Doch wieder führte Signora M. nur eine umständliche, schwache Brustatmung aus.

Ich erzähle diese Begebenheit so ausführlich, da es hier um einen typischen Fall von Kurzatmung geht. Man hat das Gefühl für die Bauchatmung verloren, meint zwar, der eigene Bauch werde beatmet, aber in Wirklichkeit findet eine kümmerliche Beatmung des Brustraumes statt. Nun ergriff ich kurzerhand ein schweres Lexikon und legte es auf den Bauch der Signora M.

«Versuchen Sie jetzt, nur den Bauch zu beatmen. Das Lexikon soll sich beim Ein- und Ausatmen langsam hoch- und niederbewegen.» Zum erstenmal kam der Bauchraum in Bewegung und wölbte sich.

Ich war genauso glücklich wie Signora M., daß das Gefühl für die Bauchatmung zusehends stärker wurde.

Zunächst trat allerdings ein schwerwiegender Fehler auf, den ich schon des öfteren bei Schülern gesehen habe, die plötzlich wieder zum natürlichen Bauchatmen kommen: Sie atmete plötzlich umgekehrt! Das heißt, bei der Einatmung senkte sich fälschlicherweise die Bauchdecke, und bei der Ausatmung hob sie sich. Richtig ist natürlich, daß sich bei der Einatmung die Bauchdecke hebt und bei der Ausatmung senkt.

Heute kann Signora M. eine perfekte Bauch- und Yogaatmung ausführen. Ihrer Meinung nach hat die Behebung der Atmungsfehler durch das Erlernen der Bauch- und Yogaatmung zur Folge, daß sich ihr sonst zu hoher Blutdruck normalisierte, sie wieder problemlos einschlafen kann und ihre nervösen Zustände verschwanden. Sie kann nun wieder mit vitaler Freude am Leben teilnehmen und hat über diese Erfahrungen das Interesse gewonnen, ihren Yoga weiter zu vertiefen und meditieren zu lernen.

Es ist erstaunlich, wie viele Menschen nach dem Erlernen der Bauchatmung nicht nur gesunden, sondern auch allmählich zu einer alltäglichen Gefühlskontrolle kommen.

Angst-, Krampf- und Nervositätszustände sind meist mit Kurzatmung verbunden. Im Zustand der Kurzatmung hebt und senkt sich der obere Teil des Brustkorbs schnell, hält der Mensch den Atem plötzlich und kurz; er hechelt unkontrolliert. Diese Kurzatmung vertieft in negativer Weise die Konzentration zum Ärger, zur Angst, zur Unruhe hin. Wenn Sie also eine kommende Unruhe oder Nervosität, die sich im Laufe des Alltags in Ihnen ankündigt, fühlen, sollten Sie sich ruhig hinsetzen und konzentriert mehrmals hintereinander die Bauchatmung ausführen. Sie werden sehen: Dies ist ein durchaus hilfreiches Mittel, um Nervosität oder andere negative Gefühle nicht zum Ausbruch kommen zu lassen.

Die Ha-Ausatmung

Ehe wir zur Ausführung der Bauchatmung im einzelnen kommen, sollten wir uns fest einprägen, vor jeder Atemübung erst einmal konzentriert *auszuatmen*. Wenn wir gut und tief einatmen wollen, müssen wir vorher auch gut ausgeatmet sein, müssen wir die verbrauchte Luft bewußt aus unserem Körper und den Lungen herausgebracht haben.

Das gelingt, wenn sie sich angewöhnen, behutsam, fast unhörbar, in kurzen Zeitabständen durch den Mund auf die Silbe Ha-

ha-ha auszuatmen. Das Gesicht ganz entspannt, beginnen sie, als ob Sie dem Lachen nahe sind, auf Ha-ha-ha die Luft aus den Lungen zu entlassen, so lange, bis Sie fühlen, vollständig ausgeatmet zu sein. Übertreiben Sie nicht bei diesem stakkatoartigen Aushauchen! Niemals so stark ansetzen, daß unnatürliche Atemgeräusche vom Kehlkopf oder Gaumensegel ausgehen oder womöglich ein Hustenreiz ausgelöst wird. Die Zunge ist entspannt, der Mund leicht geöffnet: Ha-ha-ha. Versuchen sie, den Vokal -a- «rein» zu halten! Auch mit Hilfe des Buchstabens f-f-f kann eine allmähliche Ausatmung erzielt werden. Die Ha-Ausatmung ist jedoch, vom Reinigungseffekt her, besser geeignet.

Wir sollten uns diese Ha-Ausatmung im Yoga zur Gewohnheit machen. Auch vor jeder einzelnen Körperübung (Asana) sollten wir richtig ausatmen, um dann in der betreffenden Stellung möglichst stark einatmen zu können. Nur so können wir die Asanas und die Pranayamas voll entwickeln.

Wenn Sie als Anfänger im Yoga plötzlich Unruhe empfinden und den Konzentrationsfluß verlieren, vielleicht weil eine Übung Sie anstrengte oder Sie ihre individuelle Grenze überschritten haben, begehen Sie bitte nicht den Fehler, mit pochendem Herzen und unruhigem Atem weiter zu praktizieren. Jetzt sollten Sie erst einmal zur Ruhe kommen:

Begeben Sie sich in eine Entspannungshaltung, sei es im Sitzen oder Liegen, und atmen Sie mehrmals auf Ha-ha-ha aus. Kurze Pause. Dann setzen sie nochmals im Stakkato einen Ausatmungszug an.

Sie müssen und werden lernen, sich selbst während der Übungen zu beobachten. Wann immer sie das Gefühl bekommen, diese oder jene Übung habe eine spürbare Aktivierung ausgelöst, so bedeutet das für Sie, daß Sie sie verarbeiten und/oder verwerten müssen. Also legen Sie sich bequem hin, oder wählen Sie eine Ihnen angenehme Sitzhaltung. Atmen Sie mehrmals auf Ha-ha-ha aus. Erst wenn Sie feststellen, daß Herz- und Atemrhythmus sich wieder normalisiert haben und spürbare Beruhigung eingetreten ist, fahren Sie mit dem Üben fort.

Achtung
Gestalten Sie die Ha-Ausatmung immer natürlich, das heißt, daß Sie dieses Aushauchen so sanft hervorbringen, daß es akustisch nur von Ihnen wahrgenommen wird.

Heilwirkung
Die Ha-Ausatmung führt eine schnellere Beruhigung des Herzens und der Atemorgane herbei. Sie hat beträchtlichen Anteil daran, daß der Übende Ruhe, Tiefenentspannung, Energie und Konzentration findet.

Die Ausführung der Bauchatmung

Interessant ist der physiologische Aspekt der Bauchatmung, die das Zwerchfell in Tätigkeit setzt. Das Zwerchfell ist, anatomisch gesehen, eine Muskelplatte zwischen Brust und Bauchhöhle. Wenn der Mensch nun in der Bauchatmung einatmet, übt der Zwerchfellmuskel einen Druck nach unten aus und beeinflußt die Magenorgane und die Leber; beim Ausatmen schiebt sich das Zwerchfell nach oben und drückt an das Mediastinum. Das Mediastinum ist ein abgegrenzter Raum innerhalb des Brustkorbes, in dem sich Herz, Speiseröhre, Blutgefäße und Nerven befinden.

Durch diese Auf- und Abbewegung des Zwerchfellmuskels findet sozusagen eine innere Massage statt. Ständig werden Bauchorgane und Leber massiert, und auch der Kreislauf wird über das Mediastinum positiv beeinflußt.

Bitte nehmen Sie meine Empfehlung ernst, die Bauchatmung auch im Alltag einzusetzen. Sie werden selbst erfahren, daß sie ein einfaches Mittel ist, um sich von unerwünschten Spannungszuständen zu befreien.

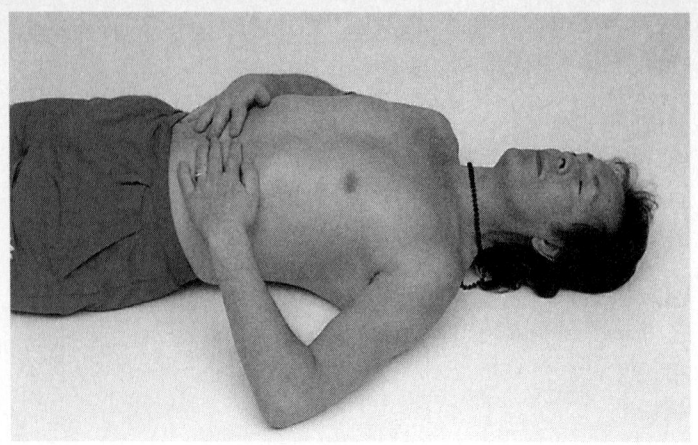

1 Legen Sie sich bequem und entspannt auf den Rücken. Bewegen Sie Kopf und Füße leicht hin und her, um zu prüfen, ob Sie auch wirklich entspannt liegen. Umfassen Sie mit den Händen die Bauchgegend so, daß sich die Fingerspitzen der Mittelfinger über dem Bauchnabel treffen.

2 Schließen Sie die Augen, und setzen Sie die Ha-Ausatmung an. Durch die Ha-Ausatmung wird die Bauchdecke eingezogen und einatmungsbereit gemacht.

3 Beginnen Sie jetzt langsam durch die Nase einzuatmen. Ziehen Sie den Atem nicht hektisch, abgehackt oder verkrampft durch die Nase ein, sondern allmählich und gleichmäßig. Sie müssen lernen, den eigenen Atem im hinteren Nasengang und Rachenraum als kühl streichelnd zu empfinden. Dieses empfindsame Atemeinnehmen durch die Nase ist der Anfang, um tief und voll den Bauch beatmen zu können.

Beim Einatmen hebt sich die Bauchdecke, die Finger spreizen sich von selbst und bewegen sich zur Seite.

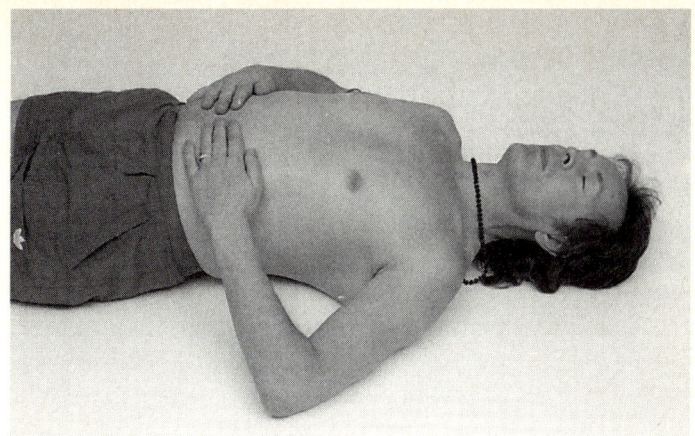

4 Halten Sie so den Atem 1 Sekunde fest.

5 Nun langsam durch die Nase ausatmen. Die Bauchdecke senkt sich, und die Fingerspitzen der Mittelfinger berühren sich wieder.

Bemerkung
Üben Sie täglich die Bauchatmung, möglichst morgens und abends, 5- bis 7mal hintereinander. Werden Sie sicher in der Bauchatmung. Wenden Sie sie auch stehend oder sitzend an!

Die Kraft der Bewußtseinslenkung zum Bauchraum hin wird dann zunehmen; so entwickelt sich ein ganz natürliches, effektvolles Bauchatmen.

Heilwirkung
Die Übung bringt Kontrolle über plötzlich auftretende gefühlsmäßige Verkrampfungen wie z. B. Nervosität, Angst oder Unruhe.

Ihre regelmäßige Anwendung beeinflußt positiv den Kreislauf. Allgemeine Herzschwäche, Herzmuskelschwäche und hoher Blutdruck lassen sich durch die Bauchatmung lindern.

Die Leber und die Bauchorgane werden massiert, die Verdauung angeregt, die Bauchmuskeln gestärkt, und der untere Teil der Lunge wird beatmet.

Achtung
Vergessen Sie nicht: Bauchatmung ist ein gefühlvoller Vorgang, eine Wohltat, ein Einleben in den Bauchraum. Mißverstehen Sie dies nicht als eine starke Bauchatmung, in der Sie mehr über Bauchmuskulaturspannung und mit wenig Atem in den Bauch atmen oder besser gesagt den Atem in den Bauch pressen.

Durch die Ein- und Ausatmung setzt sich die Bauchdecke in Bewegung. Sänger und Schauspieler sprechen zuweilen von einem fühlbaren «Gürtel». Wenn sie einen langen Satz sprechen oder eine schwierige Partitur singen, stützt dieser «Gürtel», der sich von der Bauchdecke aus über die Flanken zum Rücken zieht, die Atmung ab.

Versuchen Sie wie erklärt die Hände auf den Bauch zu legen und zusätzlich mit den Daumen Ihre Flanken zu kontrollieren. Sie müssen allmählich die Flankenbewegung beim Ein- und Ausatmen wahrnehmen, auch daß der Rücken mitarbeitet und daß Sie die Atmung gefühlsmäßig vom Unterleib abstützen.

Um die Yogiatmung richtig ausführen zu können, ist es wichtig, auch die beiden anderen Atemräume, die neben der Bauchatmung eine Rolle spielen, kennenzulernen. Darum stelle ich Ihnen im Folgenden zwei Übungen vor, die Sie mit der Brustatmung und der oberen Atmung vertraut machen sollen.

Die Brustatmung

1 Legen Sie sich in die Rückenlage hin (Zur besseren Veranschaulichung demonstriere ich die Übung im Stehen). Umfassen Sie mit den Händen die Rippen des unteren Brustkorbes.

2 Wenden Sie die Ha-Ausatmung an, und schließen Sie dabei die Augen.

3 Beginnen Sie jetzt langsam durch die Nase einzuatmen, direkt in den Brustkorb. Dies führt dazu, daß der Brustkorb sich allmählich weitet.

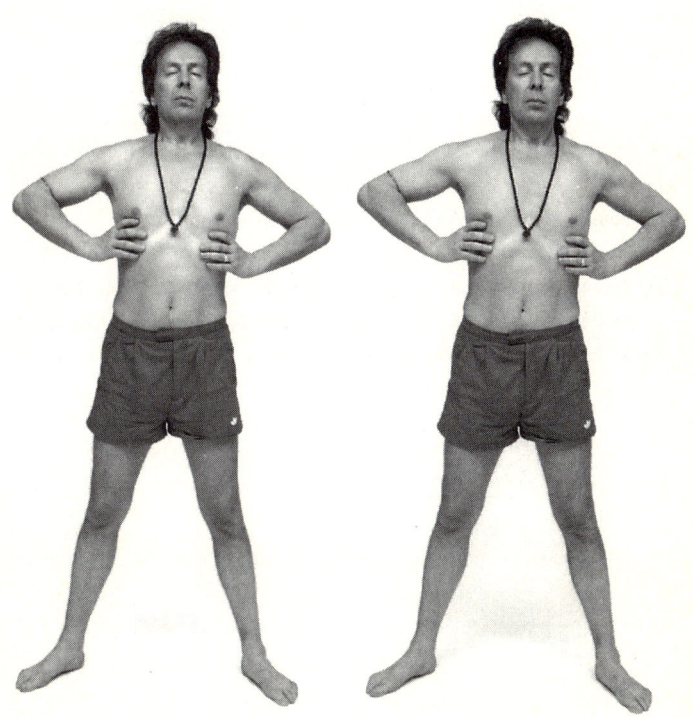

Atmen ist Leben

Achtung
Versuchen Sie, nur mit dem Brustkorb einzuatmen. Die Bauchatmung wird nicht eingesetzt. Lenken Sie Ihre ganze Aufmerksamkeit (das Bewußtsein) in den Brustkorb und nirgendwo anders hin! Die Hände sollen kontrollieren, ob sich bei der Einatmung die Rippenzwischenräume (Interkostalräume) dehnen.

4 Halten Sie nun den Atem 1 Sekunde fest.

5 Langsam durch die Nase ausatmen. Der Brustkorb fällt wieder zusammen und verliert fühlbar an Volumen.

Bemerkung
Lernen Sie, bewußt den Brustraum zu beatmen. Werden Sie nach und nach sicherer. Sie müssen die Brustkorberweiterung auch ohne Hilfe der Hände erfahren können.

Bauch- und Brustatmung haben Sie jetzt geübt. Was ist nun unter der oberen Atmung zu verstehen?

Mit der Bauchatmung wird der untere Teil und mit der Brustatmung der mittlere Teil der Lunge beatmet. Doch die Lungenspitzen reichen bis zu den oberen Thorax- oder Brustkorböffnungen. Mit der oberen Atmung erreicht man, daß die Lunge bis in die oberen Spitzen beatmet wird.

Die obere Atmung

1 Legen Sie sich entspannt auf den Rücken, oder stellen Sie sich leicht nach vorne geneigt hin. Die Hände werden wie folgt aufgelegt: Daumen auf die Schultern und Zeigefinger auf die Schlüsselbeine. (Das Schlüsselbein ist der hervorstehende Knochen, der das Schulterblatt mit dem Brustbein verbindet.)

2 Schließen Sie die Augen, und wenden Sie die Ha-Ausatmung an.

3 Atmen Sie jetzt langsam durch die Nase ein. Lenken Sie Ihre Aufmerksamkeit auf den oberen Teil des Brustkorbes. Stellen Sie mit Daumen und Zeigefinger fest, wie Schultern und Schlüsselbeine sich anheben.

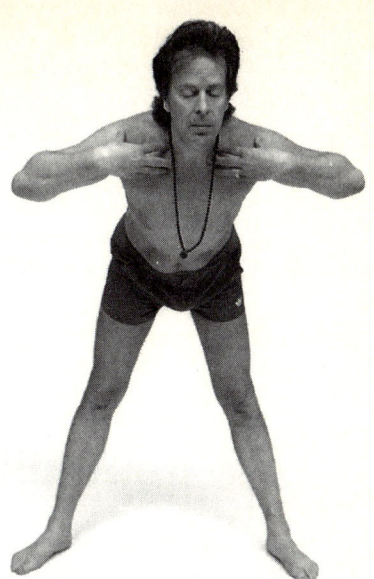

Achtung
Versuchen Sie, nur ganz nach oben einzuatmen. Lenken Sie Ihre Aufmerksamkeit auf den oberen Teil des Brustkorbes. Sie wollen bewußt die Lungenspitzen beatmen. Daran denken, einfach nur daran denken, dann ist der erste Schritt zur erfolgreichen oberen Atmung getan. Versuchen Sie, sich nicht zu verkrampfen!

Wohlgemerkt: Sie heben die Schlüsselbeine und Schultern durch den Einatmungsvorgang selbst etwas an. Nicht etwa durch bloßes Schulterheben!

4 Halten Sie nun 1 Sekunde den Atem fest.

5 Atmen Sie langsam durch die Nase aus. Allmählich senken sich dann die Schlüsselbeine und Schultern.

Bemerkung
Die obere Atmung ist in Ausführung und Bewußtmachung am

schwierigsten. Bei den meisten Menschen wird gerade dieser obere Teil der Lunge dürftig beatmet.

Es genügt hier, wenn Sie einatmend feststellen, daß sich tatsächlich Schultern und Schlüsselbeine heben.

Haben Sie nun in der Ausführung der Bauch-, Brust- und oberen Atmung eine gewisse Sicherheit und Bewußtheit gewonnen und fühlen sich bei den Übungen wohl, können Sie mit der eigentlichen Yogiatmung beginnen.

Die Yogiatmung

Die Yogiatmung wird auch vollständige oder komplette Atmung genannt. Yogiatmung bedeutet, *Bauchatmung, Brustatmung* und *obere Atmung* zusammenzufassen.

Sie werden lernen, mit einem Atemzug den Bauchraum, den Brustraum und den oberen Teil des Brustkorbs zu beatmen. So erreichen Sie mit einem einzigen Atemzug, daß der untere, der mittlere und der obere Teil der Lunge bis zu den Lungenspitzen hin mit Sauerstoff versorgt und dadurch die Atmungsorgane optimal gepflegt werden. Auf diese Weise entwickeln Sie natürliche Atemkapazität und lernen, eine schwach beatmete Lunge zu mehr Leistung und Sauerstoffaufnahme zu bringen. Die vermehrte Sauerstoffaufnahme wird deutlich zur Blutreinigung beitragen. Sie können durch die vollständige Atmung das dickflüssige, dunkle venöse Blut reinigen, das Ihren Kreislauf und eigentlich jedes Organ mit seinen Giftstoffen in Mitleidenschaft zieht. Der Verdauungsmechanismus wird korrekt arbeiten, wenn der dazu erforderliche Sauerstoff zur Verfügung steht.

Eine regelmäßig praktizierte Yogiatmung und die damit verbundene Blutreinigung führen zu einem Gefühl der Körperleichtigkeit und Frische. Die Yogiatmung ist ein einfaches, aber wirkungsvolles Pranayama. Durch Üben von Pranayamas speichert der physische Körper Sauerstoff und Prana. Die Yogis behaupten, daß der Sauerstoff- und Prana-Ausgleich über die Pranayamas der wichtigste Vorgang ist, um physische und psychische Gesundheit zu erlangen.

Da sich durch die Yogiatmung mit einem einzigen Atemzug der Bauch-, Brust- und obere Brustraum beatmen lassen, müssen Sie den Atem richtig *einteilen*. Das Gefühl, mit dem Atem ökonomisch umgehen zu können, ist das Ergebnis regelmäßiger Übungen in der Yogiatmung.

Yogiatmung beruht auf der «Harmonie der Einteilung». Zwischen der Bauch-, Brust- und oberen Atmung soll Harmonie entstehen. Erarbeiten Sie sich diese Harmonie, und erwarten Sie bitte keine Schnellresultate! Die Atemregelung über die Yogiatmung überträgt ihre Harmonie auf die Gesundheit und Psyche. Die Harmonie, die aus diesem Pranayama entsteht, wird nur dem zufallen, der sich erst in den Bauchraum, dann in den Brustraum und zuletzt in den oberen Brustraum mit Hilfe der Einatmung förmlich «einzuleben» vermag.

Lernen Sie sich kennen! Lernen Sie, nach sorgfältiger Ausatmung in der nachfolgenden Yogiatmung zu ergründen, wie es mit Ihrer Einatmungskapazität steht. Vielleicht haben Sie zuviel Luft in den Bauchraum gegeben und stellen fest, daß Ihr Atem nicht ausreicht, um nach oben weiterzuatmen. Verzagen Sie nicht! Teilen Sie den Atem entsprechend Ihrer Kapazität ein, die Sie allmählich erkennen werden und die sich durch das Üben von Pranayamas und Asanas fühlbar verbessern wird.

Es kann sein, daß die Einatmungsharmonie zwischen der Bauch- und Brustatmung zufriedenstellend verläuft, es jedoch mit der oberen Atmung nicht recht klappen will.

Verkrampfen Sie nicht! Lassen Sie ruhig einen Tag vergehen, und probieren Sie es von neuem. Und machen Sie nach jedem Einatmungsversuch eine kurze Pause, bevor Sie wiederholend fortfahren.

Wenn die obere Atmung einfach nicht gelingen will, dann geben Sie trotzdem nicht auf. Lenken Sie das Bewußtsein, die Aufmerksamkeit immer wieder zum oberen Teil des Brustkorbes. Es wird bestimmt eines Tages klappen, und Sie werden vergessen, welche Bemühungen erforderlich waren.

1 Legen Sie sich entspannt auf den Rücken. Legen Sie die Hände neben den Hüften auf. Wenn Sie verkrampft daliegen, werden Sie kaum frei und gelöst einatmen können.

Bewegen Sie erst mal Kopf, Füße, Hände leicht hin und her, und bleiben Sie dann so still wie möglich liegen.

2 Atmen Sie zunächst auf Ha-ha-ha aus, so daß sich die Bauchdecke senkt, dann langsam und allmählich durch die Nase einatmen. Lenken Sie bewußt den Atem zum Bauch. Versuchen Sie, sich in den Bauch «einzuleben» und wahrzunehmen, wie die Bauchdecke sich hebt. Innerlich 1, 2 zählen.

3 Atmen Sie weiter ein, und erleben Sie den Brustraum und seine Ausweitung. Innerlich 3, 4 zählen.

4 Atmen Sie weiter ein, und lenken Sie die Aufmerksamkeit zum oberen Teil des Brustkorbes. Fühlen Sie, wie sich Schlüsselbeine und Schultern leicht anheben. Innerlich 5, 6 zählen.

5 Halten Sie nun 1 Sekunde den Atem fest.

6 Atmen Sie langsam und allmählich durch die Nase aus.

Achtung
Anfangs ist das Timing: *Im ersten Monat 2mal am Tag, am besten morgens 1mal und abends 1mal.*
1. 6 Zeiteinheiten beim Einatmen, 1 Sekunde beim Atemanhalten, langsam ausatmen. 5mal hintereinander.

Mit den Zeiteinheiten sind keine Sekunden gemeint, sondern langsames innerliches Zählen von 1 bis 6. Teilen Sie den Atem ein. Den meisten Atem benötigt die Brustatmung, den wenigsten die obere Atmung.

Bei regelmäßigem Üben kann man allmählich das Timing erhöhen.

Im zweiten Monat: 2mal am Tag
2. 9 Zeiteinheiten beim Einatmen, 2 Sekunden beim Atemanhalten, langsam ausatmen. 5mal hintereinander.

Im dritten Monat: 2mal am Tag
3. 12 Zeiteinheiten beim Einatmen, 3 Sekunden beim Atemanhalten, langsam ausatmen. 5mal hintereinander.

Im vierten Monat: 2mal am Tag
4. 15 Zeiteinheiten beim Einatmen, 4 Sekunden beim Atemanhalten, langsam ausatmen. 5mal hintereinander.

Bei allen vier Beispielen müssen Sie die Zeiteinheiten durch 3 teilen, um den richtigen Einatmungsrhythmus für Bauch, Brust und den oberen Brustraum zu erhalten. Das heißt für Übungsbeispiel 4 (15 Zeiteinheiten beim Einatmen): 5 Zeiteinheiten lang den Bauchraum beatmen, dann weitere 5 Zeiteinheiten für den Brustraum reservieren und abschließende 5 Zeiteinheiten für den oberen Brustraum. Dann 4 Sekunden den Atem anhalten, langsam ausatmen.

Wenn die Einatmungsharmonie in der Yogiatmung erreicht ist, können Sie sich den *Ausatmungsvorgang* stärker bewußt machen. Zu einer perfekten Yogiatmung gehört auch eine ebenso bewußte Ausatmung. Übrigens, wenn Sie richtig eingeatmet haben, werden Sie automatisch auch richtig ausatmen.

Die richtige Ausatmung in der Yogiatmung ist daran zu erkennen, daß sich zuerst die Bauchdecke bei der Ausatmung ein wenig senkt, dann der Brustkorb zusammenfällt und als letztes sich Schultern und Schlüsselbeine senken.

Versuchen Sie diese Ausatmungsphasen bei sich selber genau nachzuvollziehen. Stellen Sie sich vor, daß beim Ausatmen alle verbrauchte Luft entweicht.

Achtung

Bei schwachem Kreislauf, sei es hoher oder niederer Blutdruck, darf bei allen Übungsvariationen in der Yogiatmung der Atem *nur 1 Sekunde und nicht länger* angehalten werden. Erfahrungsgemäß kann sich der Kreislauf verbessern, wenn der Übende regelmäßig die reine Bauchatmung und die Yogiatmung in Verbindung mit den Körperübungen (Asanas) praktiziert. Tritt eine Verbesserung ein, so kann das Atemhalten allmählich gesteigert werden.

Während Sie in der Bauchatmung stundenlang atmen können, geht es in der Yogiatmung unter anderem um vermehrte Sauerstoffaufnahme. Üben Sie, bis Sie spüren, daß Ihr Sauerstoffgehalt gedeckt ist. Höchstens 12 bis 15 Versuche.

Praktizieren Sie keinesfalls stundenlang die Yogiatmung. Es könnten Symptome der Überatmung auftreten wie Kopfschmerzen, Schwindel und Unwohlsein.

Variationen der Yogiatmung

1. Variation: Das innere Gleichgewicht

Die Yogiatmung hat wie alle Pranayamas Tiefenwirkung. Fühlen Sie eines Tages, daß Ihr – sagen wir – seelisches Gleichgewicht gestört ist, machen Sie doch einmal die Probe aufs Exempel.

1 Legen Sie sich hin. Möglichst in einem gut gelüfteten, ruhigen Raum – und allein! Versuchen Sie im Rhythmus die Bauch-, Brust- und obere Atmung – 2 Sekunden den Atem anhalten – langsam ausatmen.

Wiederholen Sie das bis zu 7mal. Was Sie aus dem Gleichgewicht warf, ist sekundär. Sie sollten jetzt nur versuchen, sich mit Hingabe in diese Wellenbewegung der Yogiatmung einzuleben. Sie lösen diese gleichmäßige, harmonisierende Wellenbewegung aus, indem Sie einatmend bis in den Bauch gehen; die Welle hebt sich in den Brustraum, dann bis ganz nach oben hin.

2 1 Sekunde den Atem anhalten. Die Wellenbewegung setzt sich fort, indem sich die Bauchdecke senkt, dann der Brustkorb den Umfang vermindert und zuletzt Brustbein, Schultern und Schlüsselbeine sich ebenfalls senken. Disharmonien atmen Sie in dieser stärker werdenden Wellenbewegung weg. Vorstellung verschafft Wirklichkeit. Probieren Sie es!

Die Atmung ist ein Instrument. Wer das Instrument richtig handhaben kann, wird Mißtöne vermeiden können.

2. Variation: Die Yogiatmung im Vollkreis

1 Stehen Sie gelockert da. Lassen Sie die Arme entspannt herunterhängen, und legen Sie die Hände mit den Handflächen nach innen an die Beine. Spreizen Sie leicht die Beine.

2 Setzen Sie zunächst die Ha-Ausatmung ein. Dann atmen Sie langsam in den Bauchraum ein und heben gleichzeitig die gestreckten Arme seitlich an.

3 Atmen Sie weiter ein, und heben Sie die Arme höher. Wenn die Arme etwa die Schulterhöhe erreichen, muß die Brustatmung beendet sein.

4 Atmen Sie feinfühlend weiter ein. Heben Sie dabei die Arme höher und höher, bis sich die Handflächen treffen und die obere Atmung beendet ist.

5 Halten Sie nun 2 Sekunden den Atem an.

6 Atmen Sie langsam aus, und senken Sie gleichzeitig die Arme. Wenn die Handflächen die Beine wieder berühren, müssen Sie vollständig ausgeatmet sein.

Achtung
Leben Sie sich in diese Kreisbewegung der Arme ein!
Stellen Sie sich vor, wie sich die Yogiatmung
in diesem Kreis nach oben vervollständigt.

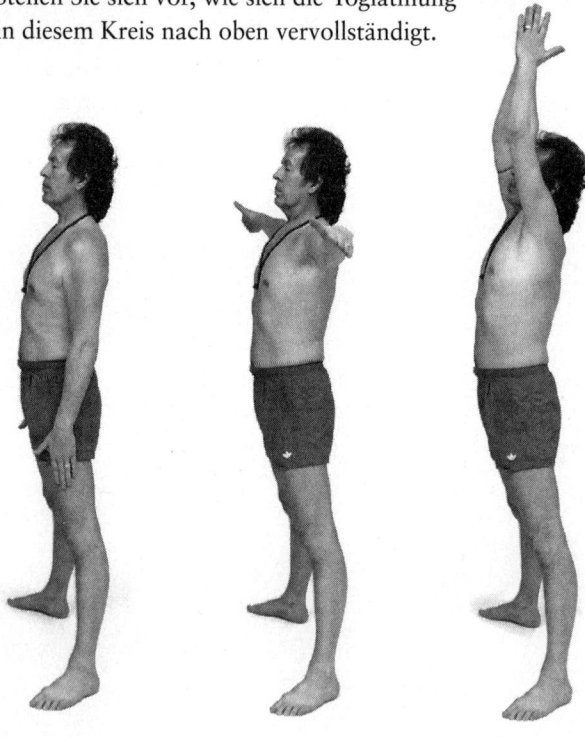

3. Variation: Die dynamische Yogiatmung

1 Halten Sie die Fäuste in Bauchnabelhöhe, wobei Sie die Ellbogen zur Seite richten.

2 Wenden Sie die Ha-Ausatmung an. Dann atmen Sie langsam in den Bauchraum ein und heben gleichzeitig die Fäuste.

3 Atmen Sie weiter ein, und heben Sie die Fäuste höher. Wenn die Fäuste in Brusthöhe sind, muß die Brustatmung beendet sein.

4 Atmen Sie weiter ein! Dabei heben Sie die Fäuste in Schlüsselbeinhöhe. Die obere Atmung vollzieht sich!

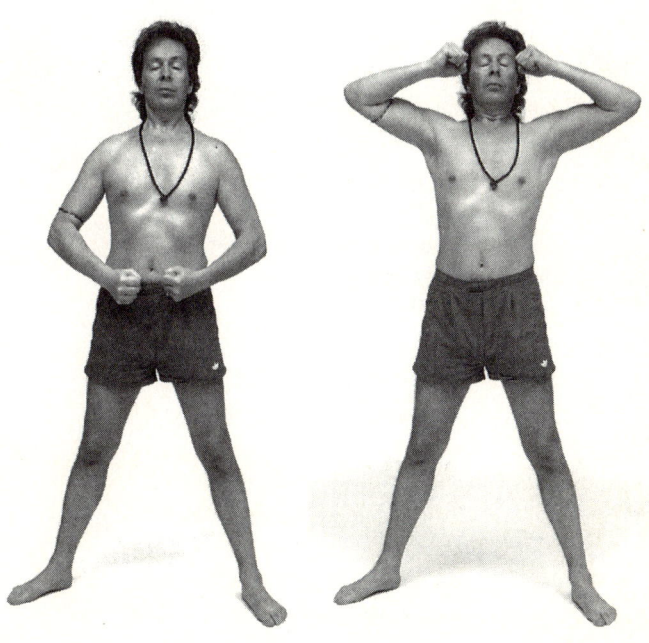

Atmen ist Leben

Achtung
Versuchen Sie, beim Heben der Fäuste so entspannt wie möglich zu bleiben. Die unnötige Anspannung der Armmuskulatur schränkt sonst die freie Atmung ein.

5 Halten Sie nun den Atem 2 Sekunden an, und vibrieren Sie gleichzeitig mit den Fäusten kraftvoll hin und her, wobei die Ellbogen mehr zur Seite schwenken. Nicht übertreiben!

6 Atmen Sie langsam und geräuschlos aus, und senken Sie die Fäuste wieder auf Bauchnabelhöhe.

4. Variation: Die wärmende Yogiatmung

1 Praktizieren Sie genauso, wie es in der dynamischen Yogiatmung (3. Variation, Phase 1 bis 4) erklärt wurde.

2 Statt Phase 5 stoßen Sie jetzt gleichzeitig die Fäuste mit gestreckten Armen nach vorn und wieder zurück zur Brust. (Bitte die Brust nicht berühren!)

3 Atmen Sie langsam aus, und senken Sie die Fäuste wieder auf Bauchnabelhöhe.

Bemerkung
Der Blutkreislauf wird insbesondere durch diese Übung angeregt; es entwickelt sich ein Gefühl der Wärme.
  Auch bei denjenigen, die schon langjährige Erfahrungen in der Yogiatmung haben, schleichen sich ganz unbemerkt Atmungsfehler ein. So ist es auch für Sie ratsam, hin und wieder die Yogiatmung in den Vorbereitungsphasen zu üben.

Die Bauchatmung ist ohnehin gesondert zu betrachten, da man sie leicht im Alltag einsetzen kann und üben sollte. Brust- und obere Atmung sollten zur Selbstkontrolle auch getrennt voneinander praktiziert werden, um etwaige Schwächen zu entdecken.

5. Variation: Die Yogiatmung mit Vokaleinflechtung

Sie können die Sauerstoffaufnahme in der Yogiatmung wesentlich erhöhen, wenn Sie folgende Buchstabenatmung einflechten: Atmen Sie auf o in den Brustkorb und auf i zur oberen Atmung hin.

1 Atmen Sie ganz normal in den Bauchraum, dann weiter durch die Nase auf o einatmend in den Brustkorb. Dabei dehnen sich die Rippenzwischenräume stärker als gewöhnlich.

Bemerkung
Sie müssen den Kehlkopf, besser die Stimmritze, so weit geöffnet halten, als ob Sie den Vokal o aussprechen, dann entsteht der tiefe Summlaut.

2 Jetzt atmen Sie wieder durch die Nase auf i weiter zu den Lungenspitzen, wobei sich Brustbein, Schultern und Schlüsselbein anheben.

Bemerkung
Sie müssen bei i die Stimmritze verengen, als ob Sie den Vokal i aussprechen, dann entsteht mit der Einatmung durch die Nase der in der Tonlage höher gelegene i-Laut.

Sie sollten bei der i-Einatmung allmählich die vermehrte Ansaugwirkung in Richtung der Lungenspitzen spüren.

Üben Sie 3- bis 5mal. Sie können die Übung auch mit der Yogiatmung im Vollkreis (2. Variation) verbinden.

Heilwirkung
Durch die Variationen der Yogiatmung wird das psychische Gleichgewicht stabilisiert und der Blutkreislauf angeregt. Man erhält und stärkt die vitale Lebensfrische. Hinzu kommen die gleichen Heilwirkungen, wie sie schon für die Bauchatmung galten, nur in verstärkter Form: vollständige Lungenpflege, Nervenberuhigung und Kreislaufpflege. Die Sauerstoffaufnahme nimmt drastisch zu, und die Prana-Aufnahme erhöht die psychische Einwirkung.

Die Yogiatmung ist ein einfaches Pranayama. In Pranayamas wird Lebensenergie aktiviert und ausgeweitet. Versuchen Sie die heilenden warmen Energieschwingungen aufzuspüren, im Bauchraum, im Brustkorb, in den oberen Lungenspitzen, bis hin zum Gehirn. Lernen Sie feinfühlend zu unterscheiden zwischen der Wärme, die aufgrund einer vermehrten Durchblutung entsteht, und derjenigen, die durch die Aktivierung der Lebensenergie hervorgerufen wird.

Der erste Schritt, Energie zu lenken, ist, daran zu denken, es zu tun.

Die Nasenatmung

Im Hatha-Yoga wird bei fast allen Körper- und Atemübungen durch die Nase ein- und ausgeatmet. Der Raum der Nasenhöhle ist mit Schleimhaut überzogen, die von Drüsen ständig feucht gehalten wird. So wird die eingeatmete Luft erwärmt und von Staub und anderen Fremdkörpern gereinigt, bevor sie die Lunge erreicht.

Die Nasenatmung sollten Sie nicht nur nachdrücklich im Yoga, sondern bewußt immer dann anwenden, wenn Sie sich in umweltverschmutzter Luft oder in einem stickigen Raum befinden. Sie werden lernen, langsam und ganz verhalten durch die Nase ein-

und ausatmen zu können. Durch die regelmäßige Praxis von Pranayamas verlieren Sie Ihren hektischen und unkontrollierten Atem. Allmählich werden Sie fähig sein, in schlechter Luft so wenig wie möglich ein- und auszuatmen und den Atem flach zu halten. Gerade in Städten, wo meist ein Mangel an reiner atmosphärischer Luft herrscht, sollte man sich wie selbstverständlich mit der Nasenatmung behelfen.

Menschen, die Schwierigkeiten haben, durch die Nase zu atmen, sind krankheitsanfälliger. Sie leiden unter einer rauhen, trockenen Kehle, haben häufig Durst und angegriffene Zähne. Gewohnheitsmäßige unbewußte Mundatmung ist häufig ein Zeichen wuchernder Polypen und geschwollener Mandeln. Bronchien und Lungen sind bei der Mundatmung ohne Abmilderung der Außentemperatur ausgesetzt und so anfälliger gegen Krankheiten.

Die Nase muß wegen ihrer Filterfunktion bewußt und regelmäßig frei und rein gehalten werden. Auch bei hohen Atemtechniken, wo Nasenatmung vorgeschrieben ist, wird ein verstopfter, unreiner Nasengang die Wirkung stark beeinträchtigen. Das bewußte «Durch-die-Nase-Atmen» muß erlernt werden. Jeder Yogapraktizierende muß feinfühlend, fast streichelnd, den Atem in der Nasenhöhle empfinden lernen. Denken Sie nicht nur an die Säuberung Ihrer Nase, wenn der Schnupfen Ihre Aufmerksamkeit auf sie lenkt. Beugen Sie Schnupfen vor, indem Sie die Nasengänge über Yogaübungen freihalten.

Beim Praktizieren von Körper- und Atemübungen sollte die Gesichtsmuskulatur vollkommen gelöst und entspannt bleiben. Eine verkrampfte Gesichtsmuskulatur zeigt innere Disharmonie an. Nur die Nasenflügel im Gesicht dürfen sich etwas bewegen.

Die sieben psychischen Zentren (Chakren)

Der Mensch lenkt im Laufe eines Tages seine Konzentrationskräfte in Form von Gedanken, Wollen und Taten in viele Richtungen, positive und negative. Im Yoga, so auch im Hatha-Yoga, beginnen Sie Ihre Konzentration zu einem Punkt hin zu sammeln. Das heißt, Sie müssen bewußt ein Zentrum schaffen.

Die Zentren der Konzentration im Yoga sind die *Chakren* (Räder). Entsprechend werden in den verschiedenen Techniken des Yogas verschiedene Zentren empfohlen, zu denen der Übende immer und immer wieder seine Aufmerksamkeit bewußt hinlenken soll, um in täglicher Yogabemühung die Konzentration dort mit Hingabe einmünden zu lassen. So läßt sich die Kraft der inneren Sammlung in den Chakren erfahren.

Es gibt sieben psychische Zentren, von denen fünf in der Wirbelsäule und zwei im Gehirn, also im Zentralnervensystem, liegen. Es wäre naiv zu glauben, daß beim medizinisch-wissenschaftlichen Sezieren einer Wirbelsäule oder eines Gehirns diese psychischen Zentren bloßgelegt werden könnten. Nein, es sind Zentren, die in der *ätherischen Sphäre*, also in der *Lichtausstrahlung* eines Menschen, liegen. Sie finden nur Konzentration zu einem psychischen Zentrum hin, wenn Sie seine äußere Krafterscheinung, also seine lokale Lage in der Wirbelsäule und im Gehirn, kennen.

Die Wirbelsäule ist vergleichbar mit dem Stamm eines Baumes, der zu allen Ästen und Blättern hin Verbindung hat und sie trägt. Die heute in der Medizin verbreitete Rückenmarksanästhesie (z. B. Spinalanästhesie) arbeitet z. B. mit gezielten Injektionen in die Wirbelsäule, um in vielen Bereichen des Körpers die Schmerzempfindung auszuschalten. Die Yogis behaupten nun, daß diese Chakren einen nervenphysiologischen Einfluß haben. Jedes Zentrum hat seinen Aktionsradius der Energiebewegung und -versorgung für den *physischen Körper*.

Der nervenphysiologische Einfluß der Chakren

Die Kurzübersicht zeigt, welche Chakren mit welchen Nervenzentren im physischen Körper korrespondieren.

Chakra	Nervenzentren	Physischer Einflußbereich
Muladhara	Sakral-Plexus (Kreuzbeingeflecht) Plexus Pelvis	Geschlechtsorgane
Swadhistana	Plexus Hypogastricus (unter dem Bauch liegend)	Nieren, Blase, Eierstöcke, Hoden, Keimdrüsen, innere Ausscheidung
Manipura	Solar-Plexus (Sonnengeflecht)	Ernährungssystem, Bauchorgane, Bauchspeicheldrüse (Pankreas)
Anahata	Plexus cardiacus (Herzgeflecht)	Thymusdrüse, Herz Gefäßsystem
Vishuddha	Plexus Cervicalis (Halsgeflecht)	Atmungssystem, Lunge Bronchien, Schilddrüse Kehlkopf
Ajna	vegetatives Nervensystem	Gehirn, Hypophyse (Hirnanhangdrüse)
Sahasrara	vegetatives Nervensystem	Zirbeldrüse (Epiphyse), Gehirn

Konzentration zum Ajna-Chakra

Anfängern möchte ich zunächst die direkte, bewußte Konzentration zum *Ajna-Chakra* hin empfehlen. Dieses Zentrum wird von Hatha- und Raja-Yogis bevorzugt. In den alten Yogaschriften nimmt es den ersten Platz ein als «das Zentrum der Zentren».

Das Wort *Ajna* heißt Befehl, Kommando. Das Ajna-Chakra liegt zwischen den Augenbrauen. Mit der Konzentrationssammlung auf das Ajna-Chakra hin werden alle darunter liegenden Chakren mitaktiviert und mitentwickelt. Das Ajna-Chakra ist wie eine Mutter, die maßgeblich daran Anteil hat, daß ihre Kinder (die unterhalb liegenden Chakren) volle Lebenskraft erhalten.

Man findet die Konzentration zum Ajna-Chakra, indem man die Aufmerksamkeit zwischen die Augenbrauen lenkt. Das eigentliche Zentrum jedoch liegt am Hinterkopf. Tasten Sie bitte Ihren Hinterkopf ab; Sie werden am untersten Ende einen kleinen Höcker mit Ihren Händen erfühlen.

Dort liegt die *Medulla oblongata* (der das Rückenmark hirnwärts fortsetzende Teil des Zentralnervensystems), das Ajna-Chakra-Zentrum des Yogas, auch der «Mund Gottes» genannt, wo die kosmische Energie den Eintritt in den physischen Körper findet. Wenn sich der Übende auf einen Punkt zwischen den Augenbrauen konzentriert, so hat er automatisch die Verbindung zu diesem Zentrum im Hinterkopf, ob er das nun bewußt wahrnimmt oder nicht.

Das wichtige *Vasomotoren*-Zentrum (Kreislaufregulationszentrum) in der Medulla oblongata gehört zum Zentralnervensystem. Hier läßt sich über eine Impulsauslösung die Durchblutung der einzelnen Organsysteme beeinflussen. Würde man einem Hochleistungssportler nach einem Wettkampf mit einem kalten Wasserschwamm über den Nacken, im Bereich der Medulla oblongata also, reiben, so würde durch diesen Reiz der Blutdruck sinken. Riebe man mit einem Warmwasserschwamm, wäre ein ansteigender Blutdruck meßbar.

Das Zentrum Ajna-Chakra hat, nervenphysiologisch gesehen, einen stark regulierenden und anregenden Einfluß sowohl auf die Hypophyse (Hirnanhangdrüse) als auch auf die Epiphyse (Zirbeldrüse).

Die Hirnanhangdrüse ist die wichtigste innersekretorische Drüse, da sie viele Hormone abgibt, die wiederum die Funktionsfähigkeit anderer Hormondrüsen steuern (z. B. die Keimdrüsen). Man kann ohne weiteres sagen, daß eine gesunde Tätigkeit der anderen endokrinen Drüsen gewährleistet ist, wenn die oben liegende Hirnanhangdrüse richtig funktioniert. Für Yoga heißt das: Wer das Zentrum Ajna-Chakra aktiviert, wird gesunde Anregungen in den unteren psychischen Zentren auslösen.

Das Ajna-Chakra sollten Sie sich unbedingt einprägen. Ajna-Chakra ist das Zentrum, der Sitz der Willenskraft. Seine wichtigsten Namen sind: das Stirnbeinzentrum (Kutastha Caitanya), das geistige Auge, das dritte Auge, das mystische Auge, das einfältige Auge oder das Zentrum der Offenbarung im Raja-Yoga.

Beobachten Sie einmal einen Menschen beim tiefen Nachdenken. Meist hält er den Kopf in den Händen aufgestützt, die Finger in der Nähe der Augenbrauenmitte, also ganz nahe am Ajna-Chakra – so wie die berühmte Skulptur «Le Penseur» («Der Denker») des französischen Bildhauers Rodin. Zieht man die Augenbrauen zusammen, so bildet sich im Bereich dieses wichtigen Zentrums die sogenannte Gedankenfalte. Gewiß sind das nur äußere, aber dennoch nicht unwichtige Anzeichen, daß dort etwas «zu sein scheint». Der sechste Sinn und die Begabung der Intuition offenbaren sich in der Kraft des Ajna-Chakras.

Versuchen Sie sich immer auf dieses Zentrum zu konzentrieren. Machen Sie es sich bewußt! Ihre Konzentration muß dort fühlbar zu Hause sein, denn dort ist die Quelle der Konzentrationskraft. Wenn Sie sich dorthin konzentrieren können, lassen sich die Atmung und der Herzschlag beruhigen, und die pranischen Energiebewegungen, die über Pranayamas und Asanas ausgelöst werden, finden ihre richtige Verteilung im *physischen Körper*.

Es ist *immer richtig*, sich sammelnd ins Ajna-Chakra zu konzentrieren, sei es nach einer Körper- oder nach einer Atemübung. Krönen Sie dadurch Ihre Bemühung.

Wenn Sie während der Yogaübungen Unruhe empfinden, vielleicht Ihr Herz klopft, Ihr Atem unruhig geht oder Gedanken Sie peinigen, dann setzen Sie sich ruhig hin, mit gerader Kopf- und Wirbelsäulenhaltung, und gehen Sie mit ihrer Konzentration ins Ajna-Chakra. Der Atem und das Herz werden allmählich ruhiger, und die unerwünschten Gedanken verschwinden. Alles ist aber abhängig von ständiger Übung! Haben Sie Geduld und Ausdauer!

Folgende Übung wird Ihnen zeigen, wie Sie dieses wichtige Zentrum ansprechen und sich bewußt machen können.

1 Legen Sie sich entspannt auf den Rücken. Ganz locker. Zur Kontrolle bewegen Sie Kopf, Hände und Füße noch einmal leicht hin und her.

2 Versuchen Sie die Augen halb zu öffnen. Auch wenn es Ihnen anfangs schwerfällt, halten Sie die Augen sekundenlang halb geöffnet, und schließen Sie sie dann allmählich.

3 Führen Sie jetzt mit Zeigefinger, Ringfinger und Mittelfinger der rechten Hand kleine, nicht zu zaghafte massierende Kreisbewegungen zwischen den Augenbrauen aus, kleine Kreise in beide Richtungen. Lenken Sie Ihre Aufmerksamkeit tief zu diesem Konzentrationsfeld zwischen den Augenbrauen hin.

4 Legen Sie jetzt die rechte Hand wieder entspannt neben sich. Bitte bleiben Sie konzentriert in der Augenbrauenmitte. Verlieren Sie Ihre Konzentration nicht! Vielleicht erfahren Sie ein angenehmes Druckgefühl, ein Wärmegefühl oder sogar ein Licht genau zwischen den Augenbrauen.

5 Wiederholen Sie diese massierenden Bewegungen 3- bis 4mal.

Bemerkung

Wenden Sie das Mantra OM als «Lockruf» an, um dieses Zentrum fühlbar zu machen. Flüstern Sie innerlich, ohne Lippen- und Zungenbewegung!

OM ist das Mantra des Ajna-Chakras. Es ist das Schlüsselwort, um dieses Zentrum bewußt zu machen. Wenn Sie OM-OM-OM flüstern und gedanklich zwischen den Augenbrauen sind, vertiefen Sie die Konzentration. «Die praktische Konzentration» ins Ajna-Chakra wird sich automatisch stärken. Lenken Sie immer und immer wieder die gedankliche Konzentration zwischen die Augenbrauen. Es wird Ihnen allmählich gelingen, wenn Sie versuchen, *die Augen halb geöffnet zu halten.*

So werden nämlich die physischen Augen genau mit diesem Ajna-Chakra oder geistigen Auge verbunden. Halbgeöffnete Augen beruhigen die Augäpfel und Lider. Sind diese ruhig, ist also das kaum wahrnehmbare Vibrieren beseitigt, berühren Sie konzentrationsmäßig den Kraftpol, das Ajna-Chakra.

Eine tiefe, fühlbare Ruhe und Kraft entsteht, nicht sofort, doch die Willenskonzentration wird sich nach und nach mehr und mehr vertiefen!

Schielen Sie keinesfalls, um die Konzentration zwischen den Augenbrauen zu finden. Leider wird es in einigen Büchern so erklärt. Das Gegenteil ist richtig! Die physischen Augen sollen sich erholen und finden über dieses Halböffnen die richtige Entspannung. Das sekundenlange Halböffnen der Augen, verbunden mit einer gedanklichen Aufmerksamkeit auf den Punkt zwischen den Augen, wird das Ajna-Chakra ansprechen. Das Bewußtsein wird Ihnen nach langer Übung folgen. Haben Sie Geduld!

Die halbgeöffneten Augen üben einen beruhigenden Einfluß aus. Sie ziehen die Trennlinie zwischen Wach- und Unterbewußtsein. Wenn Sie nach dieser Übung eine innerliche Beruhigung fühlen, bleiben Sie mit geschlossenen Augen eine Weile liegen. Genießen Sie! Ich wünsche Ihnen, daß das Ajna-Chakra Ihr Zentrum und Ihr «Zuhause» wird.

Die sieben psychischen Zentren (Chakren) und die drei wichtigsten Nadis (Nervenkanäle) Ida, Pingala und Susumna.

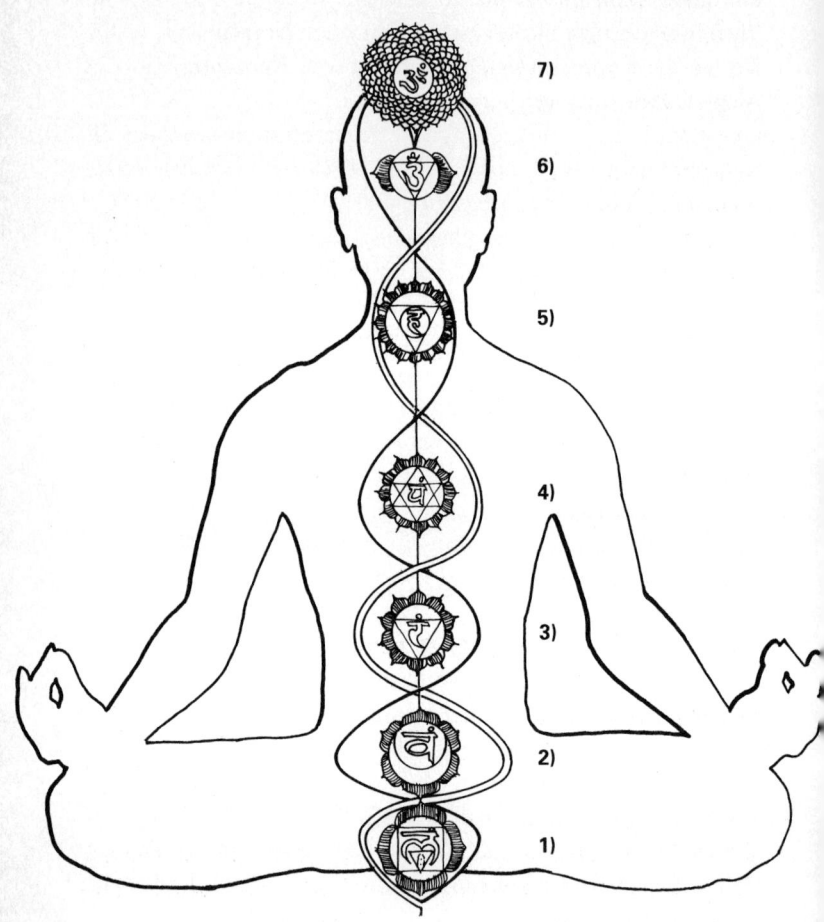

7) Sahasrara-Chakra
Zentrum der Selbstverwirklichung
oder der 1000blättrige Lotus
Lage: Gehirn

6) Ajna-Chakra
Hauptzentrum der bewußten
Kontrolle und deren Vertiefung
Lage: zwischen den Augen

5) Vishudda-Chakra
Kontrolle: Äther
Lage: Kehlkopf

4) Anahata-Chakra
Kontrolle: Luft
Lage: Herz

3) Manipura-Chakra
Kontrolle: Feuer
Lage: Bauchnabel

2) Swadhistana-Chakra
Kontrolle: Wasser
Lage: zwischen Bauchnabel und Steißbein

1) Muladhara-Chakra
Kontrolle: Erde
Lage: Steißbein

Die dünn eingezeichnete Linie ist die *Ida Nadi*, die dick eingezeichnete Linie die *Pingala Nadi*. Beide Nadis umkreisen die Chakren. Die hauchdünne Linie in der Mitte, die alle Chakren verbindet, ist die *Susumna Nadi*.

Die vollständige Entspannungsmethode

Viele können das Wort Entspannung nicht mehr hören. Überall wird Entspannung angeboten. Viele Mittel und Methoden, wie etwa Schaumbäder, Gesichtsmasken, Massagen und Sauna verkaufen sich bestens mit der Werbebotschaft: «Es ist ja so entspannend!» Viele Mittelchen und Methoden sind von kurzer und meist einseitiger Wirkung und können nur teilweise Entspannung bringen.

Die Suche des Menschen nach echter Entspannung ist dringlich und ernsthaft. Der Ruf des Körpers nach Entspannung drückt ein Bedürfnis aus, das von innen her kommt und das nicht zu übersehen ist. Sie sollten die Warnsignale des Körpers beachten und sich bewußt entspannen lernen.

Die *unbewußte* tiefe Entspannung findet im Schlaf statt, wenn die Lebensenergie automatisch von den Muskeln zurückgezogen wird. Solange der Mensch noch gesunden Schlaf findet, ist alles in Ordnung. Doch wenn er «verlernt» hat, gesund zu schlafen, findet keine unbewußte Entspannung mehr statt.

Sinnvoll ist es, eine Yogamethode zu erlernen, die Ihnen hilft, sich *bewußt* zu entspannen. Bitte bedenken Sie aber auch an dieser Stelle, daß alle Yogaübungen, selbst die scheinbar einfachen Entspannungsübungen, erst einmal erlernt und mit Ausdauer und Geduld praktiziert werden müssen, bevor das gewünschte Resultat eintritt.

Die vollständige Entspannungsmethode besteht aus drei Teilen:
- Eine Wirbelsäulenausgleichsübung im Liegen. Mit dieser Übung werden Verspannungen und Disharmonien im *Wirbelkörpersystem* ausgeglichen.
- Entspannung der *motorischen Nerven*. Hier lernen sie, alle Muskeln in Gruppen zu entspannen, zu entkrampfen und zugleich zu pflegen. Auch die Muskeln haben eine Direktverbindung zum Gehirn, dem Zentralnervensystem. Eine Verkramp-

fung im Muskelsystem kann ein Grund sein, weder Entspannung noch Wohlgefühl zu erreichen.
- Entspannung der *sensorischen Nerven*. Die uralte Methode der Atembeobachtung.

Der Wirbelsäulenausgleich

1 Legen Sie sich entspannt auf den Rücken, und legen Sie die Hände neben der Hüfte auf.

2 Atmen Sie jetzt langsam ein, und ziehen Sie die Knie hoch. Achten Sie darauf, das rechte Knie höher zu nehmen.

3 Gehen Sie austatmend folgendermaßen in die Drehung: Drehen Sie langsam die Knie nach links zur Seite und Kopf und Oberkörper nach rechts. Halten Sie das rechte Knie etwas höher, damit Sie es mit der linken Hand in Bodennähe drücken können. Strecken Sie den rechten Arm gerade zur Seite weg.

4 Führen Sie diese Übung nochmals aus, aber jetzt in die entgegengesetzten Richtungen.

5 Üben Sie 3mal die linke Drehung und 3mal die rechte.

Achtung
Durch diese allmähliche Drehbewegung wird die Wirbelsäule positiv beeinflußt, speziell in der Steißbein-, Kreuzbein- und Halswirbelgegend. Bitte, gehen Sie behutsam in die Drehung. Sie sollen Ihre individuelle Streckgrenze finden; die Übungen sollten Ihnen nur angenehme Gefühle vermitteln. Tritt ein leichtes «Knacken» auf, so erschrecken Sie bitte nicht. Das ist nur ein Zeichen dafür, daß eine Disharmonie in den Wirbelkörpern beseitigt wurde.

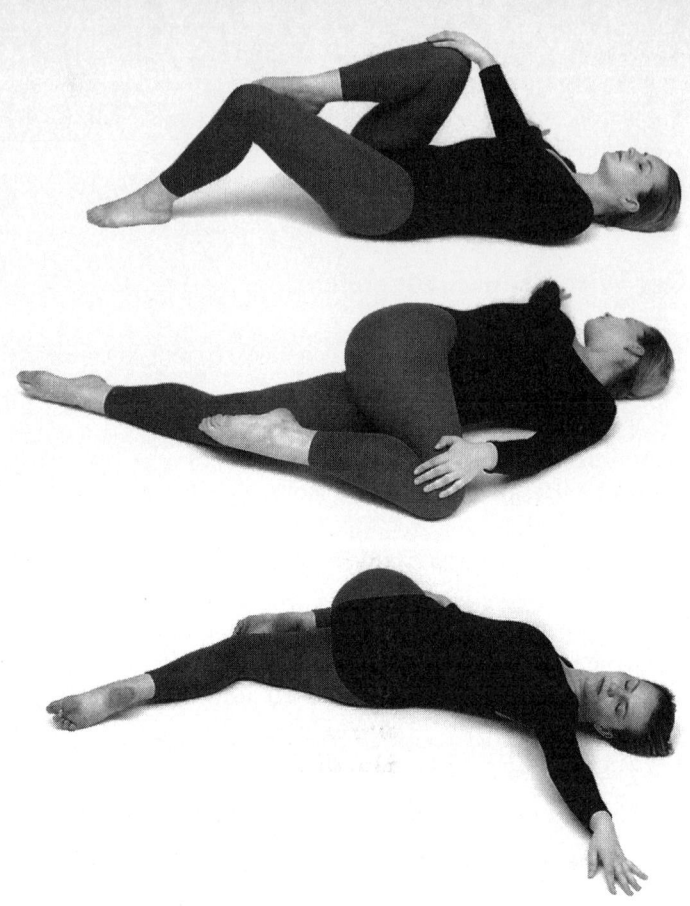

Entspannung der motorischen Nerven

Nachdem Sie den Wirbelsäulenausgleich praktiziert haben, bleiben Sie einige Sekunden möglichst bewegungslos liegen. Entspanntes Liegen gelingt, wenn Sie den Kopf, die Füße und die Hände leicht hin und her bewegen und auf Ha-ha-ha ausatmen. Halten Sie die Augen sekundenlang geschlossen. Üben Sie danach wie folgt weiter:

1 *Muskelgruppen-Entspannung: Füße und Hände*
Füße und Hände gleichzeitig spreizen:
 Erst leicht spreizen, dann mittelstark spreizen, schließlich sehr stark spreizen. 1 Sekunde halten.
 Allmähliches Lösen der starken Spreizung, zur mittelstarken Spreizung,Spreizung ganz auflösen.

2 *Muskelgruppen-Entspannung: Waden und Unterarme*
Waden und Unterarme gleichzeitig spannen:
 Erst leicht spannen, dann mittelstark spannen, schließlich sehr stark spannen. 1 Sekunde halten.
 Allmähliches Lösen der starken Spannung, zur mittelstarken Spannung, Spannung ganz auflösen.

Bemerkung
Die Unter- und Oberarme werden sich besser anspannen lassen, wenn die Hände zu Fäusten geformt sind und Ober- und Unterarme im rechten Winkel gehalten werden.

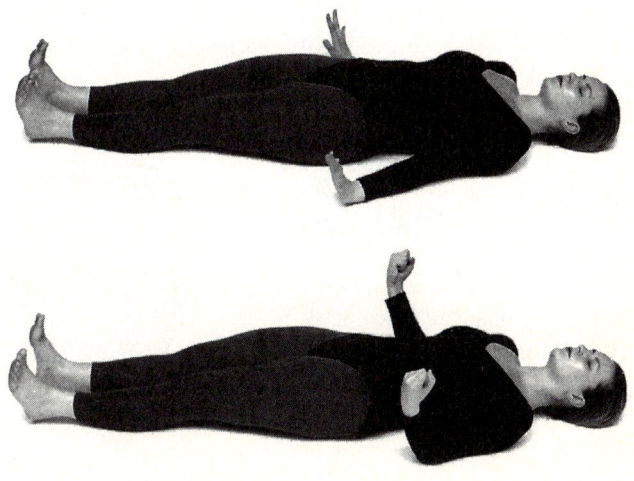

Die vollständige Entspannungsmethode 65

3 *Muskelgruppen-Entspannung: Oberschenkel und Oberarme*
Oberschenkel und Oberarme gleichzeitig spannen:
Erst leicht spannen, dann mittelstark spannen, schließlich sehr stark spannen. 1 Sekunde halten.
Allmähliches Lösen der starken Spannung, zur mittelstarken Spannung, Spannung ganz auflösen.

4 *Muskelgruppen-Entspannung: Gesäß und Brust*
Daumen in die Achselhöhle stecken, die Finger auf die Brust auflegen. Gesäß und Brustmuskulatur gleichzeitig spannen:
Erst leicht spannen, dann mittelstark spannen, schließlich sehr stark spannen. 1 Sekunde halten.
Allmähliches Lösen der starken Spannung, zur mittelstarken Spannung, Spannung ganz auflösen.

Bemerkung
Kontrollieren Sie mit Daumen und Fingern, ob die Brustmuskulatur sich angespannt hatte.

5 *Muskelgruppen-Entspannung: Rücken*
Bitte die Handflächen über der Brust zusammenlegen (Gebetshaltung). Es genügt jetzt, Kopf, Oberkörper leicht aufzurichten und dabei gleichzeitig folgendes zu tun:
Erst leichtes Drücken der Handflächen gegeneinander, dann mittelstarkes Drücken, schließlich sehr starkes Drücken.
1 Sekunde halten.
Den starken Druck der Hände allmählich lösen, zum mittelstarken Druck, Druck ganz auflösen, und Rückenlage einnehmen.

Bemerkung
Durch dieses Aneinanderdrücken der Handflächen spannen Sie die Rückenmuskulatur. Achten Sie darauf, ganz allmählich den Rücken abzurollen und dabei den Druck der Hände langsam zu lösen. Wenn Sie den Rücken rund machen, die Schultern also etwas nach vorne nehmen, und das Kinn Richtung Brustbein drücken, vermeiden Sie, daß die Rückenspannung in die Bauchmuskulatur «abfließt».

6 *Muskelgruppen-Entspannung: Bauch*
Legen Sie die Hände kontrollierend auf die Bauchdecke.

Erst leichtes Spannen der Bauchdecke, dann mittelstarkes Spannen der Bauchdecke, schließlich sehr starkes Spannen der Bauchdecke. 1 Sekunde halten.

Allmähliches Lösen der starken Spannung, zur mittelstarken Spannung, Spannung ganz auflösen.

Bemerkung
Beim Spannen wölbt sich die Bauchdecke nach oben, beim Auflösen der Spannung senkt sie sich.

7 *Muskelgruppen-Entspannung: Hals und Nacken*
Heben Sie das Kinn leicht in die Höhe, bis Sie das Gefühl haben, daß die sogenannten «Kopfnicker», die zwei vorspringenden Muskeln am Hals, sich spannen. Ebenso müssen Sie ein Spannungsgefühl in der Nackenmuskulatur erzeugen.

Achtung
Bei den Muskelgruppen von Hals und Nacken genügt eine leichte bis mittelmäßige Spannung. Der Hinterkopf bleibt in Berührung mit dem Boden. Sie brauchen bei dieser Übung nur das Kinn anzuheben. Senken Sie beim Auflösen der Spannung allmählich das Kinn.

Wichtige Übungsanweisungen
- Jede Muskelgruppe 3mal hintereinander spannen und entspannen, bevor Sie weitergehen.
- Versuchen Sie unbedingt die Spannungs- und Entspannungsgrade zu finden. So entspannen Sie nicht nur die Muskeln, sondern pflegen sie auch. Die Muskeln werden hier nicht abrupt beansprucht, sondern natürlich aufgebaut.
- Lassen Sie sich nicht verunsichern, wenn Sie beim Spannen feststellen, daß sich andere Muskelpartien mitanspannen. Lassen Sie es geschehen, doch bleiben Sie konzentrationsmäßig nur bei der Muskelgruppe, mit der Sie im Moment arbeiten. Nur so entwickeln Sie Muskelkontrolle und Muskelbewußtsein. Sie müssen erst einmal fühlbar feststellen, wo diese Muskelgruppen liegen, und lernen, sie über diese Spannungs- und Entspannungsübungen zu beherrschen. Das führt allmählich zu überdurchschnittlicher Körperkontrolle. Ebenso werden Ihnen die Asanas (Körperübungen) im Yoga leichter fallen.
  Auch hier brauchen Sie wieder Geduld und Ausdauer. Aber die Arbeit an der eigenen Muskulatur lohnt sich!
- Wenn Sie sicher sind, die Stärkegrade von Spannung und Entspannung unterscheiden zu können, dann flechten Sie folgende Atmung beim Üben ein: Beginnen Sie beim *leichten* Anspannen der einzelnen Muskelgruppen sanft und unhörbar einzuatmen. Atmen Sie bei der *mittelstarken* Spannung weiter ein. Bei der *sehr starken* Spannung halten Sie dann den Atem etwa 1 Sekunde an.
  Entspannen und langsam ausatmen.
- Durch das Spannen und Entspannen wird die Blutzirkulation in der jeweiligen Muskelgruppe angeregt. Versuchen Sie, das Wärmegefühl in den Muskeln zu spüren.
- Bitte übertreiben Sie nicht beim sehr starken Spannen. Suchen Sie Ihre individuelle Grenze der starken Muskelspannung, die Ihnen auf jeden Fall noch ein angenehmes Gefühl vermitteln soll.

Entspannung der sensorischen Nerven

Ehe Sie zur Atembeobachtung übergehen, bleiben Sie noch eine Weile absolut still auf dem Rücken liegen. Atmen Sie in kurzen Zeitabständen auf Ha-ha-ha aus. Bewegen Sie Kopf, Füße und Hände leicht hin und her. Die Muskeln Ihres Körpers sind nun vollkommen entspannt. Versuchen Sie jetzt vom Körperbewußtsein wegzukommen. Vergessen Sie Ihre Muskeln, denn Sie wollen nunmehr die sensorischen Nerven entspannen.

Vergessen Sie nicht, sich erst einmal auf die Augen zu konzentrieren. Sie beruhigen die Augen auf die bekannte Art und Weise, indem Sie sie sekundenlang halb geöffnet halten (siehe Seite 58). Führen Sie das 2mal durch. Allmählich kommen dann Augäpfel und Lider zur Ruhe.

Schließen Sie jetzt die Augen, und halten Sie sie geschlossen. Sie liegen gelöst und entspannt da.

Bevor Sie mit der Atembeobachtung beginnen, atmen Sie noch einmal auf Ha-ha-ha aus.

Nach diesem Vorgang lenken Sie Ihre ganze Konzentration auf die *Atembeobachtung:*

1 Sie liegen reglos da, mit geschlossenen Augen. Sie tun nichts anderes, als zu beobachten, wie die Einatmung kommt und die Ausatmung geht. Ganz von selbst! Nicht atmen *wollen*! Sie sind wirklich nur Zuschauer Ihrer Ein- und Ausatmung. Sie müssen empfinden lernen, wie sich die Einatmung entwickelt. Fühlen Sie die Einatmung in der Entstehung, wie sie verläuft und wie sie endet. Versuchen Sie ebenso mit der Ausatmung zu verfahren. Fühlen Sie die Ausatmung in der Entstehung, wie sie verläuft und wie sie endet.

Der Anfänger muß die Kunst der Atembeobachtung erlernen. Lassen Sie sich nicht entmutigen, falls beim ersten Versuch der Atem hektisch und unkontrolliert ein- und ausgeht. Lassen Sie sich nicht aus der Fassung bringen! Halten Sie die Augen geschlossen, und denken Sie daran: Sie sind lediglich Zeuge und Beobachter. Allmählich wird der Atem sich vertiefen und gleichmäßiger verlaufen. Beobachten Sie, wie er sich beruhigen läßt! Lassen Sie sich nicht versklaven. Identifizieren Sie sich nicht mit diesem unruhigen Atem. Soll er sich austoben, Sie bleiben lächelnd Zuschauer. Der Atem wird sich schließlich beruhigen, und die Atemfrequenz vermindert sich. Genießen Sie die zunehmende Stille.

Vielleicht erleben Sie zuschauend eine Atempause. Genießen Sie diese! Sie zeigt an, daß Herz und Atem Entspannung gefunden haben und das Gehirn sich nun wird aufladen können. Die Entspannung der sensorischen Nerven wird so in Gang gesetzt.

Bemerkung
Beobachten Sie den Atem auch in Ihrem täglichen Leben, bei jeder sich bietenden Gelegenheit, sei es am Schreibtisch, in der U-Bahn oder sonstwo. So festigen Sie die Technik. Niemandem wird es auffallen, daß Sie üben. Die Atembeobachtung darf unbegrenzt lange geübt werden.

2 Wenn man lange und regelmäßig übt, wird man feststellen können, wie tiefgreifend diese Atemtechnik wirkt.

Mit ihr kann man sich schon höheren Konzentrationsstufen des Yogas annähern. Doch dazu später mehr. Sie können die Hände bei der Atembeobachtung entspannt neben der Hüfte auflegen oder über dem Bauchnabel falten. Machen Sie sich während der Atembeobachtung keine Gedanken, ob Sie durch den Mund oder durch die Nase atmen. Der Mund darf sich leicht öffnen, da die Kinnlade durch die Entspannung schwerer wird. Beanspruchen Sie Ihre Gesichtsmuskulatur nicht, bleiben Sie wirklich nur Zuschauer!

Diese dreiteilige Entspannungsmethode sollte möglichst jeder Anfänger erlernen. Und er sollte sie in der angegebenen Reihenfolge praktizieren.

Diejenigen, die an Schlaflosigkeit leiden, sollten versuchen, im Bett liegend die Muskelentspannungen auszuführen, um dann mit der Atembeobachtung allmählich einzuschlafen.

Streßgeplagte und unter starkem Druck stehende Menschen sollten mindestens 2mal am Tag, nämlich morgens und abends, üben.

Wenn Sie sich mit dieser Methode sicher und wohl fühlen, genügt es, sie einmal in der Woche vor Ihren Asanas zu praktizieren. Sie sollten dies als wöchentliche «Inspektion» Ihres Gesamtmuskelsystems betrachten.

Wer Schwierigkeiten hat, morgens aufzustehen, sollte die Muskeln noch vor dem Aufstehen durch Spannung und Entspannung ansprechen, und zwar einmal im Liegen und einmal auf dem Bettrand sitzend. So können Sie Ihren Kreislauf natürlich in Gang bringen. Mögliche Schwindelgefühle, etwa weil Sie zu schnell das Bett verlassen, werden nicht mehr eintreten.

II. Körperübungen (Asanas)

Vorbereitende Körperübungen

Es folgen jetzt vorbereitende, aber deshalb nicht weniger wichtige Übungen. Mit diesen Übungen sollen grobe Verspannungen und Unregelmäßigkeiten im Körpersystem behoben werden. Besonders in der Nacken- und Schultergegend sowie im Wirbelkörpersystem können sich während eines Tagesverlaufs Verkrampfungen einstellen.

Grobe Verspannungen an oder in der Wirbelsäule können der Grund dafür sein, daß Sie keine Konzentration bei den Körper- oder Atemübungen finden. Die Übung vieler Asanas wird Sie nur halb zufriedenstellen, ehe Sie vielleicht mehr oder weniger durch Zufall genau das spezielle Asana finden, das die Störung beseitigt. So ist es empfehlenswert, zunächst die vorbereitenden Körperübungen zu praktizieren, um grobe Verspannungen zu lösen.

Die folgenden Übungen können Sie immer als Vorbereitung zum eigentlichen Yoga ausführen. Sie werden stehend geübt:

Das Kopfkreisen

1 Stemmen Sie die Hände in die Hüften, und kreisen Sie, bitte so langsam wie möglich, mit dem Kopf. Sie beginnen, indem Sie das Kinn auf die Brust sinken lassen. Drehen Sie Ihren Kopf jetzt nach links, also das linke Ohr in Richtung linke Schulter. Gehen Sie weiter, und bewegen Sie den Hinterkopf zum Nacken hin. Drehen Sie weiter. Das rechte Ohr in Richtung rechte Schulter. Gehen Sie zuletzt in die Ausgangsposition zurück.

Kreisen Sie behutsam, der Kopf bewegt sich auf dem Atlas (oberster Halswirbel).

2 2mal nach links und 2mal nach rechts kreisen lassen.

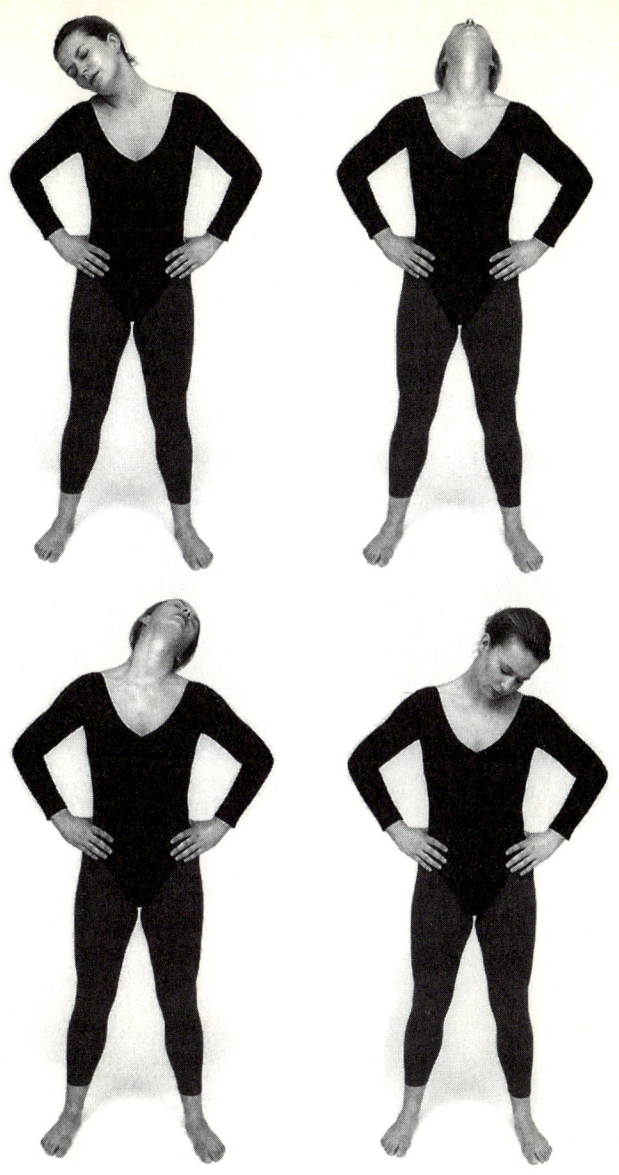

Vorbereitende Körperübungen

Das Schulterkreisen

1 Beschreiben Sie mit den Schultern große, gleichmäßige Kreise. Vermeiden Sie hektische Kreisbewegungen!

Lassen Sie die Arme beim Kreisen entspannt herunterhängen, und achten Sie auf eine gerade Kopfhaltung.

2 2mal nach vorne und 2mal nach hinten kreisen.

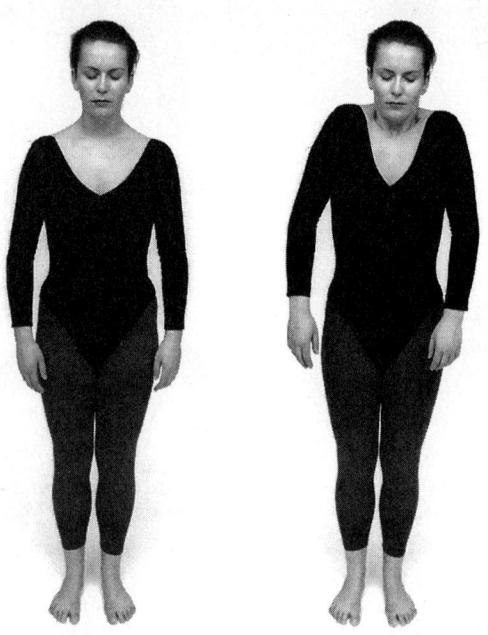

Bewußtes Strecken

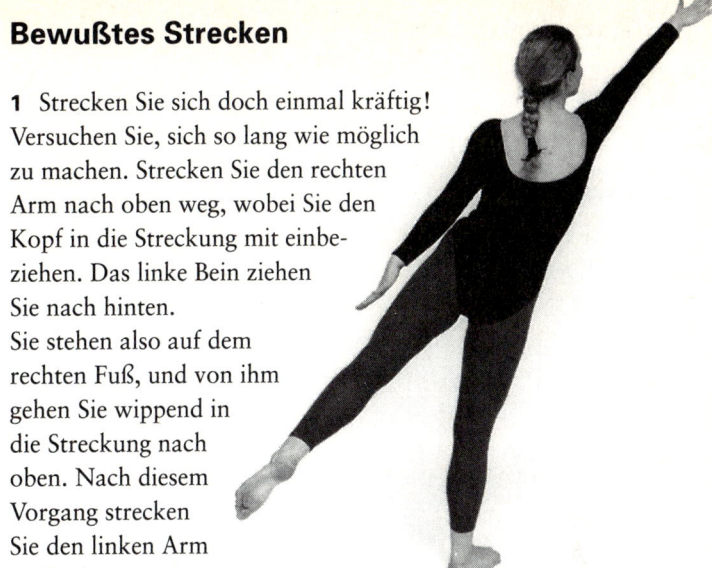

1 Strecken Sie sich doch einmal kräftig! Versuchen Sie, sich so lang wie möglich zu machen. Strecken Sie den rechten Arm nach oben weg, wobei Sie den Kopf in die Streckung mit einbeziehen. Das linke Bein ziehen Sie nach hinten. Sie stehen also auf dem rechten Fuß, und von ihm gehen Sie wippend in die Streckung nach oben. Nach diesem Vorgang strecken Sie den linken Arm nach oben weg und das rechte Bein nach hinten.

2 Führen Sie diese Übung jeweils 2mal rechts und 2mal links aus.

Der Reinigungsatem

1 Legen Sie das Kinn auf die Brust. Jetzt heben Sie langsam den Kopf, wobei Sie gleichzeitig den Atem stakkatoartig, in kurzen Zeitabständen, durch die Nase «einseufzen».

Danach senken Sie das Kinn wiederum auf die Brust, wobei Sie gleichzeitig den Atem schnell durch die Nase ausstoßen.

2 Üben Sie diesen Reinigungsatem 2mal.

Der Wirbelsäulendreh

1. Variation

1 Stellen Sie sich mit weit gegrätschten Beinen hin. Achten Sie auf eine gerade Kopf- und Wirbelsäulenhaltung. Heben Sie die Fäuste in Schlüsselbeinhöhe, und richten Sie dabei die Ellbogen zur Seite. Atmen Sie jetzt ein. Drehen Sie nun Kopf und Oberkörper mit Schwung nach rechts, und zwar so weit Sie können. Versuchen Sie, Unterkörper und Hüfte unbeweglich zu halten, damit die Wirbelsäule in eine Drehung kommt. Während der Drehung sollte der Atem in 1 oder 2 Stößen durch die Nase «ausgeschnaubt» werden.

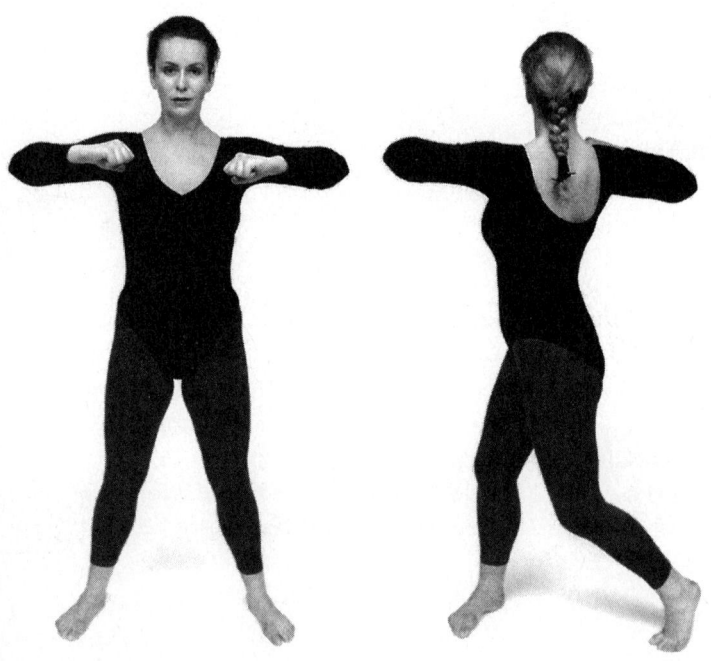

2 Führen Sie diese Drehbewegung 2mal nach rechts und 2mal nach links aus.

2. Variation

1 Machen Sie diese Übung noch einmal, mit dem Unterschied, daß Sie mit den Händen diesmal die Schultern greifen.

2 Führen Sie auch diese Drehbewegung 2mal nach rechts und 2mal nach links aus.

Bemerkung
Die schnelle Drehbewegung mit der schnaubenden Atemführung gilt nur für diese vorbereitende Übung, also nicht für die kommenden Asanas.

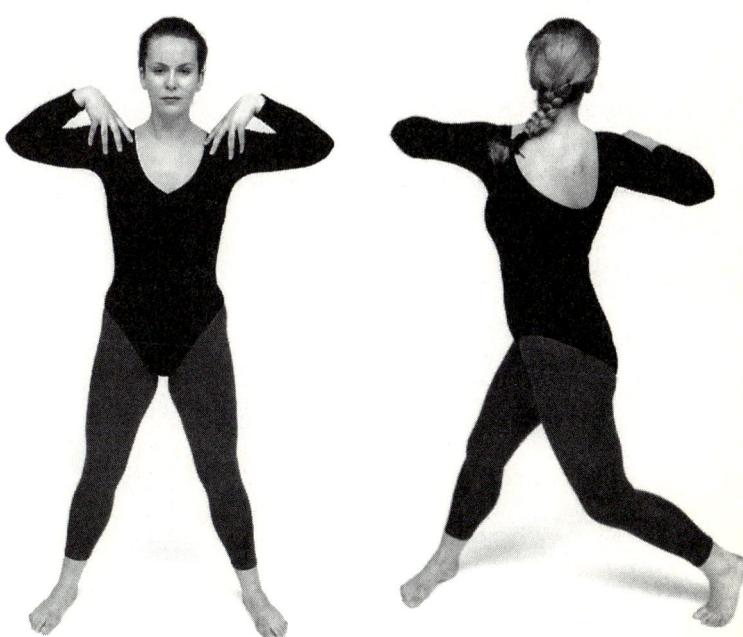

Das Wirbelsäulenkreisen

1 Stemmen Sie die Hände in die Hüfte, und achten Sie auf eine gerade Kopf- und Wirbelsäulenhaltung. Atmen Sie langsam ein. Halten Sie den Atem an, und bewegen Sie bei gerader Wirbelsäule den Oberkörper nach rechts. Jetzt gehen Sie ausatmend in den Kreis nach rechts. Wenn der Halbkreis beendet ist, hängt Ihr Kopf nach unten, und Sie sind ausgeatmet.

2 Führen Sie, wieder einatmend, den Kreis nach links und nach hinten weiter bis in Ihre Ausgangsposition. Versuchen Sie, beim Einatmen auch dem Oberkörper eine Linksdrehung zu geben, die Sie erst bei gerader Wirbelsäulenhaltung aufgeben. Beschreiben Sie den Kreis ganz langsam, so daß kein Schwindelgefühl auftreten kann.

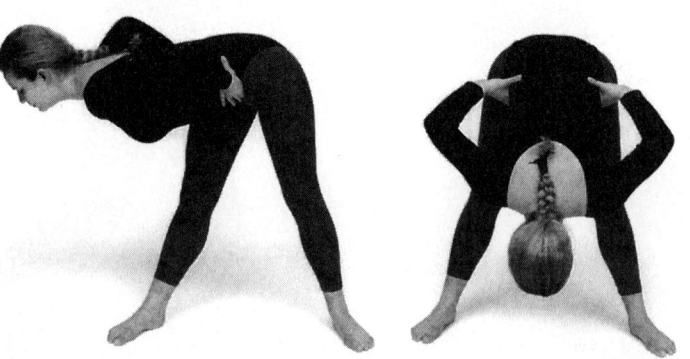

Achtung
Um die Wirbelsäule in eine optimale Streckung zu bringen, müssen Sie darauf achten, daß Ihre Knie nicht weich werden. Zittern die Beine oder wollen sich die Knie beugen, ziehen Sie die Kniescheiben hoch. Setzen Sie die Füße stets fest auf den Boden, und beziehen Sie den Rumpf in die Drehung ein.

Das sollten Sie beherzigen

Versuchen Sie, folgende Grundregeln mehr und mehr zu berücksichtigen, bis sie Ihnen in Fleisch und Blut übergegangen sind.

- Üben Sie *bewußt langsam und konzentriert.* Nur so entwickelt sich innere Ruhe und Energie. Es muß Ihr Ziel sein, die Asanas so langsam zu praktizieren, daß allein über diesen harmonischen Vorgang jegliche Hektik, Nervosität und körperliche Unruhe, die sich im Laufe eines Tages in Ihnen «angesammelt» hat, aufgelöst, absorbiert, ja weggeübt wird. Üben Sie ebenso die vollständige Entspannung bewußt langsam und konzentriert. Erst wenn Sie die Übungen technisch automatisch und ohne angestrengtes Nachdenken beherrschen, werden Sie Yoga am eigenen Leib erfahren und verwerten können.

  Haben Sie Geduld und Ausdauer! Das Einarbeiten in den Yoga ist anfänglich ein bißchen wie «Steine schleppen». Doch geben Sie nicht auf, die Last wird watteleicht und angenehm werden.

- Bei den Körperübungen werden nach und nach Muskeln, Sehnen und Bänder gestreckt, bis die gewünschte Position annähernd oder vollständig in ihrer klassischen Form erreicht ist. *Übertreiben Sie nicht!* Das gilt besonders für die Älteren, bei denen die Körperelastizität naturgemäß etwas nachläßt. Sie sollten den Körper nur so weit schrittweise strecken oder beugen, bis Sie Ihre indidivuelle Belastbarkeitsgrenze ohne Schmerzen erreichen. Frauen sollten während der Menstruation auf schwierige Asanas und Pranayamas verzichten (siehe Seite 306). Kranke oder anfällige Gliedmaßen oder Körperteile sollten nur leicht gespannt oder gestreckt werden. Im akuten Krankheitszustand sollten Sie Yoga nicht praktizieren; beginnen Sie erst in der Rekonvaleszenz wieder mit leichten Yogaübungen. Üben Sie nach schweren Krankheiten oder Operationen nur mit Einverständnis Ihres Arztes oder nach Übungsanleitungen eines fachkundigen Yogalehrers.

- *Beobachten Sie sich während der Übungen selbst.* Sie dürfen nie nervös und außer Atem eine Übung nach der anderen praktizieren.

  Denken Sie bei den Körperübungen an folgendes: Jeder einzelnen Übung sollte eine Pause folgen. Die Pausen sind ebenso wichtig und sollten ebenso lange dauern wie die Übungen selbst. Lernen Sie, die Pausen zu erleben, denn *in der Pause vollendet sich die Übung*. Organe wie Herz und Lunge brauchen Zeit, um die Aktivierung durch eine Übung zu verarbeiten. Lernen Sie also, sowohl die Übungen als auch die Pausen zu *erleben*.

  Der Fortschritt in den Hatha-Yoga-Körperübungen liegt im Zunehmen der Erlebnisfähigkeit. Es ist besser, eine Körperübung in nur unzureichender Streckung auszuführen, aber voll innerlichen Einlebens, als eine optimale Streckung zu erreichen, aber nichts innerlich zu empfinden. Eine Körperübung, die Sie heute praktizieren, muß nach einem Jahr das doppelte an Erlebniskraft hervorbringen. Lernen Sie über regelmäßiges Üben, Ihre Erlebnisfähigkeit zu steigern.

  Schärfen Sie Ihre kontrollierende Selbstbeobachtung. Beim kleinsten Anzeichen von Nervosität, vielleicht ausgelöst durch Übertreibung oder unrichtige Kräfteeinteilung während der

Körper- oder Atemübungen, schalten Sie um auf Ruhe! Dazu nehmen Sie sitzend, stehend oder liegend eine Entspannungshaltung ein.

Atmen Sie auf Ha-ha-ha auf. Öffnen Sie die Augen halb, und schließen Sie sie nach einer Weile ganz. Lenken Sie die Konzentration zwischen die Augenbrauen.

Verbleiben Sie so lange in der Entspannungshaltung, bis Sie fühlen, daß die notwendige Ruhe wieder eingetreten ist, sich also Atem- und Herzrhythmus wieder normalisiert haben. Erst dann können Sie Ihr Übungsprogramm weiterführen.

Muskelpflege besteht nicht nur darin, die Muskeln anzuregen (zu spannen), sondern auch in der Lockerung. Die Pflege des Nervensystems besteht nicht nur in seiner Anregung, sondern auch im bewußten Ruhen danach. Die Pflege des Kreislaufs besteht nicht nur darin, ihn anzuregen, sondern ihn auch herzentlastend pausieren zu lassen.

Die zusammenfassende Übungsregel heißt hier also: Auf jede bewußte Aktivierung folgt ein bewußtes Pausieren oder Ausklingen!

- Lassen Sie sich bei der Vielzahl der Übungen, die in diesem Buch erklärt werden, nicht in Verwirrung bringen. Üben Sie, und stellen Sie selbsterfahrend fest, welche der Übungen bei Ihnen Wirkungen zeigen. Sie werden *Ihre persönliche Auswahl* treffen können.

Es stimmt zweifellos, daß die Asanas Körperkultur und -pflege höchsten Niveaus entwickeln. Der eigentliche Grund für Asanas und Pranayamas ist aber, dem Menschen einen *Schlüssel* zu geben, um über *körper- und atemkontrollierende Übungen in die eigene Psyche vordringen* zu können.

Begrenzen Sie sich nicht selbst, indem Sie etwa sagen: «Ich übe Yoga, weil er so gelenkig macht, weil er so entspannt», «Ich übe Yoga, weil man so anmutig sitzen lernt» oder «Ich übe Yoga, weil er der Muskulatur gut tut».

Yoga wird genau dort haltmachen, wo Sie ihn gedanklich begrenzen. Sie aber sind frei, absolut frei! Aus diesem Gefühl heraus sollten Sie üben. Meine Anweisungen können für Sie nur richtunggebend sein. Es kann natürlich sein, daß Ihnen dies oder jenes vollkommen neu und ungewohnt ist oder Ihnen gar mißfällt. Lassen Sie sich nicht beeindrucken, üben Sie einfach frei drauflos. *Sie selbst* sollen sich entdecken! Die Sache dreht sich um *Sie*. Mögen Sie Yoga am eigenen Leib erfahren. *Alles ist in Ihnen selber.*

- Der Yogaübende sollte auf einer weichen Decke (2 x 1,40 Meter, einmal gefaltet) üben. Der Yogi sitzt meistens auf Kushgras oder Seide, nicht als Statussymbol, sondern um sich dem absorbierenden Einfluß der Erdstrahlung entziehen zu können. Auch die überall erhältlichen Strandmatten aus Stroh dienen diesem Zweck. Je mehr man im Yoga fortschreitet, desto intensiver nimmt man die absorbierende Erdstrahlung wahr und ist bestrebt, sich dagegen abzuschirmen.

- Bei einigen Körperübungen empfehle ich, die Yogiatmung einzuflechten. Das Verbinden der Yogiatmung mit der betreffenden Körperübung wird die psychische Beeinflussungskraft, die Heilwirkungen und die Sauerstoffaufnahme fördern. Grundvoraussetzung des Übens der Yogiatmung im Rahmen einer Körperübung ist, daß man sie fühlbar sicher und in *wohltuender* Weise praktizieren kann. Der Einsatz der Yogiatmung ist allerdings *nicht zwingend*. Wenn Sie sich entschließen, die Yogiatmung während der Übungen nicht anzuwenden, sollten Sie aber auf jeden Fall den Atem tief zum Bauch hinunterführen, um den kurzen Atem zu vermeiden.

- Im Yoga geht es auch um die Einhaltung von *Regeln*. Was der Körper gerne will, will der Geist noch lange nicht. Der Zuckerkranke, in der Versuchung, eine Praline zu essen, kämpft auf der einen Seite mit der Lehranweisung seines Kopfes: «Iß sie nicht! Du bist Diabetiker!» Andererseits flüstert der Magen: «Mensch, ich habe Appetit, und einmal ist doch keinmal!» Mit anderen Worten, der Körper will das eine, der Geist das andere. Dieses zwiespältige Spiel mit einem freud- oder leidvollen Ausgang findet in jedem Menschen statt.

Yoga lehrt schon seit Jahrtausenden die Regeln der Kontrolle von Körper und Geist. Diese Regeln sollen in Form von Asanas und Pranayamas beachtet und geübt werden, was zu einer überdurchschnittlichen Körperkontrolle und zu einer Beruhigung der gedanklichen Vorgänge führen wird. Das heißt, unser Denken, Wollen und Handeln wird immer einheitlicher werden, wenn Körper und Geist sich «die Hände geben» und im inneren Kräftespiel nichts Gegensätzliches tun. In der harmonischen Verbindung von Körper und Geist wächst die Empfindsamkeit für die innere Freude, die jeder in sich hat, Yoga darf also nicht mit übertriebenem Ernst praktiziert werden.

- Üben Sie Yoga, wenn Ihnen zum Heulen zumute ist. Vertreiben Sie diese *Stimmung* mit der Kraft der gewohnheitsmäßigen Bemühungen im Yoga. Falls Sie während einer Übung laut oder leise lachen müssen, dann tun Sie es. Nehmen Sie diese Kraft des Lachens auf, und versuchen Sie, indem Sie einfach weiter üben, sie schwingungsmäßig auf die Übungen zu übertragen.

- Üben Sie möglichst allein in einem Zimmer, und sorgen Sie dafür, daß Sie nur im Notfall gestört werden. Üben Sie möglichst immer an *demselben Ort und in demselben Raum*. Haben Sie das Privileg, einen Raum extra für Yoga nutzen zu können, lassen Sie dort auch nur Yoga geschehen! Halten Sie diesen Raum «rein». Vermeiden Sie dort unnötigen Streit, Diskussionen und Gespräche. Wenn Sie diesen Raum ganz dem Yoga vorbehalten, werden Sie später erfahren, daß er Ihnen beim bloßen Betreten bereits Ruhe vermitteln wird.

Zur Vertiefung der Asanas

Lassen Sie sich nicht von den vielen Übungsregeln verwirren. Üben Sie die Asanas, so gut Sie können, entsprechend Ihrer Aufnahmefähigkeit. Sie werden allmählich während des Übens zu einer gefühlsmäßigen Sicherheit kommen und alle weiteren Übungsregeln dieses Buches gut aufnehmen können. Sie sollten sich selbst beobachten, damit Sie sich korrigieren können. Im Yoga arbeiten Sie mit der *freudvollen* Selbstanalyse. Auch wenn Sie viele Fehler finden, Sie werden nicht aufgeben! Die Fehler werden mit der Zeit immer weniger werden.

Um es noch einmal mit Nachdruck zu wiederholen: Wichtig ist, daß Sie *äußerst langsam* üben, möglichst im Zeitlupentempo! Dann wird Ihnen Ruhe und Energie zufließen. Sie sollten den Körperübungen nicht ausweichen, sondern sie mit Ihrem Einfühlungsvermögen erfüllen und verstärken. Schon durch einen extrem langsamen Bewegungsrhythmus können Sie Hektik, Verspannungen und negative Stimmungen aller Art auflösen.

In hektischer körperlicher und geistiger Arbeit verbrauchen Sie übermäßig viel Energie. Entscheiden Sie sich deshalb für langsame, gezielte Bewegungen in den Asanas.

Versuchen Sie, einen *harmonischen* Bewegungsablauf in den Asanas zu erreichen. Gehen Sie nicht langsam und akkurat in die Streckung und nehmen sie dann plötzlich und schnell auflösend zurück; Harmonie und Gleichmäßigkeit der Bewegung sollten aufrechterhalten bleiben.

Bei den Körperübungen ist es wichtig, den *Atem richtig zu führen*. Denken Sie daran, daß Sie durch die Nase ein- und ausatmen. Sie müssen lernen, den Atem exakt einzuteilen, mit ihm gut zu wirtschaften. Dabei ist das gute Ausatmen genauso wichtig wie das Einatmen. Sie müssen beim Ausatmen spüren, wie die Bauchdecke sich in Richtung Wirbelsäule hebt. So stoßen Sie die größtmögliche Menge verbrauchter Luft aus.

Bei vielen Ausgangspositionen einer Körperübung atmen Sie erst einmal langsam ein. (Vergessen Sie nicht, vor der Einatmung auf Ha-ha-ha auszuatmen!) Jetzt beginnt die Streckung und mit der Streckung die Ausatmung. Wenn Sie in der Mitte Ihrer Streckung angelangt sind, sollten Sie etwa halb ausgeatmet sein. Dann gehen Sie weiter in die Streckung, bis Sie Ihre individuelle Streckgrenze erreicht haben und Sie ganz ausgeatmet sind.

In dieser Voll-Streckung der «dynamischen Phase», halten Sie den Atem 1 Sekunde an. Gehen Sie nun weiter einatmend in die Ausgangsposition zurück. Ist die Ausgangsposition erreicht, sind Sie völlig eingeatmet. Üben Sie (wenn nicht anders angegeben) in dieser Atemeinteilung. Verzagen Sie nicht, falls der Atem zu kurz ist oder seine eigenen Wege gehen will. Ihre Atemkapazität wird sich über die Pranayamas (etwa die Yogiatmung) verbessern. Durch regelmäßiges Üben werden Sie es schaffen.

Bei der Ausführung der Körperübungen (Asanas) kommt es primär auf drei Dinge an.

1. *Die Atemregelung*
Es ist von großer Bedeutung, wann ein- und wann ausgeatmet wird. Der geregelte Atem hilft Ihnen, eine Stellung leichter einzunehmen, und bindet das Bewußtsein, die Aufmerksamkeit an die jeweilige Stellung. Ebenso wird die Energielenkung zum physischen Körper hin vertieft.

2. *Die Bewußtseinslenkung*
Die Bewußtseinslenkung muß stimmen. Während der Körper- und Atemübungen muß das Bewußtsein ganz bei der Übung sein.

Sie dürfen nicht auf der einen Seite üben und auf der anderen Seite gedanklich «abreisen», indem Sie zum Beispiel der Radiomusik des Nachbarn, die durch die Wände dringt, andächtig lauschen. Der Anfänger soll die Körperübungen erst mit offenen Augen praktizieren. Wird er sicherer, so kann er im fortgeschrittenen Stadium bei geschlossenen Augen üben. Er wird nicht mehr von äußeren Geräuschquellen abhängig sein, und das Bewußtsein gehört ganz dem jeweiligen Stadium der Körperübung.

Für die Hatha-Yogis sind die Körperübungen (Asanas) *Geistformen*. Der Geist oder Brahman, der universelle Geist, kann jegliche Form annehmen, etwa die eines legendären Helden oder eines Tieres. Deshalb haben viele Asanas Tiernamen, und deshalb sollte der Mensch jegliche Lebensform, auch die eines Insekts, als vom höchsten Geist ausgehend respektieren.

Im Yogasinne sind die Menschen in ihrer Urwirklichkeit Brahman, höchste Bewußtseinsform. Der Übende verwandelt sich von Stellung zu Stellung in eine spezielle Form des Brahmans. Kommt er aus einer solchen Körperform zurück, ist er wieder Brahman oder OM. Das Verständnis für Brahman oder OM wächst auch in der Verwandlungskunst physisch-psychischer Körperübungen.

Die Physiognomik deutet das innere Wesen des Menschen durch die Körper- und Gesichtsanalyse. So verrät ein unkontrollierter Körper oder ein verkrampftes Gesicht negative Gewohnheiten. Lassen Sie nicht zu, daß negative Gewohnheiten sich in Körperhaltung und Gesicht ausdrücken. Die Asanas bringen Ausgleich, Flexibilität und Ästhetik in körperlicher und in geistiger Hinsicht.

Zusammenfassend gesagt: Lenken Sie während der Körperübungen das Bewußtsein ganz in das Asana selbst. Lernen Sie, das Bewußtsein in den Körper zu lenken. Wenn Sie die Bewußtseinslenkung körperlich erfahren, werden die eigenen Fähigkeiten gesteigert und die Konzentrations- und Meditationsentwicklung beschleunigt.

3. *Die objektive Brillanz*
Sie müssen die Asanas objektiv richtig erfassen. Es ist nicht gleichgültig, wie Beine, Arme, Kopf, Hände und Wirbelsäule gehalten werden. Versuchen Sie, sich genau die äußere Gestaltung des jeweiligen Asanas einzuprägen und die Form kongruent auf Ihren Körper zu übertragen.

Bei einem Asana wird stets ein bestimmtes Zentrum des Organ-, Nerven- oder Wirbelkörpersystems gezielt beeinflußt. Diese Wirkung würde sich abschwächen, das Asana im objektiven Sinne unrichtig werden.

Also, die drei wichtigsten Dinge für die Körperübungen (Asanas), die unbedingt berücksichtigt werden sollten, sind: Atemregelung, Bewußtseinslenkung, objektive Brillanz.

Die Toten-Lage (Savasana)

Sava heißt Toter. Ziel der Savasana ist die totale Entspannung; man versucht also, wie «tot» dazuliegen. Eine bewußt herbeigeführte Stille des Körpers führt zu einer Gedankenberuhigung und zur Kontrolle unerwünschter Gedanken.

Schon die Körperkontrolle ist keine leichte Angelegenheit; die Gedankenkontrolle ist jedoch noch weitaus schwieriger.

Der Tiefschlaf, also der Schlaf ohne Traum, ist zweifellos die unbewußt größte Kraftquelle, die wir Menschen haben. Tiefe und Fülle des nächtlichen Schlafes nehmen Einfluß auf die Gestaltung und den Ablauf des folgenden Tages. Das Üben der Toten-Lage weist Ihnen den Weg, wie sich die aktivierten Energiebewegungen der Yogaübungen auf die richtige Art im Körper verteilen lassen.

Die Energie sinkt in tiefer Stille zu Ihnen herab. Wenn Sie regelmäßig und ausdauernd, besonders als Abschluß der Yogaübungen, Savasana üben, können Sie bei fortschreitender Entspannung erleben, wie die Energie genau am Hinterkopf in den physischen Körper eindringt, dort, wo die Medulla oblongata der Medizin liegt oder der «Mund Gottes», wie es in der Yogasprache heißt.

Die Toten-Lage wird individuell verschieden erlebt. Am häufigsten tritt das Gefühl einer überaus angenehmen Körperlosigkeit ein, ein totales Entspannungsgefühl, das nicht unbedingt körpergebunden ist.

Die Furcht davor, sich nicht aus dem Gefühl der Körperlosigkeit befreien zu können, ist eine «Angstluftblase». Genau das Gegenteil wird der Fall sein. Auch wer in der Savasana einmal in tiefer Stille liegend das totale Entspannungsgefühl der Körperlosigkeit für Sekunden spürte, wird aus diesem überaus schönen Zustand nur zu bald wieder herausgerissen werden. Allein durch ausdauerndes Üben in der Toten-Lage erlangen Sie die Fähigkeit, aus Sekunden Minuten zu machen.

1 Legen Sie sich der Länge nach auf den Boden. Strecken Sie die Arme etwas seitlich aus, und richten Sie die Handflächen nach oben.

2 Kontrollieren Sie sich selbst. Sie müssen ein Gefühl der Lockerung des Körpers verspüren. Bewegen Sie deswegen Kopf, Hände und Füße zur Kontrolle leicht hin und her, und bleiben Sie entspannt liegen. Halten Sie keinen Finger verkrampft; kontrollieren Sie dies, indem Sie die Finger einzeln hin und herbewegen.

3 Lenken Sie das Bewußtsein, Ihre Aufmerksamkeit in die Füße, und verordnen Sie dem Körper suggestiv, gedanklich gesehen, Ruhe. Bei den Füßen beginnend wandert Ihre Aufmerksamkeit durch Waden, Oberschenkel, Hände, Unter- und Oberarme, Bauchgegend, Brustraum und Halsgegend. Seien Sie dabei konzentriert! Wenn Sie z. B. die Aufmerksamkeit in Ihre Hände gelenkt haben, versuchen Sie sie wahrzunehmen, ohne sie zu bewegen.

4 Jetzt zu den Augen. Nichts wird im Yoga gelingen, wenn man die Augen unberücksichtigt läßt. Die Augenlider und Augäpfel müssen Ruhe empfangen. Also: Öffnen Sie sekundenlang die Augen halb – und schließen Sie sie.
Bei starker Unruhe üben Sie das 2- bis 3mal.

Achtung
Auch wenn die Augen anscheinend ruhig sind, ist dennoch nicht gesagt, daß die Vibrationen der Augäpfel aufs Minimum reduziert wurden. Deswegen ist dieses Halböffnen und Schließen wichtig.

5 Schließen Sie jetzt die Augen ganz, und atmen Sie sanft auf Ha-ha-ha aus.

6 Versuchen Sie, die Zunge oben an den Gaumen anzulegen. Drücken Sie ganz leicht die Zungenspitze an der oberen Zahnreihe vorbei an den Gaumen. Wenn Sie jetzt die Zunge vom Gaumen lösten, würden Sie schnalzen. Durch diesen Zungenverschluß wird der Atem allmählich tief und ruhig, und eine etwaige Nervosität schwindet.

7 Liegen Sie möglichst unbeweglich. Die Zunge bleibt am Gaumen angelegt. Der Unterkiefer muß gelockert sein, der Mund darf sich nur leicht öffnen.

8 In der Savasana können Sie den Atem beobachten, um so über diese Technik allmählich das Gefühl der Bewegungslosigkeit und der Körperstille zu vertiefen und zu genießen.
Die zunehmende Bewegungslosigkeit führt zur Gedankenruhe und zu einer gleichmäßigen Energieverteilung im physischen Körper, wie die «Hatha-Yoga Pradipika» lehrt.
Stellen Sie sich vor, daß Sie mit jedem Ein- und Ausatmen stufenweise zu sich selbst hinabsinken, dem Tempel der Körperstille immer näher treten.

In jeder Atempause betreten Sie diesen Tempel, in dem sich keine unerwünschten Gedanken mehr befinden.

Bemerkung
Sie können auch einfach nur daliegen, ohne den Atem zu beobachten, mit dem Wunsch, absolute Bewegungslosigkeit verwirklichen zu wollen. Warten Sie ab, und konzentrieren Sie sich auf das, was sich aus einer Körperstille offenbart.

Achtung
Durch die Zungenlage am Gaumen kann sich anfänglich Speichel entwickeln. Schlucken Sie ihn herunter und praktizieren Sie unbeirrt weiter. Drücken Sie die Zunge nicht zu stark an den Gaumen, das verstärkt den Speichelfluß. Eine ganz entspannte, weiche Zungenlage ist optimal.

Löst die Zunge sich im Laufe fortschreitender Entspannung vom Gaumen, hat sie ihre Aufgabe, die Entspannung zu vertiefen, vollbracht.

Sie sollten sich bei der Toten-Lage bemühen, bewußt wach zu bleiben. Beobachten Sie den Atem, vertiefen Sie die Bewegungslosigkeit, und lassen Sie sich nicht ungewollt vom Schlaf überwältigen. So wird sich Savasana in der Tiefenwirkung besser entwickeln lassen.

Für den Fall, daß Sie Schwierigkeiten haben, die Handflächen nach oben zu richten, können Sie die Hände auch mit den Handflächen nach unten auflegen oder über dem Bauchnabel falten. Handhaltung und Fingerstellung sind nicht egal. In einer meditativen Sitzhaltung kurbeln die nach oben gedrehten Handflächen die psychische Kraft (Laghima Siddhi) des Yogis an, und er wird das Gefühl des Schwebens und der Körperleichtigkeit schneller erleben. Sitzt der Yogi in der Handstellung Jnana-Mudra (siehe Seite 209), wird er eine schwebende, bewegte Bewußtseinsebene leichter kontrollieren können, um in noch höhere Ebenen vorzudringen. Diese festigende Kraft bezeichnet Urvater Patanjali als Garima Siddhi. Für die Toten-Lage bedeutet dies: Nach oben gewendete Handflächen lassen eine angenehme Körperleichtigkeit leichter erleben. Die über dem Bauchnabel gefalteten Hände begünstigen eine in Festigkeit gegründete Tiefenentspannung.

Legen Sie die Zunge am Gaumen an. Diese Übung wird im Yoga mit Nabho-Mudra erklärt. Der Yogi soll die Zunge so oft wie möglich in den Himmel (Nabho) halten, so lautet eine Anweisung. Mit dem Himmel ist in diesem Fall der Gaumen gemeint. Wer jahrelang die Nabho-Mudra in Verbindung mit Pranayamas und Asanas praktiziert hat, sollte versuchen, die Zunge am Gaumen höher zum der Zäpfchen zu bringen. So intensiviert sich über eine spezielle Nervenverbindung der Kontakt zum Gehirn.

Wie in vielen Raja-Yoga-Theorien gelehrt wird, finden in Ihrer Wirbelsäule feinste psychische Energiebewegungen statt. Diese Energiebewegungen drängen nach oben zum Gehirn. Die Brücke zwischen Wirbelsäule und Gehirn bildet die Zungenspitze, die den Gaumen berührt. Der Yogapraktizierende kann nach langer Übung selbst feststellen, daß eine anfänglich ihm einfach erscheinende Übung plötzlich Ergebnisse bringt, wie sie in den alten Schriften beschrieben sind.

Der Körper verlangt nach Bewegung, und die soll man ihm geben. Die Stille der Savasana nach der körperlichen Bewegung zeigt dem Körper, wie er sich regenerieren und aufladen kann. Den Körper bewegen kann fast jeder. Ihn aber in der Stille zu erfahren ist etwas, das in der Savasana erlernt werden muß. Hat man die Erfahrung der Körperstille erreicht, so wächst meist ganz automatisch das Verlangen, diese Stille zu vertiefen. Durch Üben von klassischen Pranayamas werden Sie allmählich jene angenehme

Stille vertiefen und sie in die durchdringende Stille meditativen Erlebens überführen können.

Achtung
Savasana soll im Hatha-Yoga immer nach Abschluß der Asanas und ebenso nach Abschluß der Pranayamas geübt werden.

Savasana sollten Sie immer dann einschieben, wenn Sie Unruhe oder Nervosität empfinden; etwa wenn eine Übung Sie sehr anstrengt. Ruhen Sie also so lange im Savasana, bis sich Herz- und Atemrhythmus normalisiert haben. Dann erst gehen Sie weiter.

Heilwirkung
Savasana bringt das Erlebnis der Stille. Diese Toten-Lage führt zu einer angenehmen Tiefenentspannung.

Regelmäßiges Üben wird Schlaflosigkeit vertreiben. Savasana läßt sich nach jeder anstrengenden körperlichen oder geistigen Arbeit praktizieren. Der Körper wird sich allmählich neu mit Energie aufladen können. Unruhige oder unerwünschte Gedanken reduzieren sich auf ein Minimum.

Asanas aus der Bauchlage

Die Kobra-Stellung (Bhujangasana)

Bhujanga heißt Schlange; bei dieser Übung nimmt der Körper die Form einer angreifenden Schlange an. Die Kobra-Stellung hilft, eine vitale, gesunde Wirbelsäule zu entwickeln. Sie wirkt sich positiv auf Blockaden der unteren psychischen Zentren aus.

1 Nehmen Sie die Bauchlage ein. Strecken Sie die Beine aus, und halten Sie die Füße nahe beieinander. Legen Sie die Handflächen nach unten in Kopfnähe auf, die Stirn stützt sich auf dem Boden auf. Damit der Brustkorb sich weiten kann, setzen Sie die Hände breit auseinander!

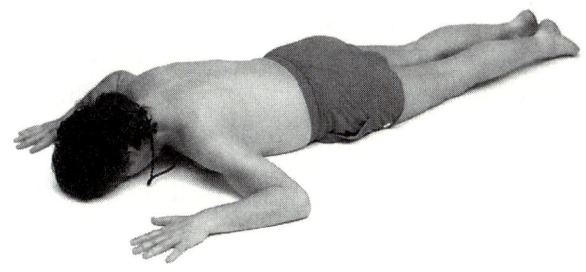

2 Atmen Sie auf Ha-ha-ha aus. Jetzt heben Sie langsam einatmend den Kopf in den Nacken und gehen höher, wobei Sie die Gesäßmuskeln zusammenziehen. (Die Wirbelsäule erfährt vom Steißbein ausgehend bis zum Halswirbel einen Druckausgleich. Gehen Sie weiter einatmend höher, bis Sie Ihre individuelle Streckgrenze erreichen. Die Arme müssen Sie nicht unbedingt durchdrücken. Bei angewinkelten Armen drücken Sie diese in Richtung Körper, so daß die Übung mehr Festigkeit erhält. (Drücken Sie die Hüfte fest an den Boden, der Bauchnabel muß in Bodennähe sein.)

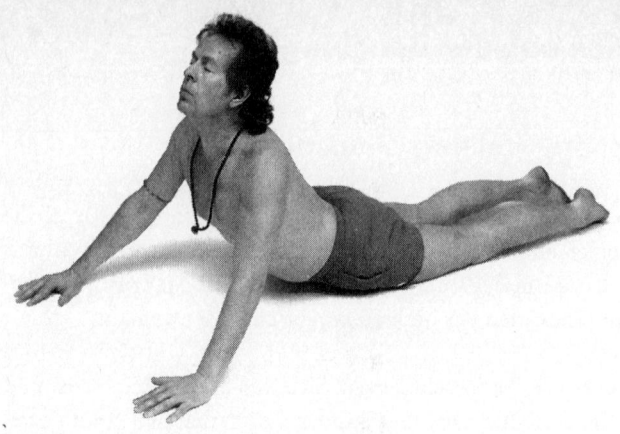

3 Jetzt 1 Sekunde den Atem anhalten.

4 Gehen Sie langsam ausatmend zurück. Der Kopf bleibt im Nacken! Versuchen Sie so wenig wie möglich mit den Armen das Zurückgehen abzufangen, sondern setzen Sie Rücken- und Bauchmuskulatur ein. Lösen Sie erst in Bodennähe den Kopf vom Nacken und berühren in der Reihenfolge Kinnspitze, Nasenspitze, Stirn die Übungsdecke.

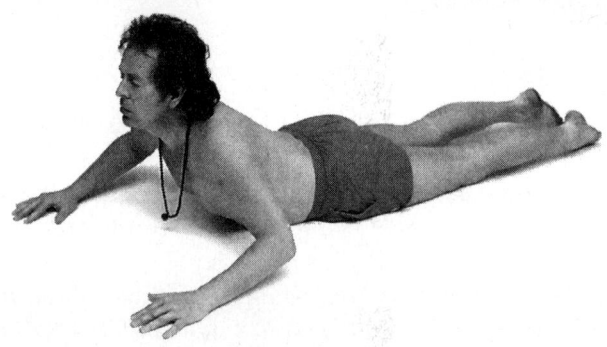

5 Führen Sie diese Übung 2mal aus.

Falls Sie sehr lange Arme haben, können Sie die Hände *vor dem Kopf* aufsetzen, denn der Bauchnabel sollte nicht mehr als 3 bis 5 Zentimeter vom Boden entfernt sein.

Wenn Sie in der Phase 3 ohne Schwierigkeiten verbleiben können, versuchen Sie, die Hände *in Schulterhöhe* aufzusetzen, damit die Ausgleichsbeeinflussung zur Wirbelsäule hin verstärkt wird. Der Bauchnabel darf auch hier nicht mehr als 3 bis 5 Zentimeter vom Boden entfernt sein.

Halten Sie den Kopf, so lange wie möglich, mit leichtem Druck im Nacken; so werden Hals- und Nackenmuskulatur sowie die ins Gehirn einstrahlenden Nervenstränge positiv beeinflußt. (An Überfunktion der Schilddrüse Leidende sollten den Kopf nicht in den Nacken, sondern ganz normal nach vorn gebeugt halten.)

Achtung

Versuchen Sie, nicht nur mit Hilfe der Armkraft die Kobra-Stellung zu erreichen. Die Arme unterstützen nur den Vorgang der Streckung nach oben. Sie müssen beim Hochgehen in die Streckung vor allem das Gefühl einer angenehmen Rücken- und Bauchmuskulaturentspannung haben und auch beim Hinuntergehen die Arme entlasten, indem Sie fühlbar Rücken- und Bauchmuskulatur mitarbeiten lassen.

Es ist wichtig, daß die Wirbelsäule bei dieser Übung vom Steißbein bis zum Halswirbel einen Druckausgleich erfährt. Sollte der Druckausgleich oder die Spannung in die Arme übergehen, liegt eine Überstreckung vor, und es ist besser, die Arme nicht ganz durchzudrücken.

Verfeinerung

Wer die Kobra-Stellung kraftvoll und wohltuend erlebt, sollte sein Bewußtsein oder seine Aufmerksamkeit beim 1-Sekunden-Atemhalt (3) zum Steißbein der Wirbelsäule geben. Verstärken Sie die Spannung in dieser Sekunde etwas, um den Konzentrationspunkt zu finden. Dort liegt Muladhara-Chakra, das Steißbein-Zentrum.

In der Mitte zwischen Bauchnabel und Steißbein etwa liegt das zweite psychische Zentrum Swadhistana-Chakra. Versuchen Sie auch diesen Konzentrationspunkt beim 1-Sekunden-Atemhalt zu finden. Das funktioniert, wenn Sie die Spannung vom Steißbein etwas lösen und den Druck an der Wirbelsäule ein paar Zentimeter höher verlagern.

Heilwirkung
Menschen, die Schwierigkeiten haben, sich durchzusetzen, sollten diese Übung verinnerlichen. Sie trägt die Kraft des gesunden Widerstandes in sich. Sie kräftigt die Gesamtwirbelsäule, besonders die Steißbein- und Kreuzbeingegend. Der Rücken bleibt geschmeidig, der Brustkorb wird gedehnt und die Bauch-, Rücken- und Brustmuskulatur gestärkt. Die Unterfunktion der Schilddrüse wird günstig beeinflußt. Die Nieren werden durch vermehrte Durchblutung gepflegt. Potenzstörungen können verschwinden, die Bandscheiben werden korrigiert und der Hexenschuß wird gelindert.

Außerdem erhöht sich die Kapazität, Pranayamas zu üben. Die Stellung hilft gegen Menstruationsbeschwerden, chronische Verstopfung und Fettleibigkeit.

Im klassischen Sinn spricht sie die Schlangenkraft Kundalini-Shakti und die beiden unteren Chakren Muladhara und Swadhistana an.

Die Heuschrecken-Stellung (Salabhasana)

Salabha heißt Heuschrecke. Sie erinnern in dieser Stellung mit dem hochgestreckten Bein an eine Heuschrecke!

1. Variation

1 Sie nehmen die Bauchlage ein und stützen das Kinn auf dem Boden auf. Strecken Sie nun die Beine, und halten Sie die Füße zusammen. Setzen Sie die Hände mit nach unten gerichteten Handflächen neben der Hüfte auf, wobei die Ellbogen nach oben weisen.

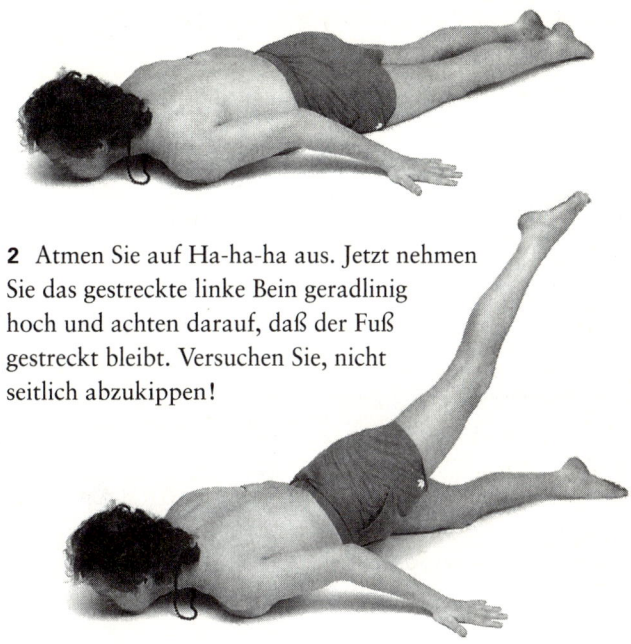

2 Atmen Sie auf Ha-ha-ha aus. Jetzt nehmen Sie das gestreckte linke Bein geradlinig hoch und achten darauf, daß der Fuß gestreckt bleibt. Versuchen Sie, nicht seitlich abzukippen!

3 Halten Sie 1 Sekunde den Atem an und verstärken Sie die Streckung, indem Sie das Bein noch höher bringen und die Spannung in der unteren Rückenmuskulatur wahrnehmen.

4 Anschließend atmen Sie aus und senken langsam das gestreckte Bein.

5 Nehmen Sie 2mal das linke Bein und 2mal das rechte Bein hoch. Drücken Sie das Kinn und die Hände leicht gegen den Boden, damit das Beinstrecken erleichtert wird.

Verfeinerung
Haben Sie die Heuschrecken-Stellung monatelang praktiziert und Sicherheit erlangt, versuchen Sie, sich in der Anspannungsphase in den Bauchraum zum Bauchnabel zu konzentrieren. Bei tiefer Konzentration spüren Sie das Pulsieren des Nabelzentrums.

2. Variation

1 Legen Sie sich genauso hin, wie in der 1. Variation beschrieben. Sie atmen auf Ha-ha-ha aus und üben wie folgt weiter:

2 Versuchen Sie, mit der Einatmung Kopf, Oberkörper, beide Arme und beide Beine langsam und gleichmäßig hochzuheben.

3 Halten Sie den Atem 1 Sekunde an.

4 Gehen Sie mit der Ausatmung langsam auflösend in die Ausgangsposition zurück.

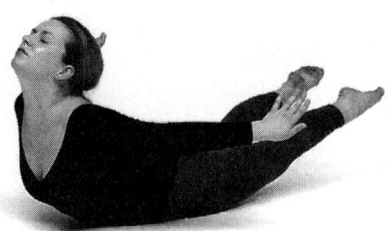

5 Üben Sie diese Variation 2mal.

Achtung
Gehen Sie nicht hart und schnell in die Streckung, sondern versuchen Sie behutsam, Ihre individuelle Streckgrenze zu finden.

Heilwirkung

Bauch-, Rücken- und Brustmuskulatur werden gestärkt, speziell die untere Rückenmuskulatur entwickelt, Hüft- und Beckenmuskulatur gepflegt. Der Brustkorb kann sich weiten, die Wirbelsäule bleibt geschmeidig und die Bandscheiben werden korrigiert. Auch eine Schwäche besonders der Lendenwirbelsäule läßt sich beheben. Die Nieren werden aktiviert, die Adrenaldrüsentätigkeit angeregt. Leber- und Unterleibsorgane (Gebärmutter, Eierstöcke usw.) werden gestärkt.

Klassisch gesehen handelt es sich um die Stärkung des Bauchzentrums Manipura-Chakra. Die Stellung kann auch eine falsche Bauchnabellage korrigieren (siehe Seite ●●●).

Die Bogen-Stellung (Dhanurasana)

Dhanu heißt Bogen. Durch diese Übung wird der Körper wie Bogen und Sehne gespannt; sie ist von höherem Schwierigkeitsgrad. Üben Sie erst die leichteren Stellungen in diesem Buch, bevor Sie zu den schwierigeren übergehen.

1. Variation

1 Nehmen Sie die Bauchlage ein. Umfassen Sie ruhig mit der rechten Hand das rechte Fußgelenk und mit der linken Hand das linke Fußgelenk. Bitte gehen Sie nicht ruckartig und gewaltsam vor!

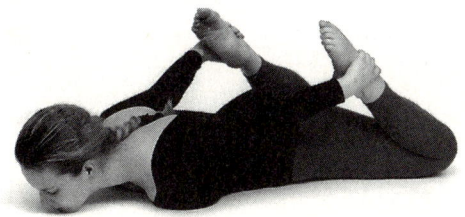

2 Atmen Sie auf Ha-ha-ha aus. Jetzt nehmen Sie mit der Einatmung Kopf, Brust und Schultern langsam hoch. Sie halten die Schulterblätter zusammen und ziehen die Knie zur Seite. (So hat der Körper die Form eines gespannten Bogens.)

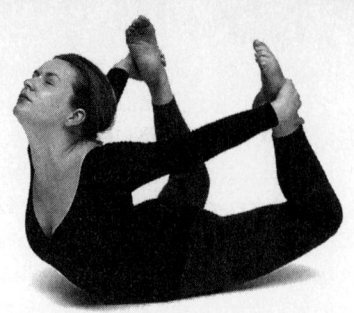

3 Halten Sie in dieser dynamischen Phase oder Vollstreckung den Atem 1 Sekunde an. Verbleiben Sie in dieser Stellung – den Atem beobachtend – beim ersten Versuch jedoch nicht länger als 5 bis 6 Sekunden.

4 Gehen Sie gleichmäßig und langsam ausatmend in die Ausgangsposition zurück.

5 Wiederholen Sie die Übung.

Achtung

Wenn Sie dieses Asana beherrschen, können Sie versuchen, die Knie näher zusammenzubringen. Die Hände können dann die Waden umfassen.

Zentrum dieser Übung ist Manipura-Chakra: das Bauchzentrum. Sie balancieren förmlich auf dem Bauchnabel. Von diesem Zentrum sollten Sie das Gleichgewicht entwickeln. Wenn Sie die Bogen-Stellung erreicht haben und die angenehm belebende Wirkung verspüren, sollten Sie auch die Aufmerksamkeit in das Zentrum der Übung geben: das Bauchzentrum.

2. Variation

1 Wenn Sie die Bogenstellung, wie in Variation 1, Phase 2 beschrieben, mühelos einnehmen können, sollten Sie versuchen (diese Bogenform beibehaltend) zu «schaukeln».

Nach vorne schaukelnd kurz einatmen, nach hinten schaukelnd kurz ausatmen, um übermäßiges Atemhalten zu vermeiden. Führen Sie während des Schaukelns keine Nickbewegungen aus. Der Kopf bleibt angenehm im Nacken.

2 Schaukeln Sie 3mal hin und her.

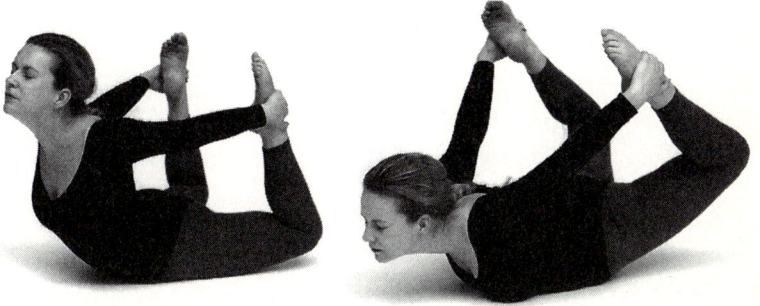

Wenn die Bogen-Stellung Ihnen Schwierigkeiten macht, wird Ihnen die folgende vorbereitende Übung helfen.

1 Heben Sie statt beider Beine erst einmal ein Bein in die Streckung! Sie liegen also auf der rechten Körperseite und umfassen mit der linken Hand das linke Fußgelenk.

Und jetzt spannen Sie allmählich den Bogen an, indem Sie das linke Bein in die Bogenstreckung versetzen.

2 Anschließend machen Sie die gleiche Übung mit dem anderen Bein.

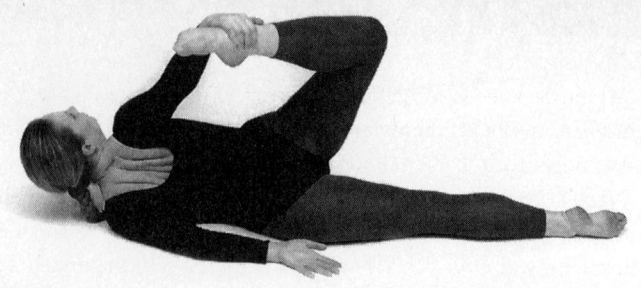

Achtung

In die Bogen-Stellung sollten Sie sich nicht gewaltsam drücken. Gehen Sie anfangs nur wenige Zentimeter hoch. Geben Sie sich damit zufrieden. Vielleicht schaffen Sie morgen die Streckung schon ein bißchen weiter.

Bitte verbleiben Sie in der dynamischen Phase dieser Übung nur dann länger, wenn Sie die Streckung ohne große Mühe erreichen und die angenehm belebende Wirkung der Übung wirklich empfinden.

Heilwirkung

Die Bogen-Stellung ist eine starke Übung, die den Körper biegsam und schlank erhält. Die Wirbelsäule wird geschmeidig und rückbeugend gestreckt; eine gute vorbeugende Übung für die Biegsamkeit nach hinten, die bei zunehmendem Alter nachläßt. Die Bauchmuskulatur wird gestärkt, der Solarplexus aktiviert; die Potenz kann gesteigert und Menstruationsstörungen gelindert werden. Die Übung regt die Funktion von Schilddrüsen und Adrenalinsystem an. Die inneren Organe, insbesondere Leber und Nieren, werden gestärkt, die Bandscheiben gegebenenfalls korrigiert.

Klassisch gesehen werden das Bauchzentrum Manipura-Chakra belebt sowie das innere Gleichgewicht gestärkt.

Die Pfau-Stellung (Mayurasana)

Mayura heißt Pfau. Die Stellung soll an einen radschlagenden Pfau erinnern. Sie gehört zu den wenigen schwierigen Stellungen, die dafür extrem heilwirksam sind.

1. Variation (geringer Schwierigkeitsgrad)

1 Sie knien sich auf den Boden und halten dabei die Knie leicht auseinander. Sie setzen die Hände unter dem Bauch nahe beieinander auf, mit nach unten gerichteten Handflächen. Die Finger weisen etwas nach außen in Richtung der Füße.

Jetzt setzen Sie den Kopf behutsam auf die Decke und stützen den Bauch mit dem Ellbogen ab.

Strecken Sie die Beine. Verlagern Sie dabei nicht das ganze Gewicht auf den Kopf, sondern verteilen Sie es gleichmäßig auf Kopf, Hände und Zehenspitzen!

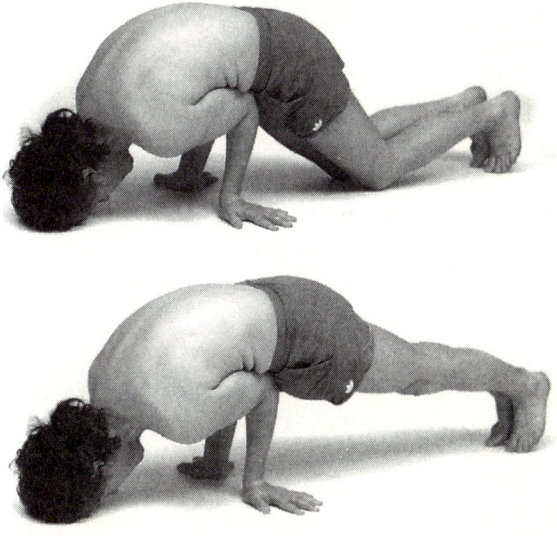

2 Atmen Sie auf Ha-ha-ha aus.
Jetzt übertragen Sie allmählich das Körpergewicht auf Handgelenke und Hände.
Sie heben erst das eine, dann das andere Bein vom Boden und halten dabei den Körper parallel zum Boden im Gleichgewicht.

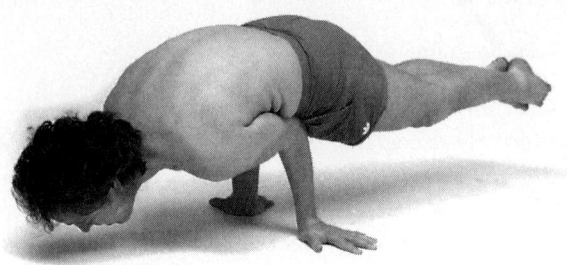

3 Versuchen Sie so 2 Sekunden stehenzubleiben. Danach lösen Sie die Stellung allmählich auf.

4 Wiederholen Sie die Übung.

Heilwirkung
Ihr Gleichgewichtssinn wird entwickelt. Der Bauchraum wird vermehrt durchblutet, das Verdauungsfeuer belebt, was eine höhere Giftausscheidung ermöglicht. Die wichtige Pankreasdrüse wird aktiviert. Menschen, die leicht frieren, entwickeln mehr Körperwärme. Der Grund liegt nicht nur in der vermehrten Blutzirkulation durch den Bauchschlagaderdruck, sondern in der Ankurbelung des psychischen Zentrums Manipura-Chakra, in dem das Element Feuer herrscht.

Achtung
Grundvoraussetzung dafür, daß Sie in der dynamischen Phase der Pfau-Stellung länger verbleiben können, ist, daß Sie den Körper ruhig halten können.
Die Brust liegt auf der Rückseite der Oberarme auf. Pressen Sie

die Oberarme nicht in die Rippen, sonst wird der Atem unruhig. Sie halten den Kopf leicht im Nacken, machen die Bauchdecke hart und schöpfen ganz verhalten Atem. Beim ersten Anzeichen von Körperzittern möglichst langsam die Stellung lösen. Beherrschen Sie die Pfau-Stellung, fixieren Sie Ihr Bewußtseins ins Bauchnabelzentrum.

2. Variation (höherer Schwierigkeitsgrad)

1 Nehmen Sie den Lotus-Sitz ein (siehe Seite 213)

2 Erheben Sie sich aus dem Lotus-Sitz, indem Sie die Hände nach vorn aufsetzen. Behutsam gehen Sie so weit nach vorne, bis Ihre Stirn auf der Decke aufliegt.
Jetzt versuchen Sie, die Ellbogen möglichst nahe beieinander unter dem Bauch anzulegen.

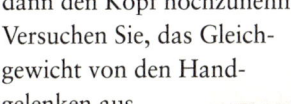

3 Atmen Sie auf Ha-ha-ha aus. Jetzt übertragen Sie allmählich das Körpergewicht auf die Handgelenke und Hände. Versuchen Sie, sanft mit den Knien vom Boden abzuheben und dann den Kopf hochzunehmen.
Versuchen Sie, das Gleichgewicht von den Handgelenken aus «einzupendeln».

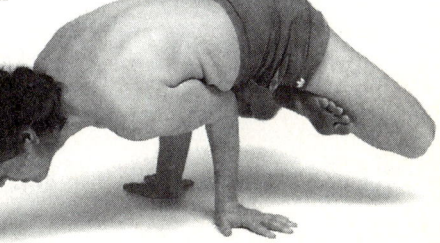

4 Beim ersten Versuch 2 Sekunden verbleiben.

5 Lösen Sie die Pfau-Stellung auf, indem Sie den Körper zu den Knien absenken und allmählich in den Lotus-Sitz zurückkehren.

Heilwirkung
Wie bei der 1. Variation. Zusätzlich: Die Pfau-Stellung aus dem Lotus-Sitz verstärkt die Bauchdurchblutung, da in der Lotus-Stellung weniger Blut bis zu den Füßen fließt.

Asanas aus der Rückenlage

Die Kniekuß-Stellung (Paschimottanasana)

Paschima läßt sich im Sinne von «die Rückseite betreffend» wiedergeben, *ottan* heißt dynamisch strecken. In der Kniekuß-Stellung werden u. a. Bein-, Bauch- und Armmuskulatur positiv beeinflußt, jedoch liegt der Schwerpunkt in dieser Übung in der dynamischen Streckung der Körperrückseite. So werden Nacken, Gesamtrücken und Gesäß zugleich über spannende, ziehende und streckende Bewegungen optimal beansprucht. Diese Übung ist wegen ihres Heileffekts besonders zu empfehlen.

1 Sie nehmen die Rückenlage ein, legen die Arme parallel zum Körper auf und richten Hände und Handflächen nach unten. Halten Sie die Füße zusammen. Atmen Sie auf Ha-ha-ha aus.

2 Jetzt atmen Sie ein und richten Ihren Körper auf, erst den Kopf, dann den Oberkörper, bis Sie aufrecht sitzen und die Einatmung beendet ist. Beim Aufrichten heben Sie die Arme hoch und breiten sie langsam aus, wobei Sie die Schulterblätter zusammenhalten.

Halten Sie kurz inne und nehmen Sie wahr, daß Sie in gerader Wirbelsäulen- und Kopfhaltung sitzen. Beide Arme seitlich in die Höhe gestreckt, fühlen Sie, daß Ihr Brustkorb geweitet ist.

Sitzen Sie mehr auf dem Gesäß und nicht auf dem Steißbein, sonst knickt die Wirbelsäule ein und beeinträchtigt die Streckung nach vorn. Versuchen Sie, im Zeitlupentempo zu üben!

3 Strecken Sie sich ausatmend nach vorn mit dem Bestreben, die Wirbelsäule solange es geht gerade zu halten. Den Kopf dabei angenehm im Nacken halten.

Sobald Sie die Wirbelsäule nicht mehr gerade halten können, fahren Sie fort mit der Ausatmung, nehmen den Kopf aus dem Nacken und bewegen die Stirn in Richtung Beine. Die Hände umfassen dabei die großen Zehen oder die Füße; falls Ihre individuelle Streckgrenze es nicht zuläßt, greifen Sie die Fußgelenke oder Waden.

Verbleiben Sie bei Atemhalt 1 Sekunde in der Stellung, indem Sie versuchen, die Streckung zu verstärken, so daß der gesamte Rücken bis zum Gesäß in Spannung kommt. Das Kinn sollten Sie sorgfältig zum Brustbein bewegen.

4 Gehen Sie einatmend in die Sitzposition hoch, als ob Ihnen jemand den Haarschopf senkrecht nach oben zieht. So vermeiden Sie, mit rundem Rücken in die Sitzposition zu kommen.

5 Rollen Sie danach, so langsam Sie nur können, ausatmend, Wirbel um Wirbel Ihrer Wirbelsäule ab, bis als letztes der Hinterkopf den Boden berührt. Lernen Sie sich kennen als ein Wesen mit einer Wirbelsäule. Versuchen Sie, jeden einzelnen Wirbelkörper beim Abrollen zu erfahren.

6 Üben Sie 2- bis 5mal.

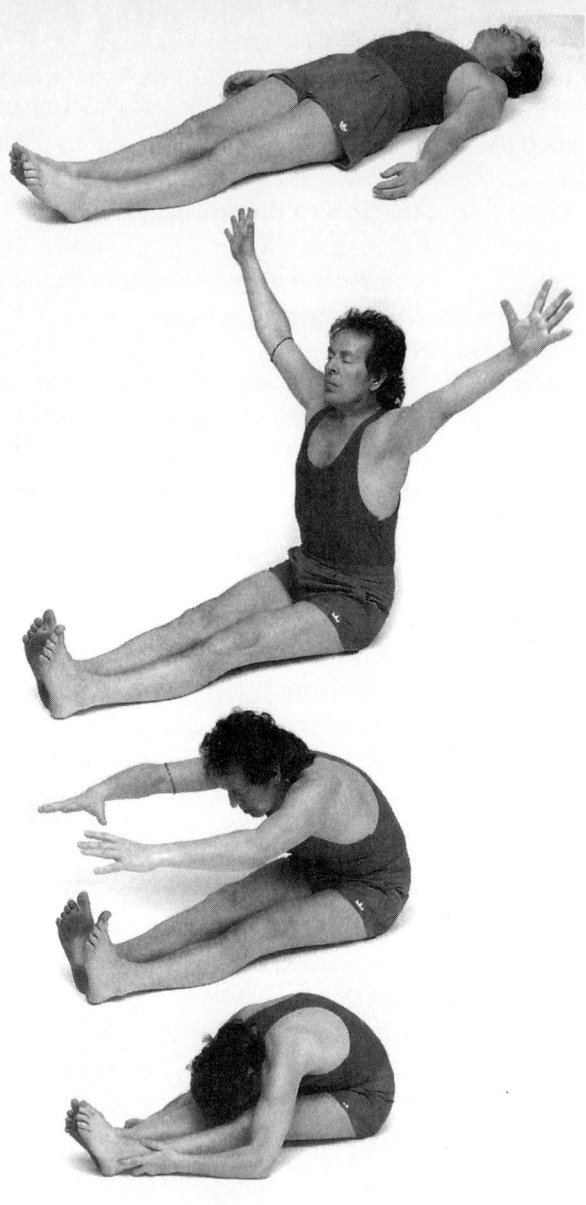

110　II. Körperübungen (Asanas)

Achtung
Zerstören Sie diese Übung nicht durch Schnelligkeit, Hektik oder Wippen. Erarbeiten Sie sich einen harmonischen Bewegungsablauf! Haben Sie Geduld!

Die Streckung nach vorn wird sich verbessern; bleiben Sie anfangs bei Ihrer individuell ermittelten Streckgrenze.

Die Füße sind während der ganzen Übung zusammenzuhalten. In der dynamischen Phase können die Füße aufgerichtet oder nach vorn ausgestreckt, sollten aber nicht seitlich gehalten werden.

Strecken Sie die Wirbelsäule in Phase 3 aus dem Hüftgelenk nach vorne. Knicken Sie nicht in der Taille oder im Bauchnabelbereich ein, sonst würden der Lendenwirbelbereich nebst Nervenverbindungen überstrapaziert und der Bauchraum einen unnatürlichen Druck erfahren. Dies beeinträchtigt die eigentlichen Heilwirkungen und eine gezielte Konzentration zum Bauchnabelzentrum.

Diese Übung betrifft das Bauchzentrum. Versuchen Sie beim Atemhalt dort kurz zu verweilen.

Bewegen Sie das Kinn in Phase 3 behutsam Richtung Brustbein, so daß das «verlängerte Gehirn», das Rückenmark eine spannende, ziehende Bewegung erfährt. Das Rückenmarksgewebe reicht vom Gehirn in den Wirbelkanal bis zur Höhe der ersten beiden Lendenwirbel: Durch diese Bewegung erhält das Gehirn aktivierende Impulse.

Heilwirkung
Die Kniekuß-Stellung, als besonders heilsam gepriesen, bewirkt, daß sich die Lebensenergien Apana und Samana mehr in die Wirbelsäule zurückziehen und dort in Richtung drittes Auge aufsteigen.

Das Aufsteigen der Lebensenergie zu höheren Zentren ist immer verbunden mit einer psychischen Aufladung und subtilerer Energieverteilung zu den hungrigen Körperzellen hin. Wie Sie länger in der dynamischen Phase verbleiben, wird später erklärt.

Die Übung beeinflußt die Gesamtmuskulatur, besonders die Rücken-, Bauch- und Beinmuskulatur, und stärkt die Wirbelsäule. Sie verhilft zu einer guten Figur und wirkt gegen Rückenschmerzen.

Ischiasleiden werden gemindert, die Bauchspeicheldrüse angekurbelt und die Blutzirkulation allgemein aktiv gehalten. Eine Stellung, die auch gegen Prostataleiden eingesetzt wird und die die Potenz regulieren kann.

Die Bauchorgane werden besonders während der dynamischen Phase massiert, was die Verdauung anregt.

Wer diese Stellung regelmäßig praktiziert, hält seine Leber, Milz und Nieren gesund.

Die Körperhebe-Stellung (Uttanapadasana)

Mit *Uttana* ist ein konzentrierter Hebe- oder Streckvorgang des Körpers gemeint, bei dem die Füße *(Pada)* sowie Kopf und Oberkörper angehoben werden. Die Konzentrationslenkung gilt dem Bauchnabel-Zentrum, dem 3. Chakra namens Manipura-Chakra. Die Schriften, u. a. «Ksurika Upanishad», lehren, daß, ausgehend von diesem Zentrum, sich 72 000 Nadis (innere Nervenkanäle) im ganzen Körper verteilen.

Die Hatha-Yogis lehren, daß der Bauchnabel beim Menschen sich in alle Richtungen verschieben kann. Damit ist das Bauch-Zentrum gestört, und es kann etwa zu Stoffwechselproblemen, Unterleibserkrankungen, Verdauungs- und Menstruationsstörungen kommen. Die Körperhebe-Stellung gehört zu den stärksten Übungen, die den Bauchnabel wieder zur Mitte bringen. Andere in diesem Buch beschriebene Asanas, wie die Heuschrecken-Stellung (siehe Seite 98), die Hock-Stellung (siehe Seite 173), die Bogen-Stellung (siehe Seite 101) und die Fisch-Stellung (siehe Seite 135) helfen ebenfalls, den Bauchnabel zu korrigieren.

In Indien gibt es spezielle Therapeuten, die den Bauchnabel untersuchen und korrigieren können. Sie erkennen mit bloßem Auge, ob eine Verschiebung vorliegt.

Achten Sie selbst auf Körpersignale, und wenn Sie Störfaktoren im Bauchzentrum oder im Unterleib feststellen, sollten Sie diese Übungen mehrmals in der Woche praktizieren.

Besonders Menschen, denen Ärger und Streß auf den Magen schlagen, brauchen ein belastbares Bauchzentrum.

1. Variation (leicht)

1 Legen Sie sich bequem in die Rückenlage, Handflächen nach oben gerichtet.

2 Heben Sie langsam das rechte Bein, Kopf und Oberkörper. Mit den Händen umfassen Sie das rechte Bein und führen die Hände am Bein höher. Das Bein muß nicht unbedingt in Kopfhöhe sein, bis Sie Ihre Streckgrenze erreicht haben.

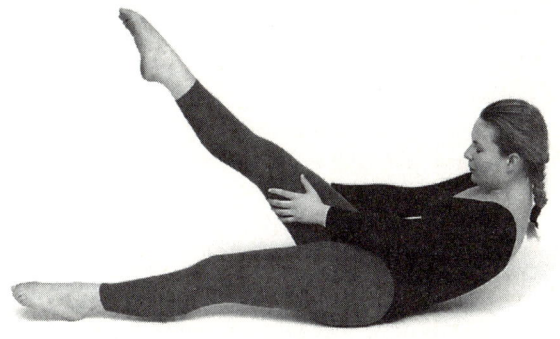

3 Die Übung hat eine rückbeugende Tendenz; das Hauptgewicht liegt im unteren Teil der Wirbelsäule und des Beckens. Sie haben die richtige Kopfhaltung, wenn Sie während der Übung in Richtung Bauchnabel schauen.

4 Versuchen Sie beim zeitlupenhaften Hochgehen die Aufmerksamkeit in der Bauchnabelgegend zu fixieren, nehmen Sie insbesondere rechts die Bauchmuskulaturspannung wahr.

5 Ist Ihre Streckgrenze erreicht, halten Sie 1 Sekunde lang den Atem an. Verstärken Sie dann die Spannung, lösen sie wieder, und beobachten Sie 7 bis 15 Sekunden lang Ihren Atem.

Achtung
Nehmen Sie das Bein nicht so weit zurück, daß die Bauchmuskulaturspannung nachläßt. Halten Sie das linke Bein schön gestreckt am Boden und strecken beide Füße.

6 Gehen Sie ausatmend langsam und gleichmäßig mit Kopf, Oberkörper und Bein zurück. Lassen Sie die Konzentration in der Bauchnabelgegend. Hinterkopf und rechte Hacke sollen gleichzeitig den Boden berühren.

7 Üben Sie 2- bis 5mal, abwechselnd mit dem rechten und linken Bein.

2. Variation (mittelschwer)

Der Einfluß zum Nabel wird stärker, auch die Spannung der Bauchmuskulatur erhöht sich.

1 Legen Sie sich bequem hin.

2 Heben Sie langsam, ohne Ruck mit der Einatmung Kopf, Oberkörper und beide Beine gleichmäßig hoch und halten die Füße zusammen. Sie erleichtern die Stellung, indem Sie die Hände seitlich am Oberschenkel anlegen.

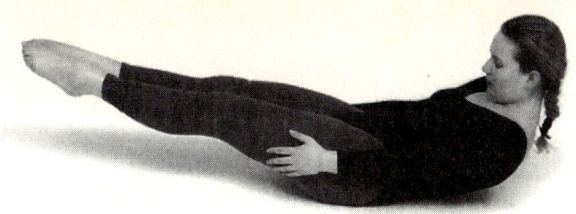

Achtung

Gehen Sie nicht so weit hoch, daß die Bauchspannung nachläßt! Die Bodenentfernung soll etwa 30 bis 50 Zentimeter betragen.

3 Halten Sie 1 Sekunde lang den Atem an. Versuchen Sie dann, ein paar Sekunden zu verharren, indem Sie den Atem beobachten. Bleiben Sie mit der Konzentration in der Bauchnabelgegend.

4 Gehen Sie langsam ausatmend zurück.

5 Ruhen Sie sich aus, indem Sie ein paar Bauchatmungen durchführen, und üben Sie das Ganze 2- bis 3mal.

Bemerkung

Wie beim Üben spezieller Pranayamas (Konzentrationsübungen) der Herzschlag ganz ruhig, aber wahrnehmbar schlagen kann, kann in und nach dem Üben dieser Stellung die Bauchschlagader den Bauchnabel in starkes Pulsieren bringen. Kommt das Pulsieren direkt vom Bauchnabel, ist das ein Zeichen, daß er sich in der richtigen Lage befindet. Versuchen Sie das wahrzunehmen, indem Sie mit den Händen die Bauchgegend so umfassen, daß sich die Fingerspitzen der Mittelfinger über dem Nabel treffen.

3. Variation (schwer)

1 Legen Sie sich bequem hin, und falten Sie die Hände um den Hinterkopf.

2 Gehen Sie langsam und ohne Ruck mit der Einatmung hoch.

Achtung
Es ist leichter, die Arme beim Hochgehen nicht seitlich auszuweiten, sondern zum Kopf hin angewinkelt zu halten.

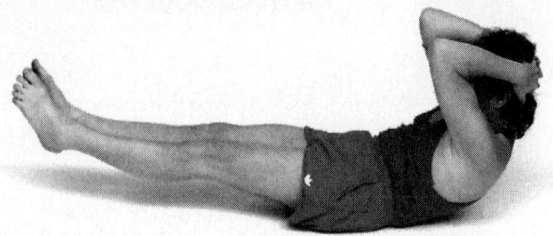

3 Halten Sie 1 Sekunde lang den Atem an. Dann beobachten Sie den Atem so gut es geht. Konzentrieren Sie sich auf den Bauch.

4 Gehen Sie langsam ausatmend zurück.

5 Ruhen Sie sich aus, indem Sie ein paar Bauchatmungen ausführen.

Bemerkung
Tut sich gar nichts, und Sie haben das Gefühl, am Boden zu kleben: Verzagen Sie nicht und – vor allen Dingen – übertreiben Sie nicht!

Die beiden leichteren Variationen reichen schon aus; die dritte Variation setzt bereits eine gewisse Bauch- und Rückenmuskulaturstärke voraus.

Heilwirkung
Die Körperhebe-Stellung wirkt gegen Stoffwechselstörungen, Unterleibserkrankungen und -schmerzen, gegen Verdauungs- und Menstruationsstörungen und Herzerkrankungen.

Im klassischen Sinne wird durch Bauchnabelkorrektur das

Bauchzentrum Manipura-Chakra angesprochen. Die Übung beeinflußt das psychische Gleichgewicht positiv.

Asanas aus der Standposition

Die Dreiecks-Stellung (Trikonasana)

Trikona heißt Dreieck.

1. Variation

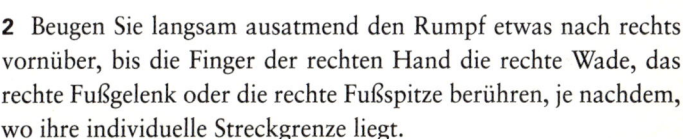

1 Stellen Sie sich mit gerader Kopf- und Wirbelsäulenhaltung hin. Setzen Sie die Füße weit auseinander.
Sie können frei einatmen und die Yogiatmung anwenden. Während der Einatmung (Bauch-, Brust- und obere Atmung) heben Sie allmählich die Handflächen und gestreckten Arme seitlich bis in Schulterhöhe hoch.

2 Beugen Sie langsam ausatmend den Rumpf etwas nach rechts vornüber, bis die Finger der rechten Hand die rechte Wade, das rechte Fußgelenk oder die rechte Fußspitze berühren, je nachdem, wo ihre individuelle Streckgrenze liegt.

3 Verbleiben Sie 1 Sekunde in dieser Position und versuchen Sie, die Arme noch stärker auszuweiten, um eine möglichst korrekte Dreiecksform zu erreichen.

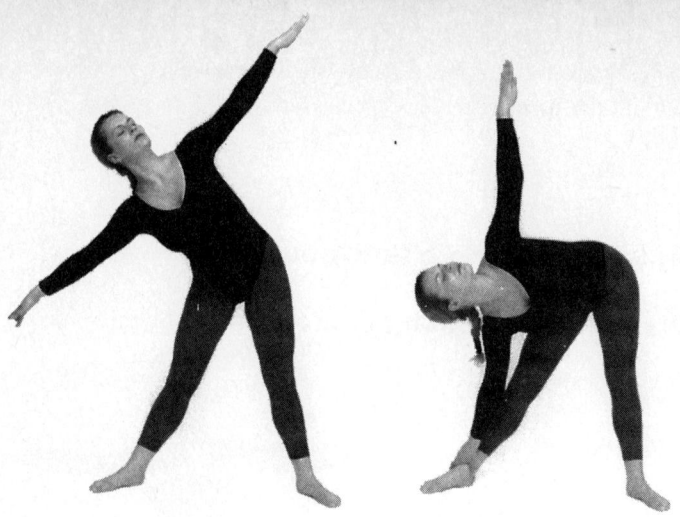

4 Gehen Sie langsam einatmend in die Ausgangsposition zurück.

5 Üben Sie 2mal nach rechts und 2mal nach links.

Achtung
Sie haben in Phase 3 die richtige Kopfhaltung, wenn Sie zum aufgerichteten Arm hochblicken können und die Nackenmuskulatur sich in einer angenehmen Spannung befindet.

Der Kopf soll nicht abgeknickt auf der Schulter hängen, sonst würden Sie die Durchblutung des Hals-, Nasen- und Ohrenraums beeinträchtigen. Haben Sie in dieser Stellung Sicherheit erlangt, üben Sie sie bei geschlossenen Augen, um Ihren Gleichgewichtssinn zu stärken. Kommen Sie bei geschlossenen Augen in die Ausgangsstellung zurück, müssen Sie das Gefühl haben, daß Ihre Wirbelsäule völlig gerade und die Arme geradlinig von der Schulter ausgestreckt sind.

2. Variation

1 Folgen Sie genau den Anweisungen der 1. Variation.

2 Jetzt aber berühren Sie mit den Fingerspitzen der rechten Hand die Fußspitzen des linken Fußes.

3 Gehen Sie langsam ausatmend in die Ausgangsposition zurück.

4 Üben Sie 2mal nach links und 2mal nach rechts.

Achtung

Falls in der dynamischen Phase ein Bein etwas spannen sollte, winkeln Sie den seitlich gestreckten Fuß etwas nach innen. Üben Sie kontrolliert bis in die Fingerspitzen; beziehen Sie also Hand und Finger in die Übung ein.

Heilwirkung

Die Ziffer drei, so auch das Dreieck, spielt in der geistigen Symbolik eine bedeutende Rolle, so z. B. als Harmonie von Gottvater, Sohn und Heiligem Geist. Im Yoga bringt die Harmonie des Menschen mit den inneren drei Hauptnadis (inneren Nervenkanälen) Ida, Pingala und Susumna die absolute psychische Kontrolle. Die Dreiecks-Stellung zu praktizieren und zu verinnerlichen heißt, den Zusammenklang dieser drei Nadis auch körperlich darzustellen. So ist die psychisch starke Wirkung dieser Übung zu erklären.

Die Dreiecksstellung wirkt heilsam bei Rücken- und Halsschmerzen, leichtem Schnupfen und leichter Grippe und pflegt Beine, Hüften und Rücken. Der Brustkorb wird entwickelt, die Wirbelsäule gestärkt. Die Übung wirkt sich positiv auf Menstruationsbeschwerden aus, macht Hüfte und Wirbelsäule gelenkig, kurbelt die Blutzirkulation an und stärkt den Gleichgewichtssinn.

Der dynamische Streck (Parsvottanasana)

Parsva heißt Körperseite und *ottan* dynamisch strecken. Erleben Sie das Wohlgefühl in der Gesamtstreckung Ihres Körpers!

1. Variation

1 Stellen Sie sich hin, und setzen Sie die Füße weit auseinander. Achten Sie auf eine gerade Kopf- und Wirbelsäulenhaltung. Mit der Yogiatmung einatmend heben Sie die Arme nach vorne hin hoch. Öffnen Sie dabei die Arme, so daß der Brustkorb sich weiten kann!

Beim Strecken des Oberkörpers und der Arme beugen Sie den Körper etwas nach hinten.

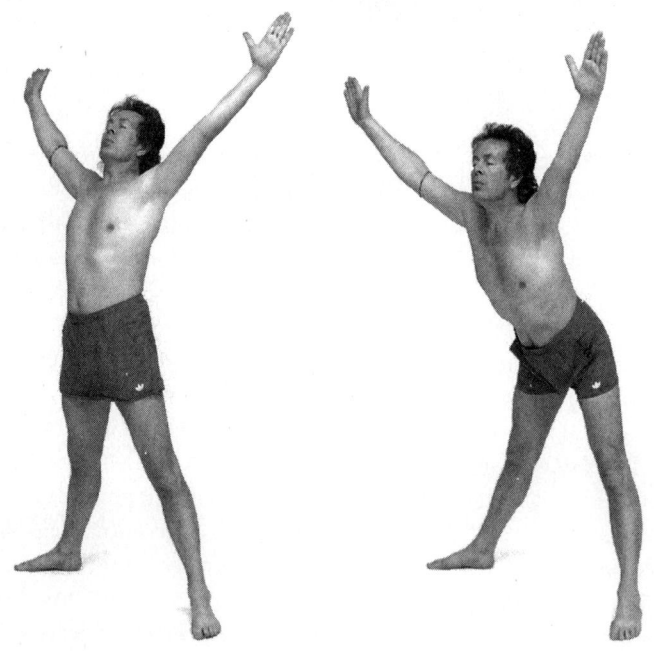

2 Gehen Sie jetzt langsam ausatmend nach vorn in die Streckung, den Kopf dabei leicht im Nacken haltend. Gehen Sie weiter streckend nach vorn, indem Sie Arme und Wirbelsäule dynamisch in «die Streckung geben».

Lernen Sie, die Kniescheiben leicht hochzuziehen, so bleiben die Beine in der Stellung akkurat, und die «weichen Knie» verschwinden. Versuchen Sie, mit den Händen den Boden zu berühren. Falls das nicht gelingt, legen Sie die Hände einfach an den Beinen an.

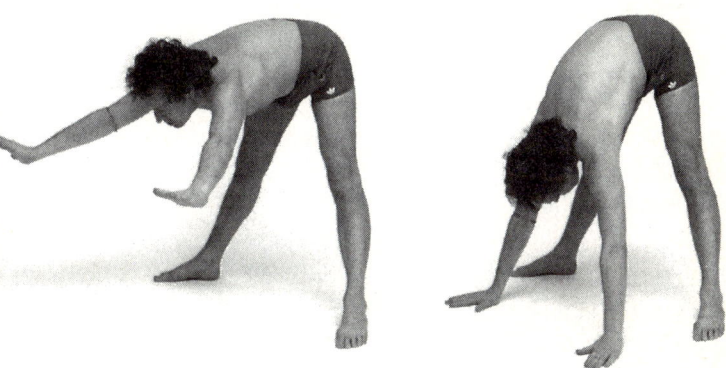

3 Verbleiben Sie 1 Sekunde lang ausgeatmet in der Vollstreckung, und versuchen Sie, die Streckung noch etwas zu verstärken. Setzen Sie die Hände breit auf, so daß sich der Brustkorb weitet.

4 Gehen Sie einatmend langsam zurück. Der Kopf bleibt leicht im Nacken. Alle Muskeln sind in einer mäßigen Spannung. In der Ausgangsposition angelangt, senken Sie, auf Ha-ha-ha ausatmend, die Arme. Bleiben Sie ganz gelöst ein paar Sekunden so stehen.

5 Üben Sie 2mal.

Achtung

Lernen Sie, ganz langsam im harmonischen Bewegungsablauf nach vorn und auch wieder zurück zu gehen. Der Kreislauf wird angeregt, wenn Sie diesen Streck ohne Ruck und hektisches Absetzen üben können. Übertragen Sie das Körpergewicht nicht auf die Hände, sondern auf die Füße.

Der Kopf bleibt sowohl beim Nach-vorne-Gehen als auch beim Zurückgehen leicht im Nacken, damit der Blutandrang zu den Augen und Ohren hin gemildert wird.

In der Streckung nach vorn halten Sie den Rücken, solange es geht, gerade und gehen dann, mit den Armen weit nach vorne ausholend, wieder in die Ausgangsposition zurück.

Sie sollten allmählich beim Einatmen die Gesamtmuskulatur leicht bis mittelmäßig spannen. Und zwar in der folgenden Reihenfolge: Fußzehen leicht aufrichten, dann Waden leicht spannen, Oberschenkel, Hände, Unterarme, Oberarme, Gesäß, Bauch, Brust-, Hals- und Nackenmuskulatur. Wenn die Nackenmuskulatur erreicht ist, sind Sie voll eingeatmet und alle Muskeln gespannt. Bitte nicht zu stark anspannen, sonst können Sie nicht mehr frei einatmen. Die Füße normal aufgesetzt, gehen Sie jetzt langsam ausatmend nach vorn in die Streckung und versuchen dabei die Spannung mehr in die Wirbelsäule und in die Arme zu verlagern. Lernen Sie, die Kniescheiben leicht hochzuziehen; so bleiben die Beine akkurat, die weichen Knie verschwinden, und der Körper zittert nicht.

Heilwirkung

Dieser Streck entwickelt Ihren Gleichgewichtssinn und erhöht die Körperkontrolle. Muskeln, Sehnen und Bänder werden wohltuend beansprucht, die Durchblutung angeregt, und die Wirbelsäule wird geschmeidig.

Der Brustkorb weitet sich, was zur Entwicklung einer guten Figur beiträgt. Die Übung bewirkt eine Kontrolle und Entspannung des Gesamtmuskelsystems. Die Beine werden gepflegt, die Gesäßmuskulatur gestrafft. Es kommt zu einer vermehrten Durchblutung der Bauchorgane. Wenn Sie die Flankenatmung bewußt ausführen, dehnen Sie die Flanken und lassen sie arbeiten.

2. Variation

1 Beginnen Sie mit Phase 1 der 1. Variation.

2 Dann halten Sie kurz den Atem an und winkeln den rechten und linken Fuß nach rechts ab. Beziehen Sie auch Kopf, Rumpf und Arme in die Drehung zur Seite mit ein.

3 Jetzt gehen Sie ausatmend dynamisch in die Streckung zur Seite. Halten Sie hier auch den Kopf leicht im Nacken, und

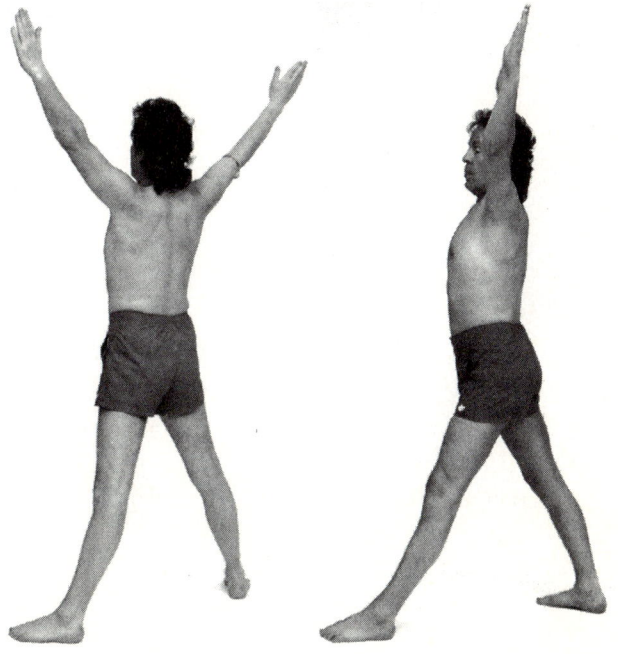

strecken Sie die Arme und die Wirbelsäule. Die Finger *beider* Hände sollen entsprechend Ihrer individuellen Streckgrenze die Fußspitze, Fußgelenke oder Waden berühren.

4 Gehen Sie einatmend in die Ausgangsposition zurück, und halten Sie kurz den Atem an. Jetzt nehmen Sie eine Körperdrehung und Fußdrehung von ca. 180 Grad nach links vor und neigen sich ausatmend zur linken Seite.

5 Üben Sie 2mal.

Achtung
Bei der Streckung zur Seite wird das Gewicht auf den Vorderfuß verlagert.

Heilwirkung
Wie in der 1. Variation angegeben.

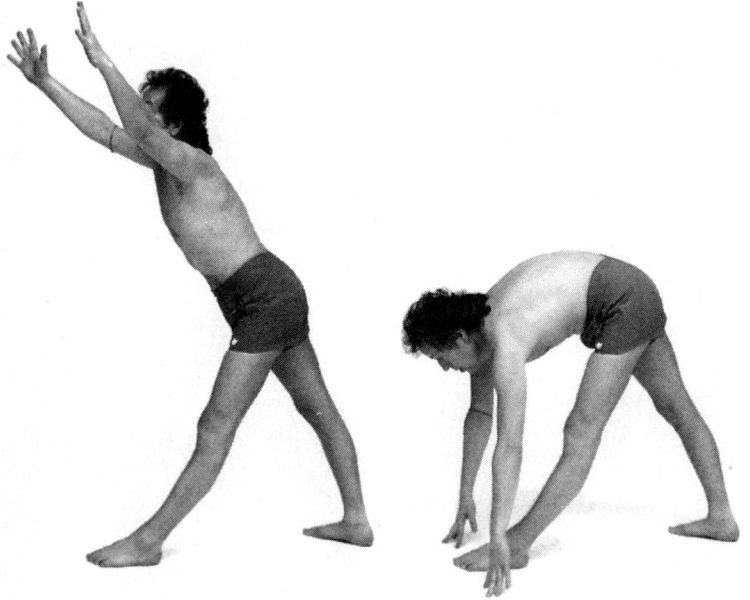

3. Variation

1 Wie Phase 1 der 1. Variation

2 Wenn Sie ausatmend in die Streckung nach vorn gehen, beugen Sie immer mehr die Knie. Halten Sie den Rücken gerade, und strecken Sie die Arme. Sie müssen so weit in die Knie gehen, bis Sie förmlich in der Luft sitzen und Ihre Hände auf dem Boden aufliegen.

3 Halten Sie eine Sekunde lang den Atem an und kommen dann langsam mit der Einatmung hoch, indem Sie die Knie immer stärker durchdrücken.

Heilwirkung
Wie in der 1. Variation angegeben. Extreme Straffung und Stärkung der Oberschenkel-, Gesäß- und Hüftmuskulatur.

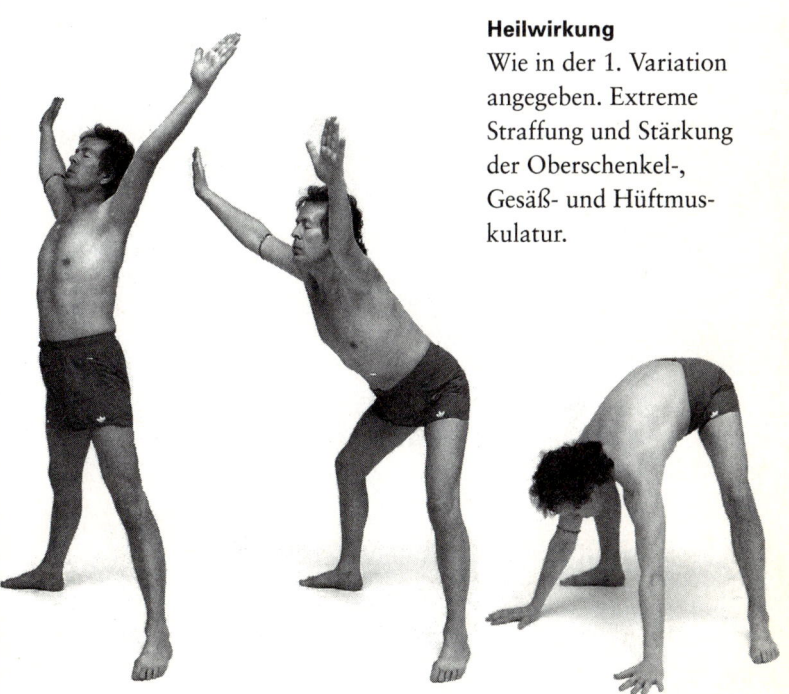

Die Kniekuß-Stellung (Padahastasana)

Pada heißt Fuß und *Hasta* Hand. Diese Stellung ähnelt der Kniekuß-Stellung (Pachimottanasana), die liegend ausgeführt wird (siehe Seite 108).

1 Stehen Sie aufrecht in einer geraden Kopf- und Wirbelsäulenhaltung. Die Füße stehen nahe beieinander, die Handflächen liegen leicht an den Oberschenkeln an.

Atmen Sie jetzt voll ein. Sie können frei in der Yogiatmung einatmen, also die Bauch-, Brust- und obere Atmung anwenden.

2 Dann atmen Sie aus und bewegen gleichzeitig Kopf und Oberkörper nach vorn. Halten Sie zunächst den Kopf leicht im Nacken und den Rücken, solange es geht, gerade. Bringen Sie dann das Kinn allmählich zum Brustbein und die Stirn in Richtung Beine.

Führen Sie die Hände kontrollierend an der Außenseite der Beine nach unten, bis beide Hände die Fersen umfassen.

3 Halten Sie 1 Sekunde in dieser dynamischen Phase den Atem an. Verstärken Sie die Streckung ein wenig, so daß der gesamte Rücken bis zum Gesäß in Spannung gerät.

4 Gehen Sie besonders langsam einatmend in die Ausgangsstellung zurück. Führen Sie diese Bewegung mit dem Kopf nach vorn ausholend durch, mit geradem Rücken und aus dem Hüftgelenk geführt.

5 Ruhen Sie sich aus.

6 Dann wiederholen Sie die Übung.

Achtung

Gehen Sie auch hier ganz locker vor! Versuchen Sie einfach nur, Ihre Stirn in Richtung Knie und Beine zu führen. Sobald aber Kniekehle und/oder Beinmuskulatur schmerzen oder das Knie anfängt sich zu beugen, beenden Sie die Streckung.

Versuchen Sie das Kinn in Brustnähe zu halten, während Ihre Hände die Fersen oder Beine umfassen. Lockern Sie die Streckung etwas, um Ihre individuelle Streckgrenze zu finden.

Da das Gehirn in dieser Stellung vermehrt durchblutet wird, achten Sie bitte unbedingt auf ein allmähliches sanftes Zurückgehen: extrem langsam, um den Kreislauf zu schonen und Schwindelgefühl zu vermeiden.

Wenn Sie ihre individuelle Streckgrenze erreicht haben, sollten Sie ganz ausgeatmet sein.

Heilwirkung

Das Gehirn wird verstärkt durchblutet, die Oberschenkelmuskulatur aktiviert, und der Rücken wird biegsamer. Ansonsten gelten dieselben Heilwirkungen, wie sie auch für die liegende Kniekuß-Stellung angegeben wurden. Auch die klassische Wirkung entspricht der dort angegebenen. Das Zentrum der Übung ist das Bauchzentrum Manipura-Chakra.

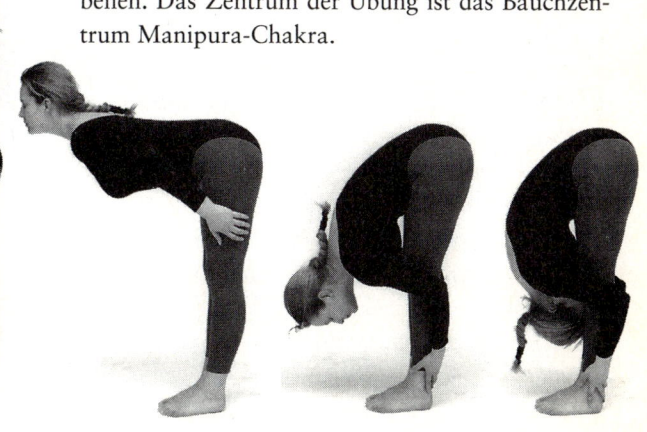

Die Haltungs-Stellung (Anahatasana)

1 Stellen Sie sich hin, die Füße weit auseinander aufgesetzt, die Hände am Rücken gefaltet. Achten Sie auf gerade Wirbelsäulen- und Kopfhaltung. Jetzt atmen Sie ganz langsam und tief ein.

2 Bewegen Sie langsam ausatmend Ihren Körper mit geradem Rücken nach vorn, indem Sie immer mehr die Arme hochnehmen und die Schulterblätter zusammenbringen. Halten Sie den Kopf angenehm im Nacken und stellen Ihren Oberkörper parallel zum Boden.

3 Verbleiben Sie 1 Sekunde bei angehaltenem Atem und versuchen dabei, die Schulterblätter noch etwas näher zusammenzubringen.

4 Nun gehen Sie extrem langsam einatmend in die Ausgangsposition zurück.

5 Üben Sie 2- bis 5mal.

Achtung
Sie suchen bei allen Körperübungen Ihre individuellen Streckgrenzen. Auch wenn Sie die Arme hochheben und die Schulterblätter zusammennehmen, führen Sie keine abrupten Bewegungen aus: Der Rücken und die Nerven insbesondere in der Schulterblattgegend sind empfindlich. Behandeln Sie Ihren Kreislauf gut, indem Sie extrem langsam in die Ausgangsposition zurückgehen. Wenn Sie die Übung beherrschen, geben Sie beim 1-Sekunden-Atemhalt das Bewußtsein zum Herzzentrum.

Heilwirkung

Die Blutzirkulation wird angekurbelt, Rücken- und Armmuskulatur werden gestärkt. Die Stellung erzieht zu einer geraden Wirbelsäulen- und Kopfhaltung. Der Brustkorb weitet sich. Müdigkeit und Verstimmungen können verschwinden.

Im klassischen Sinne wird das Herzzentrum Anahata-Chakra beeinflußt. Energieblockaden im Bereich des Herzens können behoben werden.

Asanas aus der Sitzposition

Die Kopf-zum-Knie-Stellung (Janusirsasana)

Janu heißt Knie und *Sirsa* Kopf.

1 Setzen Sie sich bitte hin, und ziehen Sie die Ferse des rechten Fußes so weit es geht an den Unterleib heran. Strecken Sie das linke Bein zur Seite weg. Sie legen die rechte Hand auf das rechte Knie und die linke Hand auf das linke Knie. Vergessen Sie nicht, auf eine gerade Kopf- und Wirbelsäulenhaltung zu achten. Wenn die Stellung stimmt, atmen Sie erst mal auf Ha-ha-ha aus. Atmen Sie jetzt ein. (Sie können frei einatmen und die Yogiatmung – Bauch-, Brust- und obere Atmung – anwenden).

2 Beugen Sie nun den Oberkörper in Richtung linkes Bein, beginnen Sie auszuatmen und gehen mit geradem Rücken in die Streckung, wobei die Arme und Hände in Richtung linker Fuß weisen. Erreichen Sie den Punkt, wo der Rücken nicht mehr gerade bleiben kann, bewegen Sie langsam mit der Ausatmung weiter die Stirn in Richtung linkes Bein. Bewegen Sie das Kinn mit Sorgfalt zum Brustbein, um das Rückenmark zu aktivieren. Lernen Sie auch hier ihre individuelle Streckgrenze kennen! Ist die Vollstreckung erreicht, müssen Sie ausgeatmet sein. Umfassen Sie mit den Händen die linke Fußspitze, Fußgelenk oder Wade, je nachdem. Sie dürfen den Fuß des gestreckten Beines entweder aufrichten oder strecken, aber niemals seitlich halten!

3 Halten Sie 1 Sekunde lang den Atem an, und verstärken Sie die Streckung, indem Sie das Kinn mehr zum Brustbein nehmen. Richten Sie Ihre Aufmerksamkeit in diesem Moment ins dritte Auge, das Ajna-Chakra. Es ist das Zentrum der Stellung, in dem sich die Lebensenergiesendung konzentriert.

4 Gehen Sie, allmählich einatmend, in die Ausgangsposition zurück, wohlgemerkt: in die aufrechte Kopf- und Wirbelsäulenhaltung.

Sie halten jetzt kurz den Atem an und führen den Wechsel aus. Strecken Sie nun also das rechte Bein zur Seite und ziehen die Ferse des linken Fußes mit Hilfe der linken Hand so weit es geht an den Unterleib heran.

Atmen Sie abermals aus, und führen Sie die Streckung zum rechten Bein aus.

5 Üben Sie 2mal auf jeder Seite.

Achtung
Denken Sie an Ihre individuelle Belastbarkeitsgrenze in der Streckung. Machen Sie genau dort halt! Bei Korpulenz und/oder ungenügender Muskel-, Sehnen- und Bänderdehnung werden Sie kaum mit dem Kopf das Knie bzw. das Bein berühren können. Keinesfalls sollten Sie die Übung mit wippenden Streckversuchen unruhig und somit die Möglichkeit einer Energieaufladung zunichte machen.

Heilwirkung
Die Verdauung wird günstig beeinflußt, Milz, Magen und Leber werden massiert. Die Übung aktiviert die Pankreasdrüse. Allmählich dehnen sich Muskeln, Sehnen und Bänder, so daß längeres Sitzen in einer Yogaposition leichter fällt.

Darüber hinaus werden die Wirbelsäule gekräftigt und von Verspannungen befreit und die Blutzirkulation angekurbelt. Klassisch gesehen bewegen sich die Lebensenergien verstärkt zum Gehirnzentrum Ajna-Chakra; das bewirkt eine Regenerierung der Gedanken- und Willenskraft.

Die Schaukel-Stellung (Dolasana)

Dola heißt Schaukel. Das Dolasana eignet sich vorzüglich dazu, die Wirbelsäule gesund und geschmeidig zu erhalten. Es ist eine Gleichgewichtsübung. Im Hatha-Yoga heißt ein Lehrsatz: «Das Gleichgewicht in den Asanas wird das Gleichgewicht im Leben verstärken!»

Mit dieser Übung können Sie alle Schwierigkeiten förmlich wegschaukeln! Die Konzentration in dieser Übung gilt dem möglichst langsamen Abrollen der einzelnen Wirbelkörper Ihrer Wirbelsäule.

1. Variation (geringer Schwierigkeitsgrad)

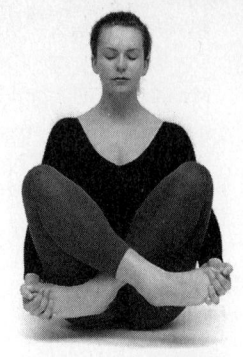

1 Sie setzen sich hin und überkreuzen die Füße. Mit der rechten Hand umfassen Sie die linke Fußspitze und mit der linken Hand die rechte Fußspitze.

Jetzt heben Sie die Fersen vom Boden ab und versuchen, nur auf dem Steißbein sitzend, zu balancieren. Entwickeln Sie das Gleichgewicht vom Steißbein her.

2 Sie atmen kurz ein. Dann atmen Sie aus und rollen langsam und konzentriert die Wirbelsäule vom Steißbein bis zum Halswirbel.

Bitte achten Sie darauf, daß Ihr Rücken beim Abrollen rund ist und Sie das Kinn in Brustnähe halten!

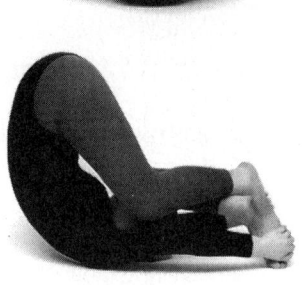

3 Rollen Sie soweit ab, bis die Zehenspitzen des einen Fußes den Boden berühren. Je langsamer Ihnen das gelingt, desto besser für die Wirbelsäule.

In der dynamischen Phase halten Sie 1 Sekunde lang den Atem an. Dann verbleiben Sie – den Atem beobachtend – mehrere Sekunden in dieser Stellung, später bis zu 30 Sekunden.

4 Jetzt atmen Sie ein und rollen dabei langsam wieder zurück in die Sitzposition. Dieses langsame Aufrichten ist der schwierigste Teil der Übung. Wenn Sie sich darauf konzentrieren, Kopf und Oberkörper aufzurichten, wird es Ihnen leichter fallen.

5 Wiederholen Sie die Übung 2mal.

Achtung
Falls Sie Schwierigkeiten haben sollten, versuchen Sie die Übung erst schneller und dann immer langsamer auszuführen, bis Ihre Bewegungen im Zeitlupentempo ablaufen. Beachten Sie beim schnellen Abrollen, daß die Knie möglichst nahe am Oberkörper bleiben, damit der Rücken schön rund wird und der Boden Sie annimmt.

Beim Abrollen verfahren Sie gegenteilig und halten die Knie vom Oberkörper weit entfernt, wobei der Rücken auch etwas rund bleibt. Versuchen Sie, auf der Schulter aufliegend und den Atem beobachtend zu verbleiben und nicht etwa die Halswirbelsäule überzustrapazieren. Schmerzt die Wirbelsäule beim Abrollen, dann nehmen Sie zwei Decken als Übungsunterlage.

Sie können die Schaukel-Stellung auch praktizieren, indem Sie die Hände um die Knie falten. Die Hände sollen jedoch eigentlich die Füße führen, um Wirbel um Wirbel das Abrollen zu ermöglichen.

Ziel dieser Übung ist, daß Sie bewußt mit Ihrer Wirbelsäule arbeiten können. Eine Beziehung zu der eigenen Wirbelsäule aufzubauen heißt, sie auch im physischen Sinne erfühlen zu können. Sie trägt alle Last. Fühlen Sie ihre Kraft!

In der Vollstreckung in Phase 3 suchen Sie Ihre individuelle Streckgrenze. Der Fuß muß also nicht unbedingt den Boden berühren. Das Kinn wird zum Brustbein hin bewegt, damit die Nackenmuskulatur sich strecken kann. Ermitteln Sie auch hier mit Sorgfalt die Streckgrenze.

2. Variation (höherer Schwierigkeitsgrad)

Hier kommt es darauf an, die Wirbelsäule in der *Schräglage* abzurollen. Eine leichte Schräglage wird während des ganzen Abschaukelns beibehalten.

1 Bitte nehmen Sie, wie in der 1. Variation, Phase 1 erklärt, die Schaukel-Stellung ein, mit dem Unterschied, daß Sie nun auf dem Steißbein balancieren und den Körper in die Schräglage bringen. Nur ein wenig den Körper in die Schräge geben, Kopf und Knie etwas zur Seite halten. Sie sollten also ganz bewußt daran denken, daß Sie die Wirbelsäule in der Schräglage abrollen. Alles weitere läuft ab, wie in der 1. Variation erklärt.

Achtung

Die Übung muß vom Gleichgewichtsgefühl her aufgebaut werden. Sie müssen fühlbar wahrnehmen, wie Sie die Wirbelsäule in der Schräglage abrollen. Wenn Sie beim Schaukeln den Fuß nach rechts oder links zögen, würden Sie aus der «Bahn geworfen» werden.

Versuchen Sie auch hier, erst schneller, dann langsamer die Wirbelsäule abzurollen. Vollziehen Sie das Abrollen in gerader Linie nach vorn und zurück und nicht etwa von links nach rechts «eiernd».

Heilwirkung

Die Schaukel-Stellung belebt, erfrischt und vertreibt schlechte Laune. Probleme lassen sich förmlich «wegschaukeln».

Aktiviert wird die gesamte Wirbelsäule, die über das Rückenmark mit dem Gehirn verbunden ist. Die feinen Energieströme innerhalb der Wirbelsäule und des Gehirns erhalten über diese Stellung verstärkende Impulse.

Dies ist eine ideale Übung gegen Rückenschmerzen. Sie kräftigt die Wirbelsäule, und Ihr Gleichgewichtssinn wird entwickelt.

Asanas in rückbeugender Bewegung

Die Fisch-Stellung (Matsyasana)

Matsya heißt Fisch. Wer die Fisch-Stellung beherrscht, kann mühelos auf dem Wasser treiben. Der erweiterte Brustkorb in dieser Asana nimmt noch mehr Luft auf, so daß er den Körper erfolgreich über Wasser halten kann. Selbstverständlich sollte die Perfektion in diesem Asana erst auf dem Boden erreicht werden, ehe man sie im Wasser ausprobiert.

1. Variaton (leicht)

1 Sie legen sich auf den Rücken und lehnen die Hände seitlich an den Oberschenkeln an. Halten Sie die Füße zusammen und die Beine gestreckt. Atmen Sie auf Ha-ha-ha aus.

2 Jetzt drücken Sie sich, einatmend, mit den Ellbogen und Händen vom Boden abstemmend, hoch. Legen Sie dabei den Kopf in den Nacken. Der Brustkorb muß sich nach oben wölben, so daß der Rücken zu einem Bogen wird. Füße und Knie halten Sie zusammen.

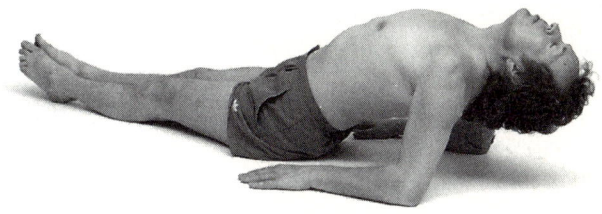

3 Sie verstärken allmählich und behutsam den Rückenbogen und setzen den Scheitel des Kopfes auf den Boden auf.
Die Hände können Sie nun über der Brust falten.

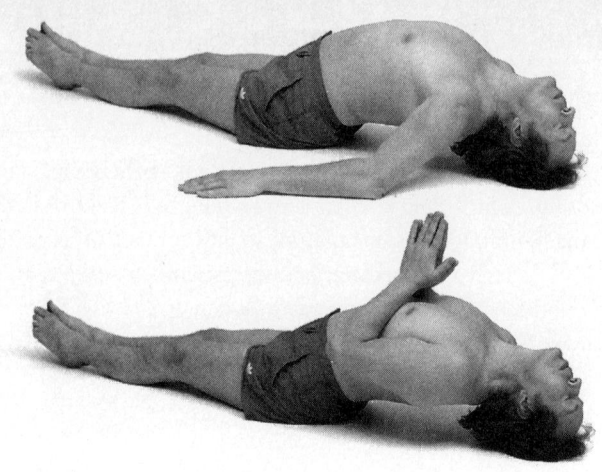

4 Verbleiben Sie 1 Sekunde in der dynamischen Phase und versuchen Sie, mit Feingefühl, die Wirbelsäule noch mehr nach hinten durchzudrücken und den Kopf in Stirnrichtung höher einzusetzen.

5 Lösen Sie ausatmend die Stellung ganz allmählich, indem Sie die Ellbogen zu Hilfe nehmen, bis Sie wieder die Ausgangsposition erreicht haben.

Achtung
Wie in Phase 2 erklärt, muß der Brustkorb gewölbt und geweitet werden. So verhindern Sie, daß ein einseitiger Druck auf die Halswirbelsäule und auf den unteren Teil des Rückens und der Wirbelsäule ausgeübt wird.

Erleben Sie die Wirbelsäule in Ihrer Gesamtheit.

Heilwirkung
Die Wirbelsäule wird in diesem Asana nach hinten gebeugt und so auch in dieser ungewohnten Richtung geschmeidig gemacht. Die rückbeugenden Übungen sind sehr wichtig, da die Wirbelsäule mit zunehmendem Alter diese Bewegungsfähigkeit verliert. Die

Stellung hilft gegen Haltungsschäden und sorgt dafür, daß die Rippenzwischenräume (Interkostalräume) flexibel bleiben und sich beim Atmen dehnen und zusammenziehen.

Rückenschmerzen und Menstruationsbeschwerden lassen sich so positiv beeinflussen, und Sie pflegen Ihre Lunge. Fast alle rückbeugenden Asanas müssen wegen ihrer beschleunigenden Wirkung auf die Blutzirkulation extrem langsam geübt werden. Die Fisch-Stellung ist gut gegen Hexenschuß und Hämorrhoiden. Ebenso werden leichte Halsschmerzen, leichter Schnupfen, leichte Nackenverspannungen und eine sich ankündigende Grippe vertrieben. Die Rücken- und Brustmuskulatur wird gestärkt und der Brustkorbumfang erweitert.

Die Schilddrüse wird aktiviert. Der Solarplexus erfährt eine Belebung.

2. Variation (schwieriger)

1 Nehmen Sie den Lotus-Sitz (siehe Seite 213) ein. Atmen Sie auf Ha-ha-ha aus.

2 Mit Hilfe der Ellbogen beugen Sie sich nach hinten und legen den Scheitel des Kopfes auf den Boden auf. Der Brustkorb muß sich nach oben wölben, so daß der Rücken zu einem Bogen wird.

3 Versuchen Sie jetzt, mit den Händen Ihre Zehen zu fassen.

4 Halten Sie 1 Sekunde in dieser Position den Atem an. Dann – den Atem beobachtend – verbleiben Sie, anfangs 5 bis 6 Sekunden, später bis auf 15 Sekunden steigernd.

5 Kehren Sie ganz allmählich in die Ausgangsposition zurück.

6 Ruhen Sie sich aus, empfinden Sie die Wirkung.

7 Wiederholen Sie diese Übung.

Achtung
Die einzelnen Übungsphasen sollten Sie sehr behutsam und langsam ausführen, ohne gewaltsames Rucken. Das gilt besonders für die Rückkehrphase in die Ausgangsposition (Phase 5).

Heilwirkung
Wie bei der leichten Form angegeben.

Umgekehrte Asanas

Halb-Kerze, Kerze, Pflug und Kopf-Stand sind *umgekehrte Stellungen*. Wenn der Mensch sitzt oder steht, gelingt es seinem Herzen, entgegen dem Gesetz der Erdanziehung, das Blut hoch ins Gehirn zu pumpen.

Wir wissen, wie wichtig für uns Menschen die Durchblutung des Gehirns ist. Das Gehirn und ebenso das Herz werden pausenlos gefordert, und unser aktives Tun ist abhängig von der Funktionsfähigkeit dieser beiden Dynamos. In den umgekehrten Stellungen wirkt die Erdanziehung entgegengesetzt. Das heißt, wenn Sie im Kopf-Stand stehen, fließt das Blut mühelos zum Gehirn, da das Gesetz der Gravitation nicht überwunden werden muß. So haben die umgekehrten Stellungen die primäre Aufgabe, das Herz zu entlasten und das Gehirn vermehrt zu durchbluten, damit die Funktionsfähigkeit erhalten und gestärkt wird.

Durch die umgekehrten Stellungen kommt es auch zur Prana-Zunahme (Lebensenergie) im Gehirn. Unmittelbar vor Konzentrations- und Meditationsübungen ist zu empfehlen, eine umgekehrte Stellung zu praktizieren. Somit kann ein Feind der Konzentration, nämlich die *phlegmatische* Stimmung (Tamas genannt), ausgeschaltet werden.

Achtung
Die umgekehrten Stellungen dürfen nicht bei zu hohem oder zu niedrigem Blutdruck geübt werden. Wenn sich aber der Kreislauf durch regelmäßige Körper- und Atemübungen allmählich verbessert hat, sollten die umgekehrten Stellungen in der Reihenfolge Halb-Kerze, Kerze, Pflug und Kopf-Stand erlernt werden.

Die Halb-Kerze (Viparita-Karani-Mudra)

Viparita heißt umgekehrt und *Mudra* Siegel. Der Hatha-Yoga lehrt: «Der Mensch, mit den Füßen auf der Erde, ist normalem Zerfall und Altern ausgesetzt. Kann er aber die Füße in den Himmel halten und den Kopf auf die Erde legen, wird er diesen Verfall aufhalten können.»

Die Halb-Kerze ist nur optisch, also von außen gesehen, eine «halbe» Übung, denn in ihrer Ausführung und Wirkung ist sie sehr gut geeignet, um geistige und körperliche Vitaliät zu festigen.

Ich kenne in Indien einen Hatha-Yogi, der seine eigentliche Meditation mit einer 15 bis 20 Minuten dauernden Halb-Kerze vorbereitet. Er ist nach dieser Übung so stimuliert, daß er in der nachfolgenden Sitzposition nicht lange braucht, um eine tiefe Meditation zu erreichen. Die Halb-Kerze ist eine Übung, die das

Licht geistiger Freude anregt. Diese geistige Freude geht Hand in Hand mit der Entwicklung eines frischen, vitalen und jugendlichen Körpers.

Für Menschen, die das Ajna-Chakra (siehe Seite 55) stärken wollen, sind die Halb-Kerze und die Kerze außergewöhnlich starke Übungen. Warum?

Das Hauptgewicht liegt bei dieser Stellung auf den Schultern, bei gestreckter Nackenmuskulatur wird der Hinterkopf jedoch auch einen Druckimpuls bekommen. Dort am Höcker des Hinterkopfes liegt die in der Medizin bekannte Medulla oblongata, auch verlängertes Mark oder Nachhirn genannt. Im Yoga heißt dieses Zentrum «der Mund Gottes». Die kosmische Energie wird in der Meditation und vielen anderen Übungen wie in den Kerzen-Stellungen über die Medulla oblongata zum Gehirn in den physischen Körper eintreten. Es gibt Übende, die dieses angenehme Einströmen deutlich fühlen.

Falls Sie während oder besonders nach der Halb-Kerze, wenn Sie in Körperstille daliegen, so etwas wie Freude und Frieden empfinden, können Sie sicher sein, daß Sie einen Schritt weitergekommen sind. Das allmähliche Aufbrechen der Mudras (Siegel) äußert sich im Zunehmen einer inneren Freude. Ich wünsche sie Ihnen von Herzen!

1 Nehmen Sie die Rückenlage ein, und halten Sie die Arme parallel zum Körper. Halten Sie die Beine gestreckt und die Füße zusammen.

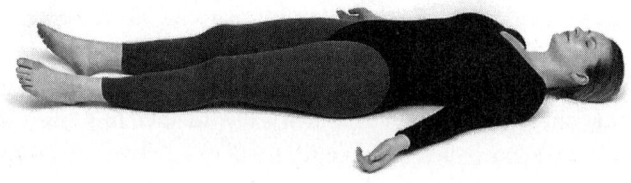

2 Heben Sie langsam mit der Einatmung
Achten Sie darauf, die Füße gestreckt un
zu halten.

Senken Sie die Füße etwas über dem K
Unterstützen Sie die Hüfte mit den Hä
damit die Haltung fest und angenehm
wird. Verbleiben Sie so, ruhig und
natürlich atmend.

3 Gehen Sie langsam zurück.

4 Üben Sie 2mal.

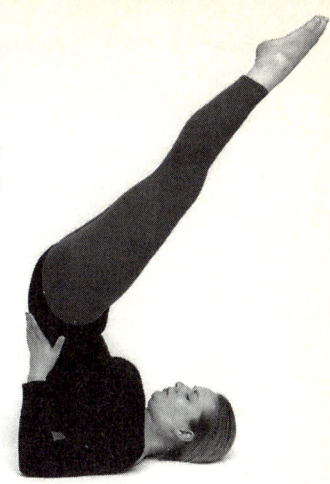

Achtung
Wenn Sie sicher und fest auf den Schultern stehen können, sollten Sie die Zunge leicht an den Gaumen legen (Nabho-Mudra). Das vertieft die Atmung und erhöht den Konzentrationseffekt dieser Übung. Falls Sie nach der Halb-Kerze eine gewisse Verspannung in der Schultergegend fühlen, können Sie anschließend die Fisch-Stellung (siehe Seite 135) praktizieren. Hier wird durch die Gegenbewegung die Muskulatur von Verspannungen befreit.

Sie können die Beine in der Halb-Kerze auch noch höher bringen, so daß Körper, Beine, Unterarme zu den Oberarmen im rechten Winkel stehen. Es handelt sich dann immer noch um die Viparita-Karani-Mudra. Richten Sie sich nach Ihrem Körpergefühl. Bringen Sie die Beine keinesfalls zu weit nach hinten, daß sie schwer werden; damit würden Sie sich in eine andere Stellung begeben, nämlich den Pflug (siehe Seite 146).

Versuchen Sie auch hier, immer besser auf den Schultern zu stehen. Bringen Sie das Kinn immer näher an das Brustbein. Beachten Sie auch hier die individuelle Streckgrenze. Verbleiben Sie anfangs wenige Sekunden in Phase 2, danach steigern Sie allmählich bis auf 5 Minuten. Wenn Sie mit dieser Übung Monate aussetzen, müssen Sie mit wenigen Sekunden wieder anfangen.

Die Kerze (Sarvangasana)

Sarva heißt vollständig und *Anga* Körper. Wenn der Kopf-Stand der Kaiser der Asanas genannt wird, so kann man Sarvangasana mit Fug und Recht als den König bezeichnen. Nach Yoga-Sanskritschriften wird hier der ganze Körper (Gesamtmechanismus) positiv beeinflußt.

1 Sie nehmen die Rückenlage ein und halten die Arme parallel zum Körper (Handflächen nach unten.)
Sie strecken die Beine aus und halten die Füße zusammen.

2 Atmen Sie langsam ein, und beugen Sie dabei die Knie. Führen Sie jetzt die Knie zur Brust. Wenn das Gesäß sich hebt, halten Sie kurz inne.

3 Spannen Sie die Gesäßmuskulatur und drücken Sie beim Ausatmen die Hüfte hoch. Die Hände unterstützen, seitlich umfassend, die Hüften. Legen Sie die Ellbogen auf den Boden auf.

4 Drücken Sie den Rumpf, weiter ausatmend, höher und höher. Die Hände unterstützen den Körper und helfen mit, die vertikale Lage zu erreichen. Beine und Füße sind jetzt gestreckt.

Um die Wirbelsäule gerade zu stellen, drücken Sie den oberen Brustkorb oder das Brustbein in Richtung Kinn.

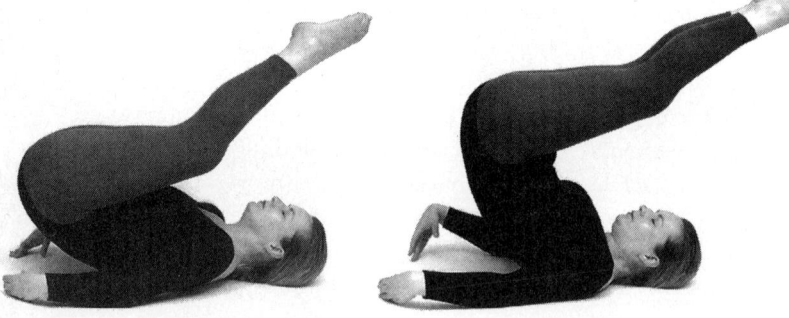

5 Nur der Hinterkopf, der Nacken, die Oberarme und die Schulterpartie berühren den Boden. Strecken Sie die Nacken- und Halsmuskulatur, so gut es geht. Bleiben Sie (ruhig atmend) in dieser Stellung, und drücken Sie Ihr Kinn behutsam gegen das Brustbein.

6 Sie können allmählich, bei regelmäßigem Üben, immer länger in dieser Stellung verharren, etwa bis 5 Minuten.

7 Lösen Sie langsam die Stellung auf. Zerstören Sie die Kerze nicht durch schnelles Abfallen, denn damit würden Sie die Tiefenwirkung dieser Übung stark reduzieren. Also, senken Sie ganz langsam, mit der Einatmung, die Knie zur Brust hin. Achten Sie darauf, daß die Füße gestreckt und zusammen bleiben. Mit der Ausatmung dann rollen Sie die Wirbelsäule, Wirbel um Wirbel, ab.

Zuletzt strecken Sie die Beine und erreichen damit die Ausgangsposition.

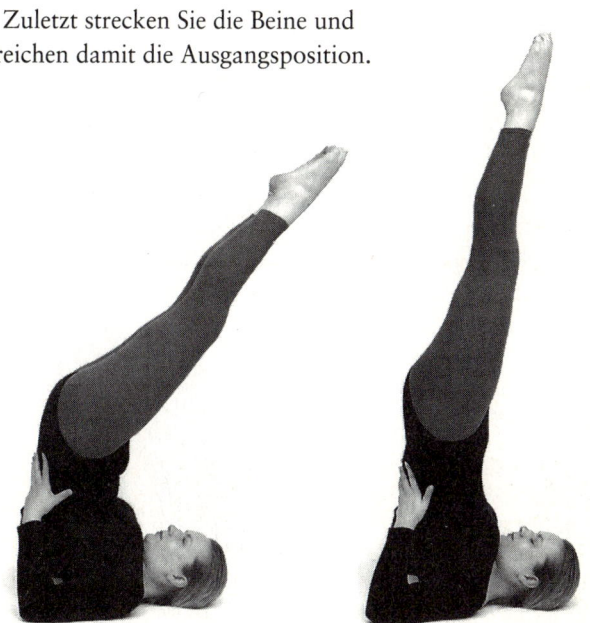

8 Machen Sie jetzt eine längere, intensive Pause, um Ihrem Kreislauf Gelegenheit zu geben, sich wieder zu normalisieren. Genießen Sie die wohltuende Wirkung der Sarvangasana!

9 Wiederholen Sie die Übung.

Achtung
Praktizieren Sie die Kerze (auch Schulterstand genannt) möglichst als harmonischen Bewegungsablauf in der richtigen Atemführung.

Suchen Sie auch hier wieder Ihre individuelle Streckgrenze, selbst wenn Ihre Kerze anfänglich eher einem schiefen Baum ähnelt. Die Fähigkeit, das Kinn auf das Brustbein gedrückt zu halten, wird Ihnen später beim Pranayama-Üben und der damit verbundenen Übung Jalandhara-Bandha (Kinnverschluß) zugute kommen. Verbleiben Sie in der Kerze mit ganz natürlicher Atmung. Das wird ganz automatisch, wie auch beim Kopfstand, eine gesunde Bauchatmung sein.

Wenn Sie ohne Schwierigkeiten in Phase 6 ruhig atmend verbleiben können, dann probieren Sie noch folgende **Übungsvariation** aus: Legen Sie in der Phase 6 die Hände langsam auf die Oberschenkel, und versuchen Sie das Gleichgewicht nur mit den Schultern zu halten.

Wenn der Übende den wohltuenden Effekt der Halb-Kerze oder Kerze erfährt, sollte er während der Stellung die Konzentration auf den Höcker des Hinterkopfs richten, wo die «Hauptbranche» des dritten Auges liegt. Es ist aber auch nicht falsch, das Bewußtsein im Kehlkopfzentrum (Vishuddha-Chakra) zu halten.

Besonders Menschen, die Blockaden im Kehlkopfzentrum spüren, sollten diese Stellungen praktizieren.

Bei völlig gerader Kerze halten

Sie die Füße und Zehen leicht nach oben gestreckt. Das bringt eine gewisse Festigkeit. Ein zu starkes Strecken der Füße nach oben würde die Wirbelsäulenhaltung beeinträchtigen.

Haben Sie Probleme beim Auflösen der Kerze, dann beugen Sie einfach die Knie und rollen langsam die Wirbelsäule ab.

Heilwirkung
Für Halb-Kerze und Kerze gilt:
Der Körper bleibt straff und eleastisch. Da die Kerze den Gesamtmechanismus positiv beeinflußt, ist diese Übung gut geeignet, die physische und psychische Gesundheit zu festigen.

Bronchien und Bauchorgane werden gut durchblutet. Die endokrinen Drüsen, besonders Schilddrüse und Nebenschilddrüse, werden in ihrer Funktion reguliert. Die Kerze entlastet die Adern der unteren Körperhälfte und ist deshalb oft einsetzbar gegen Krampfadern und Hämorrhoiden. Die vermehrte Gehirndurchblutung wirkt sich positiv auf die Sehkraft aus.

Die Gesichtshaut wird in der Kerze stark durchblutet und gesundet. Ihr Teint sieht rosig aus, und Falten können verschwinden.

Im klassischen Sinne wird ein positiver Einfluß auf die beiden psychischen Zentren Ajna-Chakra (drittes Auge) und Vishuddha-Chakra (Kehlkopfzentrum) ausgelöst. Die Stellung zieht über die Medulla oblongata kosmische Energie heran und durchdringt den physischen Körper mit Lebensenergie. Hier liegt der Grund für die Verjüngungswirkung.

Der Pflug (Halasana)

Hala heißt Pflug; Ihr Körper wird – mit viel Phantasie – in dieser Stellung den Umrissen eines Pfluges ähneln.

1 Nehmen Sie die Rückenlage ein. Strecken Sie die Arme neben dem Körper aus, und richten Sie die Handflächen nach unten. Sie halten die Füße zusammen.

2 Sie gehen einatmend in die Halb-Kerze und führen dann, mit der Ausatmung, die gestreckten Beine und Füße über Ihren Kopf so weit es geht nach hinten. Sie spüren, daß die Beine schwerer werden, und senken sie ab, bis die Zehen den Boden berühren. Setzen Sie die Zehen fest auf. Sie können sie auch auf den Kopf richten, so daß die Fersen sich vom Körper wegbewegen. Tun Sie das, sobald Ihre Pflug-Stellung an Festigkeit gewinnt. Die Hände bleiben unverändert liegen.

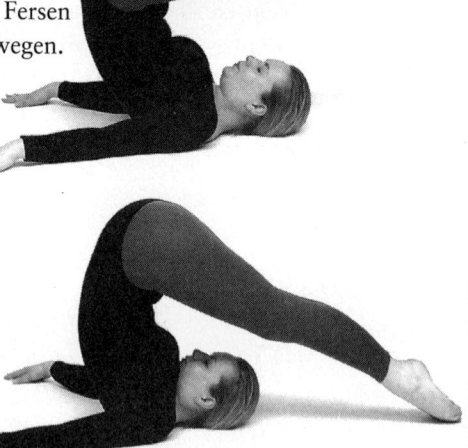

3 Sie halten ausgeatmet 1 Sekunde den Atem an, versuchen, die Beine mit Feingefühl ein paar Zentimeter weiter nach hinten zu bringen und bewegen den Kopf leicht hin und her, so daß keine Nackenverspannung auftritt. Dann verbleiben Sie – den Atem beobachtend – in dieser Stellung, anfangs 5 bis 6 Sekunden.

4 Gehen Sie allmählich in die Ausgangsposition zurück, indem Sie, mit der Einatmung, die Wirbelsäule vom Halswirbel bis zum Steißbein langsam abrollen.

Dann senken Sie mit der Ausatmung die Beine bis zum Boden. (Die Knie können Sie auch beugen, um leichter eine fließende Bewegung zu erreichen.)

5 Wiederholen Sie diese Übung.

Achtung
Falls die Wirbelsäule noch nicht die Biegsamkeit aufweist, so daß Sie mit den Füßen den Boden berühren können, üben Sie mit Hilfe einer Wand. Richten Sie es so ein, daß Ihre Zehen in der individuellen Höhe die Wand greifen können. Allmählich können Sie Woche für Woche mit den Fußspitzen die Wand mehr und mehr hinuntergehen.

Bei Beherrschung der Pflug-Stellung sollten Sie die Aufmerksamkeit am Höcker des Hinterkopfes, der Medulla oblongata haben oder auch im Kehlkopfzentrum (Vishuddha-Chakra).

Wenn Sie die Pflug-Stellung wie oben beschrieben sicher beherrschen, können Sie folgende Variationen versuchen:

1. Variation

1 Sie gehen in die übliche Pflug-Stellung. Nun versuchen Sie, die gestreckten Füße noch weiter nach hinten zu schieben, so daß das Kinn noch stärker gegen die Brust drückt und die Nackenmuskulatur sich streckt. Jetzt setzen Sie die Füße weit gespreizt auf und ergreifen mit den Händen die Fußspitzen.

2 Den Atem beobachtend verbleiben.

3 Gehen Sie dann langsam in die Ausgangsposition zurück.

4 Wiederholen Sie diese Übung.

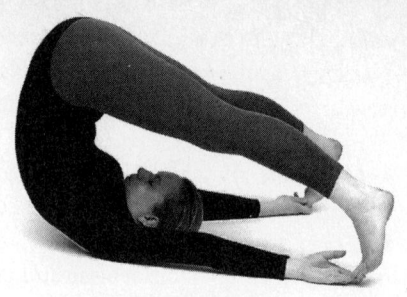

2. Variation:

Diese Variation heißt Karna-Padasana, die Knie-zum-Ohr-Stellung. Sie ist auch als Shivasana bekannt. Jede Handstellung, jede Körperhaltung hat eine besondere Wirkung. Man muß sie nur kennen. Die Hatha-Yogis fanden heraus, daß in dieser Stellung das Hören nach innen entwickelt wird. Die Fähigkeit, charakteristische Laute der psychischen Zentren und die sogenannten Nada-Laute (kosmische Laute) aufzuspüren, wird angespornt.

Jedoch muß der Yogi eins mit der Körperform sein, sie lange fest und angenehm praktizieren, bevor er das innere Ohr erwecken kann.

1 Sie nehmen die Stellung der 1. Variation ein. Dann setzen Sie die Knie, über die Schultern hinweg, auf dem Boden auf. Versuchen Sie, ohne Übertreibung die Knie an die Ohren zu drücken. Gelingt Ihnen der Ohrverschluß und können Sie die Stellung angenehm halten, konzentrieren Sie sich ins rechte Ohr. Es ist nach innen feinhöriger. Dann falten Sie Ihre Hände, mit den Handflächen nach

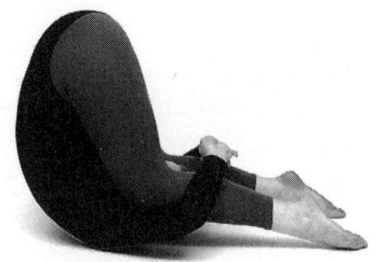

oben, und lassen sie auf den Waden ruhen. Das Körpergewicht ist gleichmäßig auf Schultern, Hinterkopf, Nacken und Oberarmen verteilt.

2 Den Atem beobachtend verbleiben.

3 Gehen Sie langsam in die Ausgangsposition zurück.

4 Wiederholen Sie die Übung.

Achtung
Bitte verwechseln Sie diese Variationen nicht mit einem Kraftakt, sondern tasten Sie sich langsam und gefühlvoll in die Streckung vor. Sie dürfen keine Schmerzen empfinden.

Versuchen Sie, in der Pflug-Stellung und in den beiden Variationen 5 bis 6 Sekunden den Atem beobachtend zu verbleiben. Wenn Sie täglich üben, dann können Sie diese Verweilzeit allmählich bis zu 5 Minuten erhöhen. Richten Sie sich ganz nach Ihrem eigenen Wohlbefinden. Lösen Sie die dynamische Phase ganz langsam auf, um die Wirkung dieser Übung nicht zu reduzieren. Nach umgekehrten Stellungen sollten Sie grundsätzlich lange pausieren, um die Übung einwirken zu lassen. Gehen Sie sorgsam mit Ihrem Kreislauf um, und geben Sie ihm immer wieder Gelegenheit, sich anzupassen. Fortgeschrittene können von der Halb-Kerze/Kerze direkt in die Pflug-Stellung gehen. Anfänger sollten in der Rückenlage zunächst pausieren.

Heilwirkung
Die Bauchorgane werden massiert und vermehrt durchblutet. Die Bauchmuskeln stärken sich; schmerzende Blähungen treten nicht mehr auf. Die Wirbelsäule bleibt geschmeidig. Die Schilddrüsenfunktion wird angeregt. Rückenschmerzen können gelindert werden oder auch gänzlich verschwinden.

Die Nervenverbindungen entlang der Wirbelsäule werden

durch die vermehrte Blutzufuhr regeneriert. Schulter- und Nackenverspannungen können verschwinden. Die Stellung wirkt aufmunternd und gegen Verstopfung. Für die klassische Erkärung siehe Halb-Kerze/Kerze.

Der Kopf-Stand (Sirsasana)

Sirsa heißt Kopf. Der Kopf-Stand ist der Kaiser der Asanas; seine Heileffekte können gar nicht alle benannt werden. Er übt eine positive Wirkung auf den Gesamtorganismus aus. Das Gehirn wird vermehrt durchblutet; die Funktionsfähigkeit der endokrinen Drüsen, die die lebenswichtigen Hormone herstellen, wird aufrechterhalten. Die Gesundheit des Menschen und sein geistiges und körperliches Wachstum hängen wesentlich von der Hypophyse und der Zirbeldrüse ab. Funktionieren diese beiden Drüsen einwandfrei, wirkt sich das auch auf die anderen Drüsen positiv aus.

Kopf-Stand ist nicht gleich Kopf-Stand. Wer die Sirsasana erlernen möchte, der muß bestimmte Regeln einhalten, da sonst die Wirkung auch negativ ausfallen kann. So dürfen Menschen mit zu niedrigem oder zu hohem Blutdruck die umgekehrten Stellungen erst dann praktizieren, wenn sich der Kreislauf durch regelmäßigen Yoga, z. B. nach dem Erlernen des richtigen Atmens, normalisiert hat. Die erste Übung sollte die Halb-Kerze sein, dann erst sollten Sie die eigentliche Kerze, die Pflug-Stellung und zuletzt den Kopf-Stand versuchen. Falls Sie beim Erlernen des Kopf-Standes große Schwierigkeiten haben sollten, können Sie sich auf die Kerze beschränken, die etwa 70 Prozent der Wirkung des Kopf-Standes bringt.

Die Knochenlücken oder «Fontanellen» des Säuglings und Kleinkindes sind beim Erwachsenen geschlossen; da jedoch diese Stellen nach wie vor druckempfindlich bleiben, sollte das Körpergewicht beim Kopf-Stand primär von den Armen bzw. den Ellbogen getragen werden; der Kopf hat lediglich eine unterstützende Funktion.

Ich habe zahlreiche Schüler im Yoga kennengelernt, die den Kopf-Stand zwar gelernt hatten, ihn aber ungern ausführten. In den meisten Fällen hatten die Übenden das Gewicht dermaßen auf den Kopf verlagert, daß der Druck zum Schädeldach schmerzhaft zunahm. Außerdem wurde dadurch die Halswirbelsäule unnötig belastet. Kopfschmerzen und Verkrampfung in der Rücken- und Nackengegend können die Folge sein. Nach der Korrigierung der Gewichtsverlagerung auf die Ellbogen trat jedoch bei den meisten das erfrischende, regenerierende Gefühl ein, das einen Kopf-Stand begleiten muß.

Der Kopf-Stand stärkt den Gleichgewichtssinn des Menschen. Das natürliche Gleichgewicht finden Sie nicht, wenn die Übungsunterlage zu weich ist. Eine mehrfach gefaltete Decke fängt zwar den Druck auf das Schädeldach ab, verhindert aber die notwendige Standfestigkeit. In manchen indischen Yogazentren wird ein spezieller Stoffring verwendet, der weder zu weich noch zu hart ist.

Meditationslehrer wissen, daß der erfolgreich Meditierende im Konzentrationszustand des meditativen Erlebens wohl die Wirbelsäule leicht anlehnen darf, nicht aber den Kopf, denn dies würde seine Konzentration verschlechtern. Jemand, der übermüdet einschläft und nicht merkt, daß sein Kopf gegen die Bettwand drückt, sollte sich nicht über schlimme Träume wundern.

Die Fähigkeit, den Gleichgewichtssinn so auszubilden, daß Sie schließlich absolut sicher dastehen, ist nicht nur von richtig ausgeführten Anweisungen abhängig, sondern auch von der Überwindung gewisser Angstgedanken wie «Ich falle sicherlich um», «Das schaffe ich nie». Wenn Sie diese Gedanken überwunden haben, wird der Kopf-Stand zu einer Selbstverständlichkeit.

Kopf-Stand, Kerze, Halb-Kerze und Pflug-Stellung bringen bei regelmäßiger Übung eine Aktivierung auch der ungenutzten Gehirnzellen.

Im Yogasinne entwickeln besonders umgekehrte Stellungen *Sattwa*, Eigenschaften, die sich in der Zunahme von Harmonie, Reinheit und Lebensenergie ausdrücken. Jene Zunahme von Prana (Lebensenergie) im Gehirn macht den Mensch fried- und freudvoller. Das Gehirn ist mit einer Batterie vergleichbar, die bekanntlich auch schwächer werden kann. Alle umgekehrten Stellungen können diese lebenswichtige Batterie wieder aufladen.

Die Befürchtung, beim Kopf-Stand könnten Äderchen platzen, ist unbegründet. Im Gegenteil, die Elastizität der Äderchen wird erhöht. Selbst gesunde ältere Menschen können den Kopf-Stand erlernen und spüren seine das Herz entlastende wohltuende Wirkung.

Selbstverständlich aber dürfen Yogainteressierte, die krank sind, nur nach Befragen ihres Arztes üben.

Generelle Übungsanweisungen

- Anfangs sollten Sie sich getrost von jemandem Hilfestellung geben lassen. Er/sie sollte darauf achten, daß Ihr Körper eine gerade Linie bildet und nicht zur Seite, vornüber oder nach hinten kippt. Wichtig ist auch, daß Sie Ihren Kopf nicht schief halten, denn dadurch würde die Halswirbelsäule unnötig belastet.

  Setzen Sie den Kopf nicht zu weit unterhalb der Stirn auf, so daß er zur Schulter hin einknickt. Das würde die Halswirbelsäule nebst Nervensträngen unnötig belasten, und der Kopf-Stand kann nicht fest und angenehm werden. Sie müssen gegebenenfalls korrigieren und die Stirn weiter oben in Haaransatzhöhe aufsetzen. So lassen sich die Wirbelsäulenhaltung korrigieren und der Gleichgewichtssinn entwickeln.

  Wenn Sie allein üben müssen oder wollen, können Sie auch die *Wand* zu Hilfe nehmen. Setzen Sie den Kopf nicht mehr als 10 Zentimeter von der Wand entfernt auf, damit der Körper nicht überkippen kann und die Wirbelsäule vertikal bleibt. Wenn Sie sicher an der Wand stehen können, versuchen Sie sich allmählich mit den Zehenspitzen von der Wand «wegzutippen». Achten Sie darauf, daß in Ihrer Nähe keine sperrigen Gegenstände (Stühle, Tische usw.) stehen, an denen Sie sich beim Umfallen stoßen könnten.

- Am besten beginnen Sie in einer *Wandecke*. Dort halten Hüfte und Fersen, die die Wände berühren, provisorisch die Balance. Sie sollten dann allmählich versuchen, von der Stütze der Seitenwände unabhängig zu werden.
- Ein *Umfallen* aus dem Kopf-Stand wird harmlos sein, wenn Sie daran denken, die Knie zu beugen und die Finger, die den Kopf umfassen, zu lösen. So wird die Decke Sie weich und abfedernd empfangen.
- Setzen Sie die Ellbogen etwa in einem *Winkel von 90 Grad* auf, um nicht vorzeitig abzukippen.
- Wichtig ist, *wie Ihre Hände den Kopf umfassen*. Sie falten die Hände und öffnen die Finger derart, daß die Hände die Form einer Schale bilden. Ihre gefalteten Hände haben also eine den Kopf schützende und haltende Funktion. Sie setzen Ihren Kopf so in diese Schale, daß die gefalteten Finger den größten Teil Ihres Schädeldaches und die Daumen den Hinterkopf umfassen. Sie müssen im Kopf-Stand das Gefühl haben, daß Sie in dieser Schale den Kopf halten und kontrollieren können. Die Hände verstärken nicht nur die Blutzufuhr in Richtung

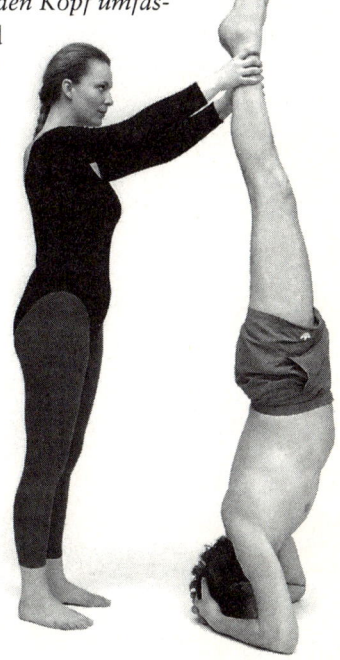

Kopf, sondern auch die pranische Energiebewegung dorthin. Ein Kopf-Stand, bei dem der Kopf nicht mit den Händen in Berührung kommt, etwa wenn die Hände nur seitlich abstützen, hat eine geringere Heilwirkung.

1 Knien Sie sich hin, und setzen Sie die Ellbogen in einem Winkel von 90° auf. Halten Sie die Füße gestreckt und zusammen. Falten Sie die Hände fest wie angegeben, und legen Sie den Kopf in die Schale.

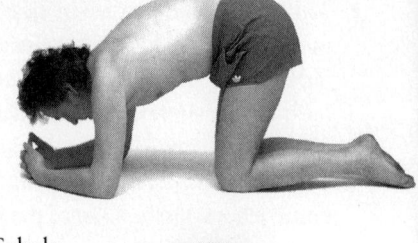

Setzen Sie den Kopf nicht voll auf dem Scheitel auf der Übungsdecke auf, sondern auf die Stelle oberhalb der Stirn; der Schädeldachanfang oberhalb der Stirn liegt auf der Decke auf. Der Rest des Schädeldaches wird von der Fingerschale geschützt und gehalten.

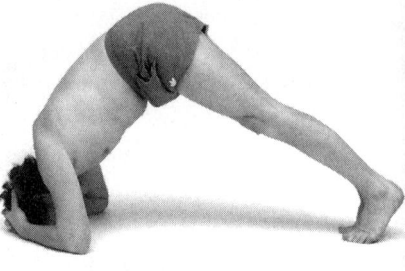

2 Drücken Sie die Knie durch, daß sich die Beine strecken. Nun stehen Sie auf den Zehenspitzen.

3 Atmen Sie auf Ha-ha-ha aus. Nun bringen Sie allmählich die Knie an den Oberkörper, indem Sie sich auf den Zehen nach vorne tasten. Sie können auch mit einem

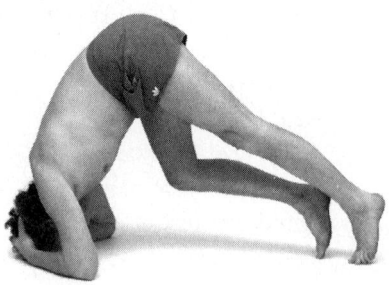

behutsamen Schwung die Knie an den Oberkörper ziehen.

4 Heben Sie allmählich die Beine vom Boden, und strecken Sie sie nach oben. Strecken Sie Füße und den ganzen Körper so, daß Ihre Wirbelsäulenhaltung ganz gerade ist.

5 Verbleiben Sie beim ersten Versuch nicht länger als 3 Sekunden in dieser Stellung. Atmen Sie ganz natürlich und ruhig. Falls Sie täglich üben, können Sie die Verweilphase allmählich steigern, immer 3 Sekunden mehr, bis Sie sogar Minuten erreichen. Ein dreiminütiger Kopf-Stand wäre ein sehr beeindruckendes Ergebnis.

Auf dem Kopf stehend haben Sie automatisch eine gesunde, tiefe Bauchatmung. Beobachten Sie sich selbst!

6 Versuchen Sie, so langsam wie möglich nach unten zu gehen, um den Kopf-Stand aufzulösen. Beugen Sie erst die Knie, ehe Sie sie in Brustnähe bringen. Dann erst setzen Sie einen Fuß nach dem anderen auf den Boden auf.

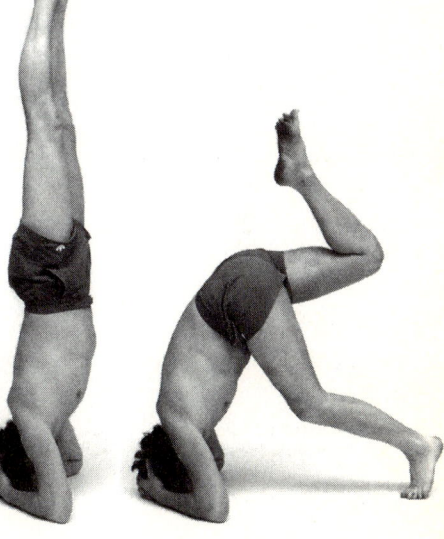

Setzen Sie sich auf die Fersen, und stellen Sie die Fäuste übereinander auf der Decke auf. Legen Sie die Stirn auf die Fäuste. Sehr wichtig ist, daß Sie in dieser Stellung *länger* anhalten. Der Kopf-Stand ist nämlich noch nicht zu Ende. Sie müssen dem Kreislauf Gelegenheit geben, sich zu normalisieren.

Atmen Sie natürlich, wie der Atem sich anbietet. Wenn Sie einen tiefen Atemzug nehmen müssen, dann tun Sie es auch! Machen Sie den Kopf-Stand und damit auch seine Heilwirkungen nicht zunichte, indem Sie ihn zu schnell auflösen oder nachher zu schnell aufstehen.

7 Wenn Sie sich beruhigt haben, können Sie sich mit der Einatmung langsam aufrichten, bleiben dann aber mit gerader Wirbelsäulen- und Kopfhaltung noch auf den Fersen sitzen. Öffnen Sie die Augen halb, schließen Sie sie wieder, und lenken Sie ihre Konzentration zum Ajna-Chakra (siehe Seite 55) hin, denn dort soll die Wirkung des Kopf-Standes ausklingen.

Genießen Sie den Kaiser der Asanas, lassen Sie ihn voll zur Entfaltung kommen. Sie sind jetzt ruhig, bereit und aufmerksam.

Achtung
Stellen Sie sich vor, daß die kosmische Energie am Höcker des Hinterkopfes eintritt, die beiden Großhirnhälften erreicht und von dort wie eine leuchtende Sonne die Energie allen Körperzellen liefert. Vorstellung schafft auch hier Wirklichkeit.

Erinnern Sie sich? Ajna heißt Befehl, Kommando. Das dritte Auge (Ajna-Chakra) ist das Sendezentrum unserer mentalen Aktivitäten. Entwickeln Sie ihre Sendefähigkeit auch, um den eigenen Körper körperlich und psychisch gesund zu erhalten.

Während Sie auf dem Kopf stehen, können Sie versuchen, die Zunge an den Gaumen anzulehnen. Leicht verstopfte Nasengänge können so geöffnet werden und der Energiefluß zum Gehirn läßt sich mit dem «Brückenschlag» Zunge am Gaumen intensivieren.

Heilwirkung
Von allen umgekehrten Asanas wirkt der Kopf-Stand am stärksten auf die psychisch-physische Gesundheit ein. Die Gedächtnis- und Konzentrationskraft nimmt zu. Der Kopf-Stand vertreibt Gliederzittern und Übermüdung. Krankheiten, die mit dem Hals, der Nase, den Augen und Ohren zusammenhängen, können, sofern sie noch im Entstehen und nicht bereits voll ausgebrochen sind, geheilt werden. Im übrigen: siehe Heilwirkung der Kerze (siehe Seite 145).

Im klassischen Sinne werden das 7. Chakra Sahasrara und das Ajna-Chakra angesprochen. Yogis wissen, daß die Verwirklichung oder die volle Entfaltung des 6. Chakras notwendig und Grundvoraussetzung dafür ist, irgendwann das 7. Chakra zu eröffnen. Das heißt aber nicht, daß das 7. Zentrum nicht in die Vorstellungen der Meditation und in andere Übungen wie den Kopf-Stand einbezogen würde.

Kopf-Stand, Halb-Kerze und Kerze wird die Kraft Ojas zugeschrieben. Das bedeutet, daß die sexuellen Energien reguliert und im Sinne einer spirituellen Entwicklung sublimiert werden können. Yoga ist die Kunst der Energielenkung nach oben.

Asanas für das Gleichgewicht

Der Steißbein-Sitz (Muladharasana)

Muladhara-Chakra ist der Name des ersten psychischen Zentrums, das sogenannte Wurzel-Chakra am Wirbelsäulenanfang, dem Steißbein.

Das Muladhara-Chakra ist mit dem Element Erde verbunden. Verliert der Mensch sein psychisches Gleichgewicht, so verliert er auch ein wenig von der hilfreichen umarmenden Ausstrahlung dder «Mutter Erde». Um diesen Kontakt wiederherzustellen helfen uns Gleichgewichtsübungen.

Das physische Gleichgewicht in den Körperübungen zu finden, hilft, das psychische Gleichgewicht zu stabilisieren, lehren die Hatha-Yogis. Diese Gleichgewichtsübungen sollen nicht körperlich anstrengend sein und müssen in die richtige Richtung weisen.

1 Setzen Sie sich hin. Versuchen Sie, die Knie so hoch anzuheben, daß Sie sie mit beiden Armen umfassen können: Die rechte Hand umfaßt das linke Handgelenk oder umgekehrt. Halten Sie die Füße zusammen. Sie balancieren nun auf dem Steißbein, dabei braucht die Wirbelsäule nicht absolut gerade gehalten zu werden.

2 Fixieren Sie mit den Augen einen Punkt in Augenhöhe vor Ihnen. Lassen Sie den Atem fließen und ruhiger werden. Gehen Sie immer weniger hin und her – bis Sie absolut still auf dem Steißbeinpunkt verharren. Die Augen bleiben fixiert.

3 Konzentrieren Sie sich jetzt auf das Ajna-Chakra zwischen den Augenbrauen. Halten Sie die Augen halb geöffnet. Versuchen Sie nun den Atem zu beobachten, solange Sie ohne Anstrengung still auf dem Steißbeinpunkt verharren können.

4 Legen Sie sich hin und ruhen Sie aus.
Üben Sie 2- bis 5mal.

Bemerkung
Sie müssen sich im Steißbein-Sitz wohlfühlen; ist das nicht der Fall, verändern Sie folgendes: Nehmen Sie die Knie zusammen und umfassen sie mit gefalteten Händen. Oder halten Sie die Füße unten überkreuz, dabei halten Sie die Knie auseinander und umfassen die linke Fußspitze mit der rechten Hand, die rechte Fußspitze mit der linken Hand.

1. Variation

1 Sie befinden sich im Steißbein-Sitz, der ganz ruhig erlebt wird.

2 Atmen Sie langsam ein. Durch die Haltung bedingt, können Sie natürlich nicht voll einatmen.

3 Gehen Sie, langsam die Stellung auflösend, in die Körperhebe-Stellung, indem Sie die Beine nach unten senken und Kopf und Oberkörper zurücknehmen. Sie haben die richtige Kopfhaltung, wenn Sie, während Sie nach unten gehen, Ihren Bauchnabel fixieren. Machen Sie weiter, bis die Füße und der Kopf etwa 30 bis 50

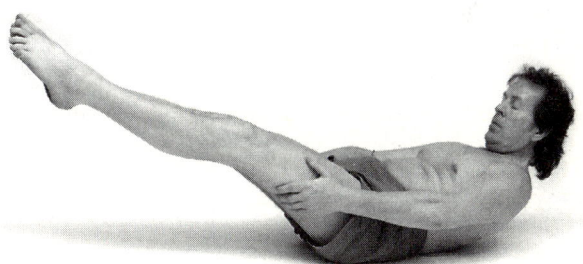

Zentimeter vom Boden entfernt sind. Nur der untere Teil der Wirbelsäule und der Rückenmuskulatur, also das Becken, hat Bodenberührung.

Bemerkung
Die Konzentration in dieser Stellung gilt dem Bauchnabelzentrum.

4 Verbleiben Sie eine Weile, und beobachten Sie Ihren Atem. Die Hände helfen, so daß der Körper leichter in dieser Stellung verbleiben kann.

5 Jetzt gehen Sie einatmend in den Steißbein-Sitz zurück.

6 Wenn Sie das Gefühl haben, Sie müßten einen tiefen Atemzug nehmen, tun Sie es. Gehen Sie im Steißbein-Sitz hin und her, bis Sie wieder absolut ruhig im Ajna-Chakra konzentriert dasitzen können.

Bemerkung
Falls die Übung schwerfällt, halten Sie einfach mit Füßen und Kopf eine größere Entfernung vom Boden. Verringern Sie allmählich den Abstand!

2. Variation

Versuchen Sie nun, ausatmend, aus dem Steißbein-Sitz – die Hände um den Hinterkopf gefaltet, die Arme zur Seite ausgeweitet – nach unten zu gehen.

Das Hochgehen erleichtern Sie sich, indem Sie die Unterarme in Kopfnähe halten und allmählich immer mehr ausweiten. Pausieren Sie im Steißbein-Sitz.

3. Variation

Sie gehen vom Steißbein-Sitz in die Körperhebe-Stellung wie in Variation 1. Dann versuchen Sie mit Blickrichtung zum Bauchnabel oder auch bei geschlossenen Augen und mit der Konzentration im Bauchnabelzentrum 5mal den Reinigungsatem Kapalabhati (siehe Seite 241) zu praktizieren. Gehen Sie danach ins dritte Auge. Mit der Konzentration im dritten Auge neutralisieren Sie und bewirken, daß die aktivierten Energien auch richtig einwirken.
Üben Sie 2- bis 3mal.

Achtung
Nach dieser Übung dürfen Sie sich keiner Unruhe und Anstrengung aussetzen. Lassen Sie sie lange im Steißbein-Sitz ausklingen, und üben Sie am Schluß die Toten-Lage.

Heilwirkung
Der Gleichgewichtssinn wird wiederhergestellt. Die Stellung bringt Konzentrationskraft und beruhigt die Nerven. Der Atem vertieft sich. Die Muskulatur, insbesondere die Bauchmuskulatur, befreit sich von groben Verspannungen. Klassisch gesehen wird der hilfreiche Kontakt zum Element Erde wiederhergestellt. Blockaden und Energiestörungen im Bereich des Wurzel-Chakras (Muladhara-Chakra) können beseitigt werden.

Für alle 3 Variationen gilt darüber hinaus: Heilwirkungen wie in der Körperhebe-Stellung beschrieben. Es wird nicht nur die Blutzirkulation angekurbelt, sondern wohltuende, vom Bauchraum ausgehende Energieimpulse durchdringen den ganzen Körper.

Die Berg-Stellung (Tadasana)

Tada heißt Berg. Eine leicht aussehende Gleichgewichtsübung, bei der man versucht, aufrecht, unbewegt und machtvoll wie ein Berg dazustehen.

Menschen, die aus mangelndem Selbstbewußtsein schnell die Flinte ins Korn werfen, sollten insbesondere Stellungen praktizieren, bei denen sie sich nach oben ausstrecken. Ein Mensch mit wenig Selbstbewußtsein zieht förmlich Verspannungen heran; am Ende steht psychisches Unwohlsein. Die Hatha-Yogis empfehlen, die Psyche – beim Körper angefangen – wieder aufzurichten.

Die Berg-Stellung soll die Gesamtmuskulatur beeinflussen und dazu beitragen, eine gute Figur zu entwickeln oder zu erhalten. Ein Asana, das den Körper auflädt und Spannkraft gibt.

1 Stellen Sie sich gerade hin. Übertreiben Sie ruhig ein bißchen. Halten Sie die Wirbelsäule absolut gerade bei aufrechter Kopfhaltung, und nehmen Sie die Schulterblätter ein wenig zusammen. Lehnen Sie die Hände mit leichtem Druck seitlich der Oberschenkel an und halten Sie die Füße zusammen.

2 Jetzt suchen Sie sich in Augenhöhe einen Fixierungspunkt für Ihre Augen. Während der gesamten Übung fixieren Sie diesen Punkt und versuchen die Augen unbewegt zu halten.

3 Jetzt bringen Sie, langsam einatmend, die Arme nach vorne hoch und gehen gleichzeitig allmählich auf die Zehenspitzen.

Bemerkung
Sie müssen lernen, die Gesamtmuskulatur in diese Streckung einzubeziehen. Also versuchen Sie, im Moment des Hochkommens, allmählich Füße, Waden, Oberschenkel, Gesäß, Hände, Unterarme, Oberarme, Bauch, Brust, Hals und zuletzt Nackenmuskulatur in eine leichte bis mittelmäßige Spannung zu bringen. Nicht

zu stark spannen, sonst können Sie nicht frei einatmen! Wenn Sie voll eingeatmet sind, stehen Sie auch voll auf den Zehenspitzen, die Arme mit gestreckten Händen und Fingern weisen am Kopf vorbei direkt nach oben.

4 Halten Sie 1 Sekunde den Atem an und verstärken Sie dabei die Spannung in der Muskulatur und die Streckung nach oben. Dann lösen Sie die Spannung etwas, behalten jedoch den Zehenstand bei und beobachten etwa 5 bis 6 Sekunden den Atem.

5 Langsam ausatmend gehen Sie allmählich von den Zehenspitzen herunter und führen Sie die Arme und Hände gleichzeitig zu den Beinen zurück. Nicht den Fixierungspunkt der Augen verlieren!

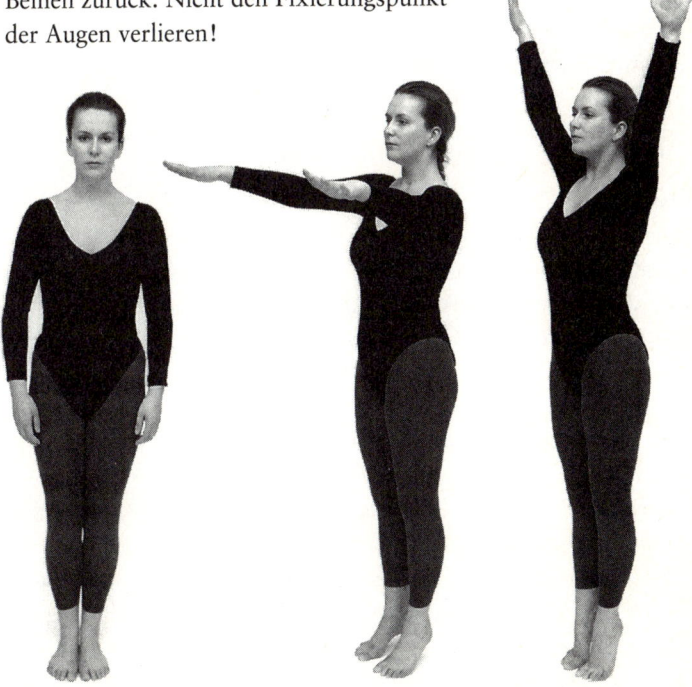

6 Machen Sie eine Pause. Schütteln Sie das linke Bein, dann das rechte Bein ein wenig aus, ebenso den rechten und den linken Arm. Dann stehen Sie eine Weile ganz locker da. Augen halb öffnen und allmählich schließen.

Achtung

Lernen Sie die Atmung, die Bewegung und den Muskelspannungsablauf zu koordinieren. Wenn Sie in die Ausgangsposition zurückgehen, sollten die Fußhacken erst den Boden berühren, wenn Sie ausgeatmet haben und die Arme wieder in der Ausgangsposition sind.

Falls Sie das Gleichgewicht schwer auf den Zehen halten können, pressen Sie ganz bewußt auf den Zehenspitzen die Hacken zusammen; so bekommt das Asana mehr Festigkeit. Sie können auch die Zehen ein paar Zentimeter voneinander entfernt aufsetzen, um das Gleichgewicht leichter zu finden. Versuchen Sie aber, allmählich das Asana bei zusammengehaltenen Füßen zu entwickeln.

Variation

Üben Sie wie gerade erläutert, aber beschreiben Sie einen größtmöglichen Vollkreis mit den Armen. Haben Sie Phase 4 erreicht, pressen Sie beim 1-Sekunden-Atemhalt die Hände recht kräftig zusammen. Lösen Sie dann die Stellung wie beschrieben auf.

Heilwirkung

Die Muskeln erhalten Spannkraft, Aufladung und Pflege. Der Gleichgewichtssinn wird gestärkt, der Kreislauf angekurbelt, die Figur gepflegt, Ischiasschmerzen werden gelindert, die Fußgelenke gestärkt.

Dies ist eine Übung, die Sie während der gesamten Schwangerschaft praktizieren können. Grundsätzlich erhält das Selbstbewußtsein «Auftrieb».

Die Stier-Stellung (Vrisasana)

Vrisa heißt Stier. Im klassischen Lehrbuch «Gheranda Samhita» wird diese Stellung als besonders erfolgversprechend hervorgehoben.

Die Stier-Stellung hat einen tiefergehenden Wirkungsbereich und trägt dazu bei, die eigene Natur zu regulieren. Sie wird von den meisten Yogaübenden als total entspannend, krampflösend und beruhigend erlebt. Es handelt sich um eine leichte Körperübung, harmlos anmutend, die aber die Kraft eines Stieres trägt, der in die richtige Richtung gelenkt wird.

1 Setzen Sie sich auf den Boden. Mit Hilfe der aufgestützten linken Hand verlagern Sie das Körpergewicht auf das linke Bein zum linken Oberschenkel hin. Richten Sie Beine und Füße seitlich aus.

2 Jetzt versuchen Sie die angewinkelten Beine in die geeignete Position zu bringen, indem Sie die Unterarme zwischen dem linken, etwas weiter nach vorne ragenden Knie aufsetzen. Das rechte angewinkelte Bein ist nun so herumzuziehen, daß der große Zeh des linken Fußes an der rechten unteren Wade am Fußgelenk aufliegt. Gelingt das nicht, halten Sie den Fuß in der Nähe der rechten unteren Wade.

Bemerkung
Diese Haltung muß entspannend sein; wenn nicht, setzen Sie die

Unterarme etwas weiter vor oder zurück und stellen die Beine auf diese Änderung ein.

Denken Sie daran: Auch die einfachste Entspannungsübung muß beherrscht werden, bis das gewünschte Resultat eintritt.

3 Halten Sie nun den Kopf ganz entspannt und das Kinn Richtung Brustbein. In dieser Übung wird ein Verharren, ein In-sich-gekehrt-Sein praktiziert. Sie bemerken, daß der Körper linkslastig ist. Ebenso empfinden Sie einen angenehmen Druck der linken Oberkörperseite zum Oberschenkel.

4 Beruhigen Sie Ihre Augen, indem Sie sich auf das dritte Auge konzentrieren. Augen halb öffnen. Lassen Sie den Atem fließen. Beobachten Sie ihn erst 20 bis 30 Sekunden, später bis zu 10 Minuten.

5 Üben Sie 1mal auf jeder Seite.

Bemerkung

Wenn Sie nervös, abgespannt, gestreßt nach Hause kommen, sollten Sie nicht direkt mit den Asanas beginnen. Beheben Sie zunächst die groben Verspannungen mit den vorbereitenden Körperübungen (siehe Seite 74).

Wer jedoch Asanas wie die Hock- oder Stier-Stellung beherrscht, kann sich nach einem turbulenten Tag direkt in diese Stellungen begeben.

Der Übende wird erfahren, daß sich der Atem und die Nerven in diesen Stellungen zusehends beruhigen.

Verfeinerung

Beherrschen Sie die Stier-Stellung und können Sie lange in ihr verweilen, sollten Sie sie verfeinern.

In der folgenden Stellung können Sie Einfluß nehmen auf die zwei wichtigsten psychischen Energieströmungen Ida und Pingala.

Etwa alle 2½ Stunden wechseln diese wichtigen Nadis ihren Wirkungsbereich. Einmal arbeitet Ida, und das Kraftfeld ist in der linken Körperhälfte tätig, nach 2½ Std. arbeitet Pingala, und das Kraftfeld wechselt in die rechte Körperhälfte. Ist Ida aktiv, arbeitet der linke Nasengang, ist Pingala aktiv, fließt der Atem im rechten Nasengang. Ein wichtiger Wechsel, der die physische, psychische und seelische Gesundheit des Menschen aufrechterhält.

Fließt der Atem längere Zeit in einem Nasengang, so ist die gesunde Wechselbewegung Ida und Pingala gestört, und eine Krankheit kündigt sich an (Siehe auch Seiten 268–278).

Die Stier-Stellung regt diesen Wechsel wieder an und hebt etwaige Energieblockaden auf.
Üben Sie die Stier-Stellung entweder prophylaktisch, um den gesunden Wechsel aufrechtzuerhalten, oder versuchen Sie willentlich diesen Wechsel herbeizuführen.

1 Beobachten Sie den Atem in der Stier-Stellung, indem Sie die Zunge leicht an den Gaumen anlegen.

Jetzt geben Sie höchste Aufmerksamkeit in Richtung Nasengänge. Sie müssen so fein den Atem beobachten, bis Sie spüren, daß er im linken oder rechten Nasengang arbeitet.

Wenn der linke Oberkörper den linken Oberschenkel in Druck versetzt und die Beine seitlich rechts angewinkelt stehen, wird Pingala, der rechtswirkende Nervenkanal, angekurbelt. Verfahren Sie entgegengesetzt, um den linkswirkenden Nervenkanal Ida zu beeinflussen.

Heilwirkung
Totale Entspannung wird möglich. Die Stellung beruhigt Atem und Nerven, Muskelverspannungen lassen nach. Der Unterleib wird vermehrt durchblutet.

Klassisch gesehen wird der gesunde Wechsel der Nadis Ida und Pingala aufrechterhalten.

Sonstige Asanas

Die Löwen-Stellung (Simhasana)

Simha heißt Löwe. Weniger ihrem Aussehen nach als wegen ihres Krafteffekts wurde diese Stellung nach dem Löwen benannt. In der Löwenstellung lernen Sie, die Zunge in voller Länge herauszustrecken. Obwohl das nicht gerade schön aussieht, ist hier der Heileffekt wichtiger als die Ästhetik.

Wenn Sie morgens mit leichten Halsschmerzen, Husten oder Heiserkeit aufwachen, sollten Sie 5- bis 6mal Simhasana üben, und Sie werden Linderung erfahren!

Menschen, die beruflich viel mit ihrer Stimme arbeiten müssen, werden von dieser Stellung profitieren können. Es gibt z. B. viele Schauspieler, Sänger und Vortragende, die diese Übung regelmäßig praktizieren.

1 Setzen Sie sich auf die Fersen in den Diamant-Sitz (siehe Seite 205). Die Hände liegen auf den Oberschenkeln.

2 Ausnahmsweise atmen Sie durch den Mund aus. Dabei strecken Sie die Zunge so weit es geht heraus. Gleichzeitig reißen Sie die Augen nach oben blickend auf. Ebenso werden bei diesem Ausatmen der Körper, die Hände und der Kopf nach vorne gestreckt. (Achten Sie darauf, daß Sie auf den Fersen sitzen bleiben.)

3 Verbleiben Sie 2 bis 5 Sekunden mit ausgestreckter Zunge in dieser Phase, dazu atmen Sie ruhig ein und aus, gemäß Ihrem Atembedürfnis.

4 Richten Sie sich, durch die Nase einatmend, auf und gehen Sie in die Ausgangsposition zurück.

5 Üben Sie 3mal.

Achtung

Die Zunge ist auch nur ein Muskel. Entspannen Sie deshalb den Zungenmuskel ebenso wie die anderen Muskeln: Sie strecken die Zunge erst leicht, dann mittelstark, dann sehr stark, dann lösen Sie die Streckung allmählich.

Übertreiben Sie nicht in der starken Streckung, sonst könnte Ohrendruck auftreten. Bei leichten Halsschmerzen, Heiserkeit und Husten halten Sie die Konzentration während der Übung im Hals-Nasen-Ohrenbereich. Stellen Sie sich vor, daß dieser Bereich erstens vermehrt durchblutet und zweitens von Lebensenergie durchdrungen wird. Glauben Sie an Ihre Vorstellungskraft!

Die Löwen-Stellung ist eine phantastische Übung zur Gesunderhaltung der Zunge und des Kehlkopfes. Die Entwicklung und pflegende Beanspruchung der Zunge ist aber nicht nur von gesundheitlicher Bedeutung, sie als Sinnesorgan zu kontrollieren, ist auch Aufgabe und Ziel des fortgeschrittenen Raja-Yoga (königlicher Yoga).

Falls Sie schlecht auf den Fersen sitzen können, versuchen Sie die Löwen-Stellung aus dem Schneidersitz (siehe Seite 206).

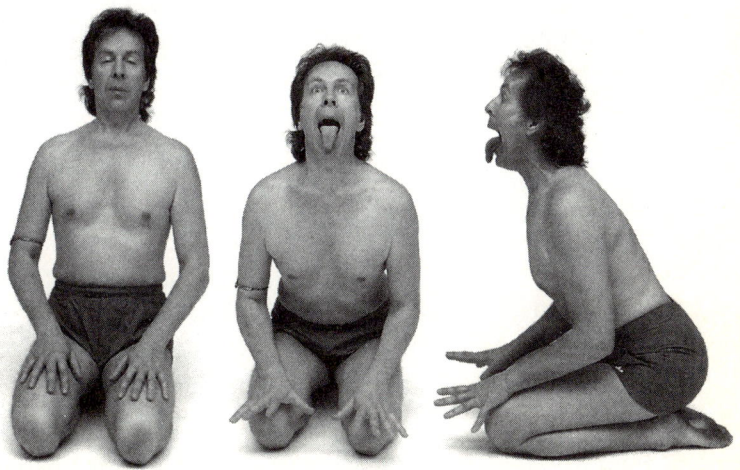

Heilwirkung
Der Hals-, Nasen- und Rachenraum wird bis zu den Ohren hin vermehrt durchblutet und somit positiv beeinflußt. Die Sehkraft kann sich stärken. Der Atem wird rein. Husten, Heiserkeit und Halsschmerzen kann vorgebeugt, in der Entstehungsphase können sie auch beseitigt werden. Die Stimme wird angenehmer. Das Gefühl einer trockenen Kehle verschwindet. Die Stellung führt zu einem entspannten Gesichtsausdruck und glättet sogar Falten.

Klassisch gesehen ist das Zentrum der Übung das Vishuddha-Chakra (Kehlkopfzentrum). Besonders Menschen, die gefühlsmäßig im Kehlkopfzentrum Probleme haben und Ärger, Streß, psychische Probleme von dort ausgehend spüren, können durch die Stellung Mißschwingungen und Blockaden abbauen.

Die Katzen-Stellung (Marjarasana)

Marjara heißt Katze. Wenn Sie eine Katze beobachten, so werden Sie sehen, wie vorbildlich sie es versteht, sich zu entspannen. Jagt sie einer Maus nach, so ist sie ganz angespanntes Raubtier, doch nach dem Raubzug entspannt sie sich in ihrer unvergleichlichen Katzenart bauchatmend im Liegen. Ist die Verschnaufpause beendet, erhebt sie sich und streckt erst einmal vorbildlich ihren Körper.

Diese Streckungen der Katze werden in der Katzen-Stellung nachgeahmt. Sie wird auch Katzenbuckel oder Höcker-Stellung genannt.

1 Knien Sie sich hin, und setzen Sie die Hände nach vorn auf dem Boden auf. Achten Sie darauf, daß Ihre gestreckten Arme von den Schultern *senkrecht* zum Boden führen. Halten Sie Knie und Füße geschlossen, und setzen Sie die Hände auseinander.

Heben Sie den Kopf etwas an.

2 Atmen Sie auf Ha-ha-ha aus. Dann atmen Sie langsam ein, nehmen den Kopf allmählich hoch und drücken Bauch und Rücken nach unten durch.

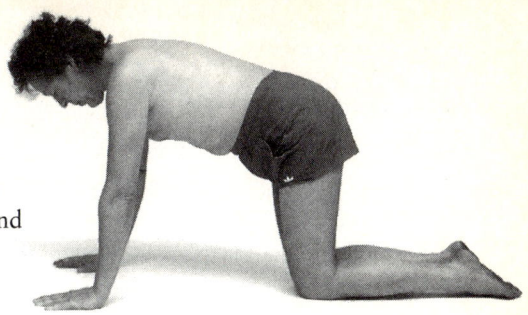

3 Halten Sie den Atem 1 Sekunde an und verstärken Sie bewußt die Spannung in der Rückenmuskulatur.

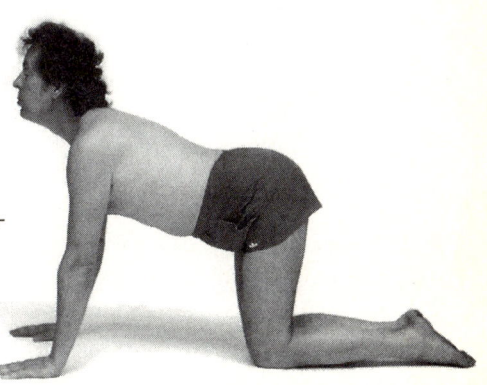

4 Gehen Sie mit der Ausatmung im Zeitlupentempo in die Gegenbewegung. Nehmen Sie den Kopf allmählich nach unten, so daß das Kinn in Brustnähe kommt. Drücken Sie den Rücken so nach oben durch, daß er die Form eines Katzenbuckels annimmt. Bleiben Sie 1 Sekunde ausgeatmet, und verstärken Sie die Spannung in der Bauchmuskulatur. Dann entspannen Sie wieder und gehen in die Gegenbewegung.

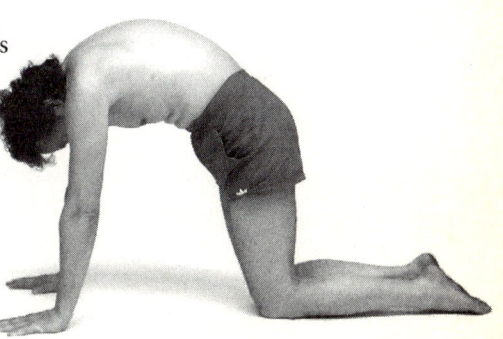

Sonstige Asanas 171

5 Üben Sie 3mal.

Achtung

Bewegen Sie die Hüfte nicht, und halten Sie die Arme durchgedrückt. Nur Kopf, Bauch- und Rückengegend sind in Bewegung.

Wenn Sie die Übung mit Sicherheit beherrschen, halten Sie ihre Konzentration im Bauchnabelzentrum (Manipura-Chakra).

Heilwirkung

Diese Übung hat einen ausgesprochen entspannenden Einfluß. Rückenschmerzen können «wegbewegt» werden. Die Bauch- und Rückenmuskulatur wird geschmeidig gemacht und gekräftigt.

Neben einer biegsamen Wirbelsäule dient diese Stellung zur vermehrten Durchblutung der Bauchorgane und kurbelt allgemein die Blutzirkulation an. Klassisch gesehen findet eine Stärkung des Bauchnabelzentrums statt.

Variation

Gehen Sie wie oben vor, bringen Sie nur bei der Einatmung ein Bein und gleichzeitig den Kopf in die Höhe. Mit gebeugten Knien und gestrecktem Fuß schwenken Sie das Bein seitlich ab, so daß Sie förmlich spüren, wie Ihr Rücken auf der einen Seite in Spannung gerät und die Lendenwirbelsäule einen Drehimpuls erfährt.

Versuchen Sie Harmonie zu finden, indem Sie Kopf und Bein koordinieren und mit einer sachten Ein- und Ausatmung koppeln. Die Alltagshektik löst sich schon im langsamen Bewegungsablauf der Asanas auf!

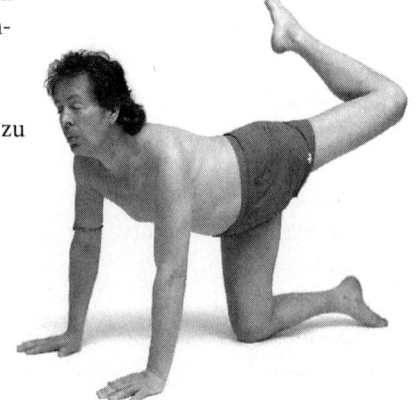

Heilwirkung
Wie bei der Originalstellung angegeben.

Die Hock-Stellung (Utkatasana)

Wer Asien bereist, hat sicher bemerkt, daß die Hock-Stellung dort für alle Menschen schon von Kindheit an selbstverständlich ist: Hockenderweise unterhalten sie sich, lesen, Frauen verrichten die Küchenarbeit in dieser Stellung, Straßenhändler handeln so mit ihren Waren...

Yogainteressierte, die einen klassischen Yogasitz erlernen wollen, sollten als Vorübung minutenlang in dieser Hock-Stellung bleiben; dadurch werden Muskeln, Sehnen, Bänder und Hüftmuskulatur derart gestreckt, daß die angestrebte Yogasitzposition leichter erreicht werden kann. Außerdem werden Verstopfungen und andere Verdauungsbeschwerden behoben.

1 Stellen Sie sich aufrecht hin, die Füße auseinander (die Zehenspitzen weisen dabei zur Seite). Atmen Sie ein.

2 Mit der Ausatmung gehen Sie langsam nach unten in die Hock-Stellung. Der untere Teil der Oberarme ruht entspannt auf den Knien.

3 Sie sollten versuchen, das Körpergewicht auf die Fersen zu übertragen, um möglichst entspannt hocken zu können. Sinnvoll ist, das Körpergewicht erst mal auf den einen Fuß und dann auf den anderen zu verlagern, bis Sie es auf beide Füße gleichmäßig verteilt haben. Sie können in dieser Hock-Stellung minutenlang verbleiben. Lenken Sie das Bewußtsein während des Hockens in den Bauchraum, nehmen Sie wahr, wie die Bauchdecke sich mit der Einatmung hebt und mit der Ausatmung senkt.

Bemerkung
Viele Menschen leiden an Verstopfung und Verdauungsproblemen. Hier eine etwas verwegene, aber hilfreiche Anregung:

Unsere Sitztoiletten sind zwar bequem, können aber in eine Position zwingen, die die Peristaltik des Darmes beeinträchtigt. Nicht so, wenn Sie versuchen, auf Ihrer Toilette mit hochgeklapptem Deckel zu hocken.

Behalten Sie die Schuhe an, damit Sie nicht abrutschen, und lassen Sie eine Hand zur Gleichgewichtsunterstützung am Waschbeckenrand. Achten Sie darauf, daß Sie eine Sitztoilette und kein hängendes WC benutzen, damit Sie nicht etwa von diesem «häuslichen Thron» stürzen.

Achtung
Nach der Hock-Stellung gehen Sie extrem langsam hoch oder ruhen noch besser in der Toten-Lage aus.

Die Blutzirkulation und Energiebewegung im Bauchraum werden durch die Stellung stark angekurbelt. Ein abruptes Auflösen könnte den Rückfluß des Blutes zum Kopf dermaßen beschleunigen, daß Sie mit unangenehmem Schwindel rechnen müßten.

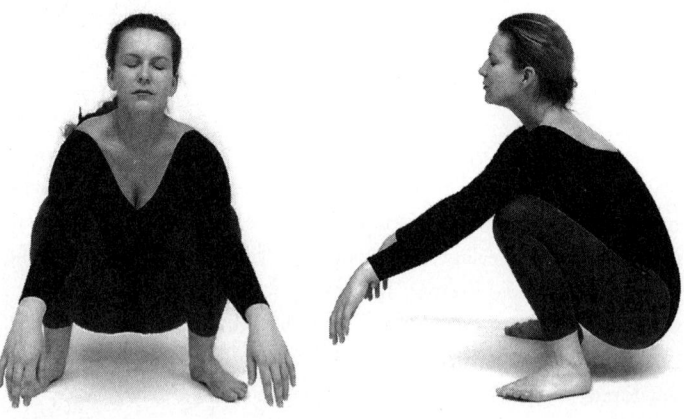

Variation
Falls die Hock-Stellung Ihnen schwerfällt, könnten Sie alternativ folgende Variation probieren. Versuchen Sie, auf den Zehenspitzen zu sitzen. Zeige-, Ring- und Mittelfinger beider Hände neben den Füßen aufgesetzt, versuchen Sie das Gleichgewicht zu halten. Mit dieser Übung ist ein gleichwertiger Entspannungseffekt erzielbar.

Beherrschen Sie die Hock-Stellung und können Sie länger in ihr verbleiben, richten Sie ihr Bewußtsein ins Bauchnabelzentrum.

Heilwirkung
Die Hock-Stellung ist ideal gegen Verdauungsbeschwerden und Trägheit des Darms. Die Bauchorgane werden gestärkt. Diese Sitzhaltung macht Sehnen und Glieder biegsam und geschmeidig.

Sie dient auch zur Vorbereitung schwieriger Asanas.

Die Übung ist ausgesprochen entspannend und läßt sich ohne Vorbereitung ausführen.

Ist die Hock-Stellung erreicht, werden Sie leichte innere Unruhe und Nervosität wegwischen können. Überzeugen Sie sich selbst, wie der Atem immer tiefer und ruhiger wird.

Klassisch gesehen findet eine Stärkung des Bauchnabelzentrums (Manipura-Chakra) statt.

Zur weiteren Verfeinerung der Asanas

In diesem wichtigen Kapitel geht es darum, die Asanas in ihrem Wirkungs-bereich zu verfeinern. Will der Übende an die umfassende Kraft der Übungen herankommen, muß er lernen, in den Asanas länger zu verbleiben.

Die Kobra-Stellung etwa führt zu einer vermehrten Durchblutung der Nieren und des Unterleibs, doch kann diese Heilwirkung sich kaum entfalten, wenn der Übende nur 1 Sekunde in der Vollstreckung oder dynamischen Phase verbleibt.

Wer nun herausgefunden hat, welche Körperübungen ihm besonders guttun, sollte unbedingt versuchen, dort länger zu verweilen. Er bringt damit die «Verinnerlichung», die Ausstrahlung der Asanas zum Vorschein. Eine besondere Körperform hat auch eine ganz gezielte Wirkung auf einen Wirbelsäulenbereich, auf bestimmte Organe, Muskeln und *Nadis*. Nadis sind Tausende von inneren Nervenkanälen, die sich primär vom Bauch- und Herz-Zentrum durch den ganzen Körper ziehen. Verstopfte Nadis bringen Krankheiten aller Art. Diese Nadis lassen sich durch das Praktizieren von Asanas in Verbindung mit Pranayamas reinigen.

Grundsätzlich gilt für alle Übungen in der *Standposition:* Sie gehen mit der *Ausatmung in die Streckung.* In der Vollstreckung verbleiben Sie 1 Sekunde, indem Sie den Atem anhalten und die Streckung oder Spannung verstärken. Nach dieser Sekunde Atemhalt lassen Sie den Atem los, lösen die Körperspannung, das heißt, Sie überlassen den Atem sich selbst und beginnen ihn zu beobachten. Wenn Sie den Atem in der Vollstreckung oder dynamischen Phase beobachten, können Sie ihn als kurze ein- und ausgehende Atemzüge wahrnehmen. Die Bauchdecke hebt und senkt sich nur leicht. Bleiben Sie anfangs etwa 5 bis 6 Sekunden (später länger) *atembeobachtend* in der dynamischen Phase.

Ist die dynamische Phase oder die individuelle Streckgrenze einer Körperübung aber erreicht, lockern Sie die Körperspannung oder Streckung ein wenig. Die dynamische Phase einer Körperübung soll in der *Atembeobachtung* erlebt und nicht etwa durch ständige Streckverbesserungen unruhig gemacht werden.

Wenn Sie gelernt haben, *länger* in einem Asana zu verbleiben, werden Sie merken, daß Ihr Körper zeitweise wie von selbst weiter in die Streckung geht oder nachgibt. Wenn Sie die Körperübung still erleben, können Sie die Streckung auch ganz bewußt verbessern, indem Sie dabei *1 Sekunde den Atem anhalten*, um dann wieder in die Atembeobachtung und Stille des Asanas zurückzugehen.

Bemühen Sie sich, die Körperform still unter Kontrolle zu bekommen. Wollen Sie in die Ausgangsstellung zurück, so tun Sie das nach einem ausgehenden Atem in der Atembeobachtung mit dem eingehenden Atem.

Sobald die ersten Anzeichen wie Zittern o. ä. Ihnen deutlich machen, daß Ihnen die Übung unangenehm wird, gehen Sie nach einer kurzen Ausatmung mit der darauffolgenden «kurzen» Einatmung in die Ausgangsposition des Asanas zurück.

Während dieser Rückkehr wird der kurze Atem verlängert, da Sie *langsam* die Stellung auflösen.

Schaubild zur Veranschaulichung der Atmungsweise Körperübungen Stufe II

1. Asanas mit EIN in Streckung:

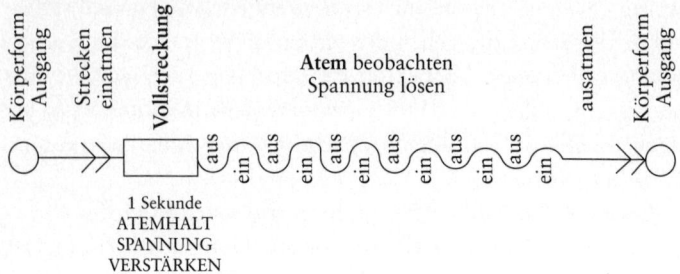

2. Asanas mit AUS in Streckung:

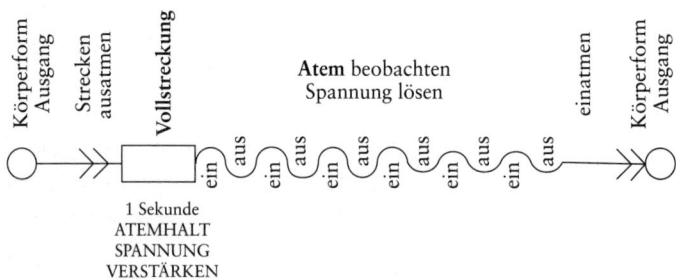

Bisher sind wir davon ausgegangen, daß Sie mit der *Ausatmung* in die Streckung gehen, dann die Streckung mit der Einatmung auflösen und in die Ausgangsposition zurückkommen.

Nun gibt es aber auch Körperübungen, wie z. B. die *Asanas aus der Bauchlage*, bei denen Sie mit der *Einatmung* in die Streckung gehen. Dann gilt für die Auflösung natürlich entsprechend: Sie gehen nach einer kurzen Einatmung mit der darauffolgenden kurzen *Ausatmung* in die Ausgangsposition zurück. Versuchen Sie immer wieder, diese Atemführung praktisch umzusetzen. Haben Sie Geduld und Ausdauer! Bald wird es Ihnen ganz automatisch und ohne viel Nachdenken gelingen.

Der Sonnengruß (Surya-Namaskara)

Surya heißt Sonne und *Namaskara* bedeutet Hingabe oder Ehrerbietung in Form einer Begrüßung oder eines Gebetes.

Anläßlich einer Yoga-Vortragsreise habe ich viele hundert Yogaschulen in Europa besucht. Dort wurde der Sonnengruß häufig in einer schnellen Version praktiziert: nur um die Muskulatur zu strecken, den Körper aufzuwärmen und grobe Verspannungen in Wirbel- und Muskelsystem zu beheben; einfach um optimale Voraussetzungen zu schaffen, die Asanas zu praktizieren.

Das ist ein bißchen schade, da so die eigentliche Tiefenwirkung des Sonnengrußes, auch Sonnengebet genannt, verlorengeht. Der Sonnengruß soll natürlich zum Körperwohlgefühl führen, aber auch mental beruhigen, oder mit anderen Worten, eine der Meditation ähnliche innere Stille herbeiführen.

Der Sonnengruß aktiviert und ordnet falsch gelenkte Lebensenergien: Lebensenergie, die irgendwo im Körper überaktiviert für Unruhe sorgt, sich in Nerven befindet, in die sie nicht gehört. Umgekehrt ist es auch möglich, daß irgendwo im Körper Nerven von der Lebensenergie unversorgt bleiben. Diese Störungen lassen sich nun in erster Linie unbewußt durch Tiefschlaf oder bewußt durch Meditation beheben; aber auch ein guter Sonnengruß kann Lebensenergieimpulse auslösen und den Energiehaushalt des Menschen in Ordnung bringen.

Wer den Sonnengruß tiefenwirkend praktizieren will, muß ihn introvertiert, «wie im Schlaf» beherrschen und in jeder Körperform verweilen, damit diese ihre speziellen Kräfte entfalten kann. Auch bei geschlossenen Augen also müssen die Übungen harmonisch und in der richtigen Reihenfolge ineinanderfließen – als eine Einheit, ein Kreis.

Abrupter Wechsel von einer Übung zur anderen führt Sie zurück in die Alltagshektik, beunruhigt Herz und Atem; das Ziel, sich zu sammeln, sich zurückzuziehen, rückt in weite Ferne.

Menschen, die den Sonnengruß introvertiert beherrschen,

brauchen nicht unbedingt hinzuschauen, ob z. B. der rechte oder linke Fuß sich genau in Höhe der aufgesetzten Hände befinden; sie fühlen es.

Erfahren Sie Ihren Körper in den Asanas des Sonnengrußes: wie Ihr Herz schlägt, wie der Atem verläuft, wie die Blutzirkulation und die Muskeln arbeiten. Sie werden Lebensenergiebewegungen fühlen, die sich deutlich von der Bewegung der Blutzirkulation unterscheiden. Hier beginnt die Kontrolle des Pranas oder der Lebensenergie, das Zurückziehen und Aufladen im natürlichen Sinne, hier hat der Übende ein solch hohes Körperbewußtsein, daß er den Körper in den Asanas intuitiv bei geschlossenen Augen kontrollieren kann.

So ist der Sonnengruß im fortgeschrittenen Sinne eine Lieblingsübung für viele, die ihre Meditation vorbereiten, für andere eine Übungsfolge, die es ermöglicht, sich mental, körperlich und geistig aufzuladen.

Der Sonnengruß besteht aus 12 Körperübungen (Asanas), die genau in der vorgeschriebenen Reihenfolge zu praktizieren sind. Seit Jahrtausenden ist diese Reihenfolge bekannt und erfreut sich großer Beliebtheit. Die einzelnen Körperhaltungen sind derart aufeinander abgestimmt, daß jeder Muskel des Körpers arbeitet und der Gesamtorganismus positiv beeinflußt wird.

Die starke Heilwirkung macht sich in einem angenehmen Körpergefühl bemerkbar, der Körper wird still und wärmedurchdrungen. Wer den Sonnengruß regelmäßig praktiziert, kann viel dazu beitragen, schlank und elastisch zu bleiben.

Hier nur die wichtigsten der zahlreichen *Heilwirkungen*:

Das gesamte Verdauungssystem wird gekräftigt. Die Bauchorgane werden vermehrt durchblutet, die peristaltische Bewegung des Darms angekurbelt. Das Sonnengebet hat positive nervenphysiologische Einflüsse auf Pankreasdrüse und Solarplexus.

Der Blutkreislauf wird aktiviert, und das Herz bekommt frische Kraft. Ein Gefühl der Wärme, der Konzentrationsfindung und der

Stille nach den Übungen ist nicht nur auf eine vermehrte, bessere Durchblutung zurückzuführen, sondern auf die Aktivierung der eigenen Lebensenergien. Primär wird im Sonnengruß das Lebensenergiezentrum Manipura-Chakra angekurbelt; es kann auch eine falsche Bauchnabel-Lage korrigieren, (siehe Körperhebe-Stellung Seite 112).

Viele Menschen bringen mit diesen Übungen der Sonne beim Auf- und Untergang ihre Dankbarkeit entgegen.

Schauen Sie sich die folgende Übungsreihenfolge erst einmal an, und achten Sie auf Ähnlichkeiten mit schon bekannten Übungen. Dann versuchen Sie, die Übungen ein paarmal ganz grob durchzupraktizieren, ohne besondere Atemführung. Prägen Sie sich einfach diese Formen ins Gedächtnis ein. Gehen Sie dann nach und nach an die Verfeinerung. Haben Sie Geduld und Ausdauer:

1 a) Stellen Sie sich hin, und nehmen Sie die Gebetshaltung der Hände ein, bei der sich Handflächen und Fingerkuppen berühren. Achten Sie auf gerade Kopf- und Wirbelsäulenhaltung, und ziehen Sie die Schulterblätter ein wenig zusammen. Die Ellbogen weiten Sie zur Seite und halten die Füße zusammen. Stellen Sie die beiden großen Zehen so nahe es geht nebeneinander, um die Wirbelsäule günstig zu beeinflussen.
b) Sammeln Sie sich mit der Konzentration im dritten Auge, ihrem Ajna-Chakra, und singen Sie, wenn Sie mögen, das Mantra OM. Üben Sie mit Hingabe und Sie werden sich sammeln und eine innere Ruhe erfahren. Nun kann der Sonnengruß in Phase 2 gehen.

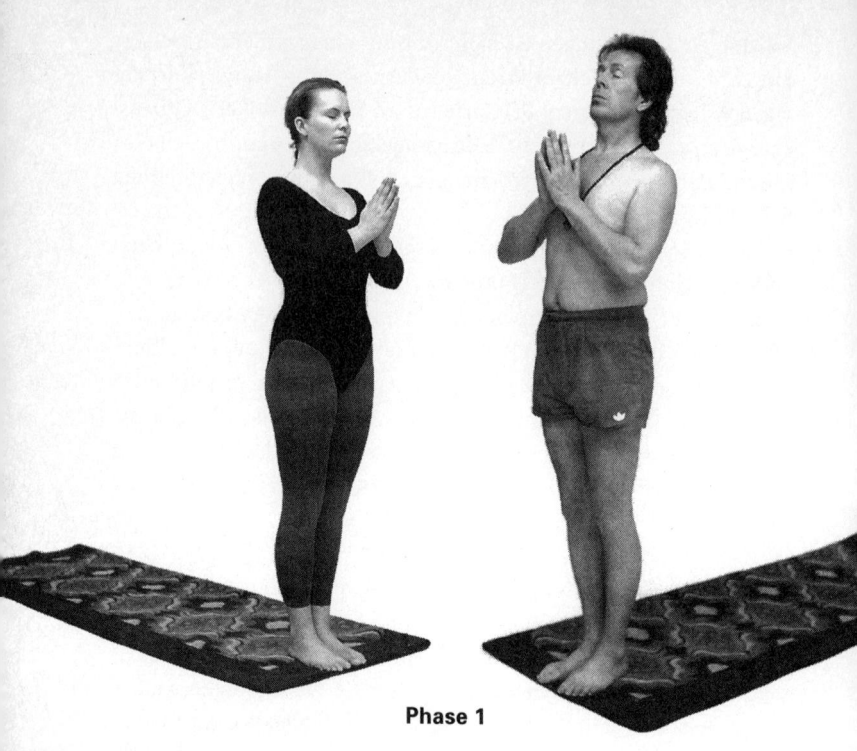

Phase 1

2 a) Heben Sie langsam einatmend die Arme seitlich hoch, daß der Brustkorb sich weitet und der Kopf ein wenig im Nacken gehalten wird. Beim Rückbeugen schieben Sie das Becken etwas nach vorne, wobei Sie das Gesäß zusammenziehen. In der Endphase der Streckung versuchen Sie, das Körpergleichgewicht mehr auf die Zehen zu übertragen.

b) Halten Sie 1 Sekunde den Atem an. Verstärken Sie die Streckung des gesamten Körper insbesondere Brustkorb und Arme, bis zu den Fingerspitzen hin; dabei können die Hacken vom Boden ein wenig abheben. Jetzt die Spannung lösen, gelöst dastehen. Beobachten Sie den Atem und verbleiben Sie in Phase 2.

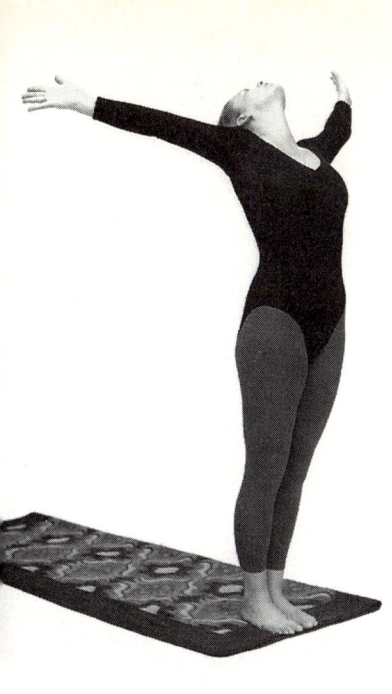 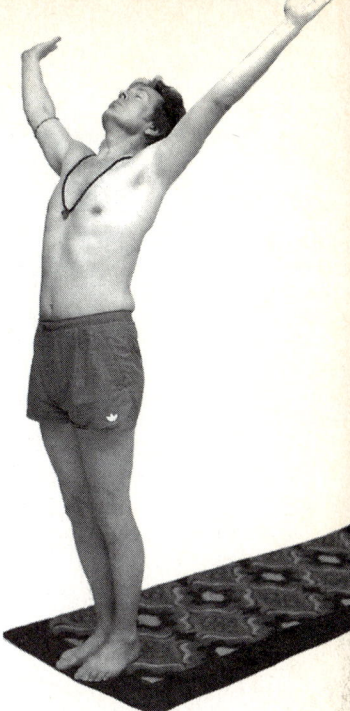

Phase 2

3 a) Langsam immer mehr ausatmend, mit geradem Rücken die Arme nach vorn ausstreckend, geht es in die Verbeugungsphase. Wenn möglich, legen Sie die Fingerspitzen in Zehenspitzenhöhe auf.

Diese Handhaltung in Fußhöhe soll sich während der Phasen 3 bis 10 kaum verändern.

b) Ist Ihre individuelle Streckgrenze erreicht, vergessen Sie nicht: die Kniescheiben sind durchgedrückt; kommt der gesamte Rücken noch mehr in Spannung, weil Sie beim Atemhalt die Spannung vertiefen und dabei das Kinn am Brustbein halten, so wird die erhöhte Blutzufuhr in Richtung Augen, Ohren und Gehirn gedrosselt.

Lösen Sie die Spannung, insbesondere die Rückenspannung, und verbleiben Sie, den Atem beobachtend, in Phase 3.

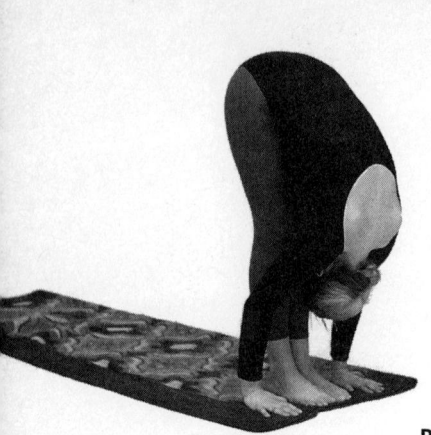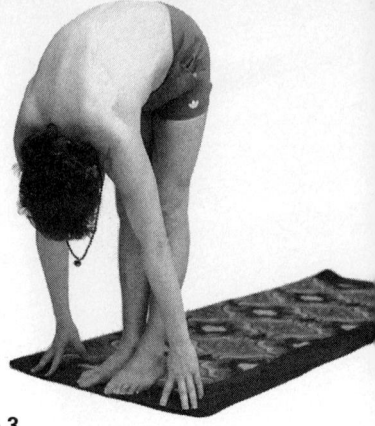

Phase 3

Bemerkung

Es macht nichts, falls Sie Ihre Hände nicht in Fußhöhe auflegen können. Dann ist in Phase 3 eine andere individuelle Streckgrenze für Sie maßgebend. Hände am Fußgelenk oder an den Waden angelehnt, heißt es nun, diese Grenze zu finden und einzuhalten.

4 a) Langsam ausatmend, gehen Sie leicht in die Knie, dann wandert mit Feingefühl das linke Bein nach hinten weg, indem Sie die Zehen des linken Fußes tastend über den Boden gleiten lassen. Wenn Sie fühlen, Ihre Streckgrenze ist erreicht, setzen Sie das linke Knie auf den Boden auf.

b) Jetzt halten Sie 1 Sekunde den Atem an, spannen Brustkorb, Beine, Arme noch stärker und beugen den Kopf mehr in Richtung Nacken. Der rechte Oberschenkel drückt gegen die rechte Seite des Bauchraums und Brustkorbs. Jetzt die Spannung lösen und den Atem fließen lassen: Genießen Sie Phase 4.

Bemerkung

Beide Hände sollen den Körper abstützen wie zwei Stative. Sie sollten die Finger voll gespreizt aufsetzen, um die notwendige Kraft und Sensibilität bis zu den Fingerspitzen hin zu entwickeln.

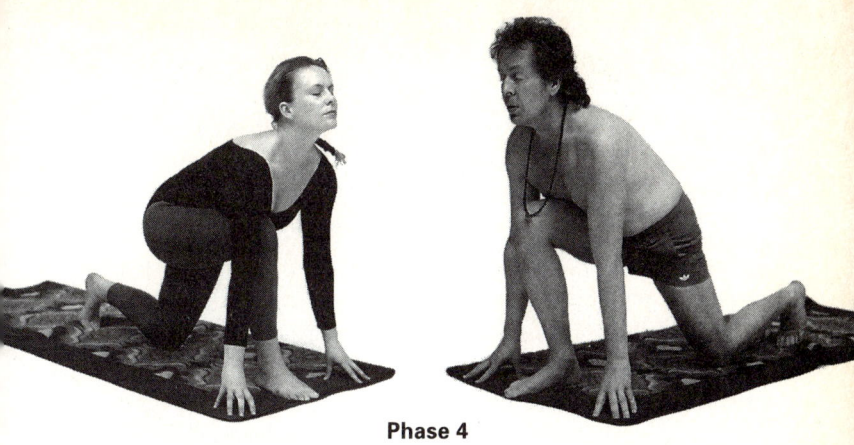

Phase 4

Das Gleichgewichtsgefühl wird von den Fingern gesteuert, das Hauptgewicht liegt auf dem vorderen Teil des rechten Fußes zu den Fußzehen hin. Die Fersen können sich dabei ein wenig aufrichten.

Falls Sie sich während der Atembeobachtung in Phase 4 noch nicht zu Hause fühlen, bewegen Sie leicht den Kopf und das Becken hin und her; das kann leichte Verspannungen lösen.

Falls Ihre individuelle Streckgrenze in Phase 3 so aussah, daß Sie mit den Händen nur die Fußgelenke oder Waden erreichen konnten: Bereiten Sie Phase 4 vor, indem Sie so weit in die Knie gehen, daß Sie die Hände bzw. Fingerspitzen in Fußhöhe auflegen können. Würden Sie die Hände vor den Füßen aufsetzen, käme die Statik der Übung in Gefahr und die Stellung würde vorderlastig.

Denken Sie daran: Strengt eine Stellung an, versuchen Sie, in der nächstfolgenden länger zu verbleiben und den Atem zu beobachten.

Achtung

Strecken Sie das linke Bein nicht mit einem Ruck nach hinten aus, sonst gehen Sie an der individuellen Streckgrenze vorbei, und der Körper «hängt» förmlich auf dem rechten Vorderbein.

Der Sonnengruß ist so aufgebaut, daß die eben praktizierte Übungsphase die folgende auch bewegungstechnisch ausgleicht.

5 a) Mit der Ausatmung strecken Sie langsam das rechte Bein nach hinten, bis sich die Füße auf gleicher Höhe befinden. Die Finger sind nach vorne ausgerichtet, die Handflächen voll aufgesetzt, so daß sie die Körperlast tragen können. Rücken und Beine gerade, auf einer Ebene, die Knie durchgedrückt, versuchen Sie das Kinn mit Sorgfalt gegen das Brustbein zu drücken. So erhält das Rückenmark einen belebenden Impuls. Versuchen Sie den Körper weiter nach hinten auszurichten, indem die Fußgelenke sich beugen, wodurch die Hacken weiter vom Körper weggehen.

b) Halten Sie 1 Sekunde den Atem an; dann beobachten Sie ihn. Auch wenn der Atem durch den Schwierigkeitsgrad der Übung schneller geworden ist, versuchen Sie, Beobachter zu bleiben. Bei der Atembeobachtung lösen Sie etwas den Druck vom Brustbein. Das Ellenbogengelenk bleibt durchgedrückt, so daß die Stellung nicht an Festigkeit verliert.

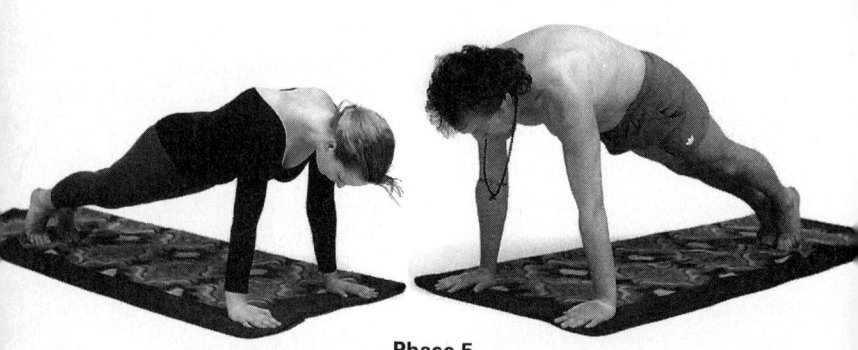

Phase 5

6 a) Versuchen Sie, langsam ausatmend, Phase 5 aufzulösen, indem Sie gleichzeitig allmählich Gesäß und Kopf hochnehmen sowie Arme und Knie beugen. Senken Sie mit zusammengehaltenen Schulterblättern den Körper zum Boden ab.

Erst berühren die Knie, dann die Brust, dann das Kinn den Boden.

b) Jetzt müssen Sie den Atem 1 Sekunde anhalten, dabei die Schulterblätter etwas mehr zusammenziehen und das Gesäß höher anheben. Dann lösen Sie auf und beobachten den Atem.

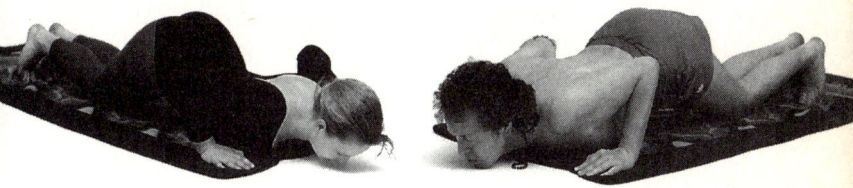

Phase 6

Bemerkung

Achten Sie darauf, daß auch Füße und Zehen den Boden greifen und mitarbeiten, um den Gesamtkörper mit einzubeziehen.

In Phase 4 bis 9 müssen Sie die Füße und Zehen tastend, greifend und haltend einsetzen.

Fühlen Sie sich in Phase 6 noch nicht zu Hause, bewegen Sie leicht den Kopf und das Becken hin und her.

Mit zusammengehaltenen Schulterblättern spricht diese Stellung das Herzzentrum (Anahata-Chakra) an und kann Energieblockaden im Bereich des Herzens auflösen.

7 a) Jetzt geht es in Zeitlupe mit der Einatmung in eine der Kobra-Stellung ähnliche Haltung. Mit dem Unterschied, daß der Oberkörper höherkommt, das Becken etwas abhebt und die Arme durchgedrückt werden. Das Gleichgewicht wird mehr vom unteren Teil des Körpers und den Knien gehalten. Vergessen Sie nicht, beim Durchdrücken des Beckens in Richtung Boden den Kopf in den Nacken zu nehmen, ziehen Sie Ihr Gesäß zusammen, und lösen Sie den Wirbelsäulendruckausgleich vom Steißbein hoch bis zum Halswirbel aus.

b) Halten Sie den Atem 1 Sekunde an, und verstärken Sie die

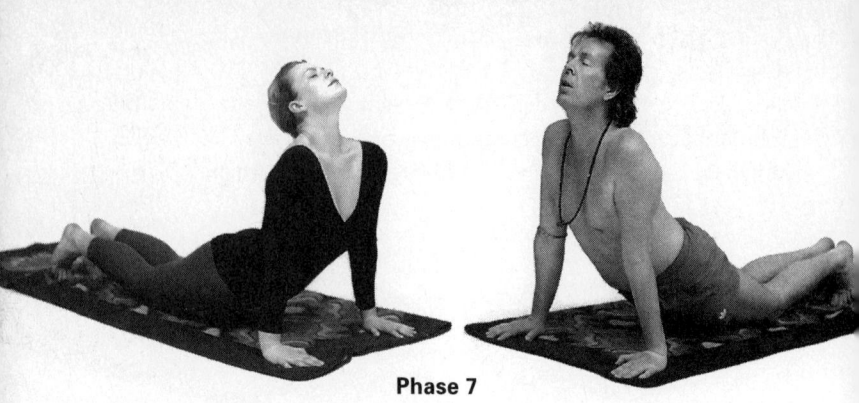

Phase 7

Streckung. Dann lösen Sie die Spannung und verbleiben, den Atem beobachtend, in Phase 7.

Bemerkung

Wenn das Körpergewicht in Phase 7 immer auf die Arme übergeht, sollten Sie sich für die leichte Form entscheiden. Praktizieren Sie die Kobra-Stellung wie auf Seite 95 erklärt, mit dem Unterschied, daß die Zehen den Boden greifen und der Übung Festigkeit verleihen. Das Becken bleibt also am Boden, der Bauchnabel ist höchstens 3 Zentimeter vom Boden entfernt, und Sie brauchen die Arme nicht durchzudrücken. Die in Phase 3 bis 10 in Fußhöhe aufgelegten Hände sollten so weit seitlich der Füße aufgelegt werden, daß der Brustkorb sich in den Übungen voll ausdehnen kann. Das ermöglicht auch einen ruhigeren Atem.

8 a) Während der Einatmung gehen Sie mit kleinen Schrittchen nach vorne, bis Ihr Körper annähernd Bogenform annimmt. Die Hände sind fest auf dem Boden aufgelegt und die Finger weisen nach vorne.

Sie suchen auch hier Ihre individuelle Streckgrenze; die Fußsohlen brauchen nicht unbedingt vollständig den Boden zu berühren. Die Knie bleiben durchgedrückt, der Kopf wird ange-

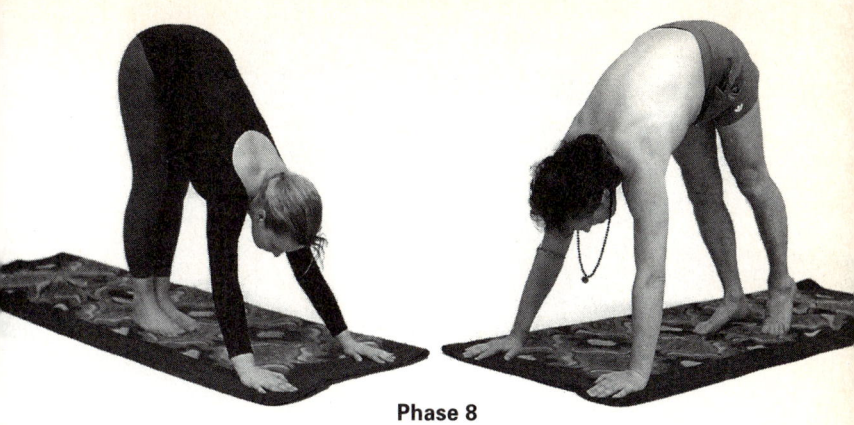

Phase 8

nehm im Nacken gehalten, um einen zu starken Blutandrang Richtung Kopf, Augen und Ohren zu vermeiden.

b) Jetzt halten Sie 1 Sekunde den Atem an und verstärken die Spannung des Bogens. Dann lösen Sie, beobachten den Atem und nehmen wahr, wie sich die Bauchdecke hebt und senkt.

Bemerkung

Besonders in den Übungsphasen 4 bis 9 werden Muskeln, Sehnen und Bänder gedehnt. Sie sollten Ihre individuelle Streckgrenze peinlichst genau einhalten und nur weiter strecken, solange die Übungsform für Sie noch angenehm erscheint. Dadurch vermeiden Sie Übertreibungen, die nur Unruhe, Anstrengung, Muskel- und Sehnenbeschwerden bringen.

Bitte achten Sie weiter darauf, daß Phase 8 einem Bogen ähneln sollte.

9 a) Jetzt gehen Sie mit der Ausatmung in Phase 9. Alles ist dort wie in Phase 4, nur sollen Sie jetzt den linken Fuß zwischen den Händen aufsetzen.

Dieser Wechsel fällt nicht ganz leicht: Sie befinden sich in der Bogenform und beginnen die Knie leicht zu beugen, wobei Sie das

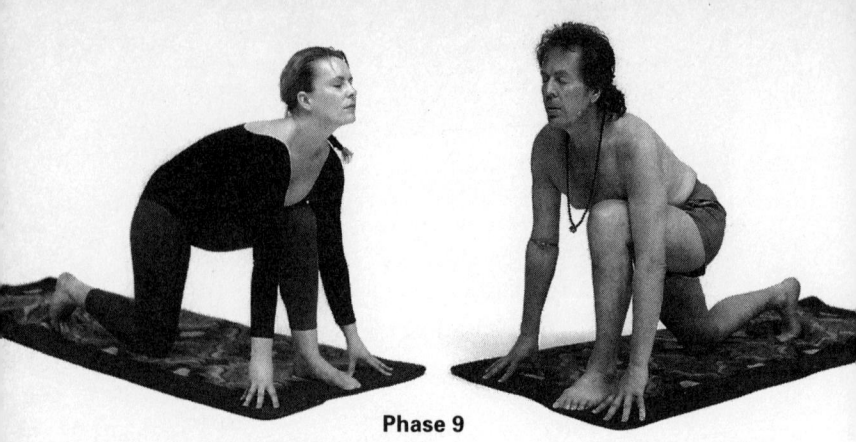

Phase 9

Körpergleichgewicht in diesem Moment etwas nach rechts aufs rechte Handgelenk übertragen. Neigen Sie also den ganzen Körper etwas nach rechts und heben die linke Hand etwas vom Boden ab. Jetzt kann der linke Fuß nach vorne zwischen die Hände gehen. Dabei sollten Sie gleichzeitig die Knie immer mehr beugen sowie Kopf und Oberkörper in eine rückbeugende Tendenz wie in Phase 4 bringen.

b) Jetzt 1 Sekunde den Atem anhalten und die Spannung der Rückbeugung stärken. Lösen Sie dann die Spannung und beobachten Sie den Atem.

Bemerkung

Wenn das linke Bein nach vorn kommen soll, nehmen Sie den linken Oberkörper ein wenig zurück, damit das linke Bein nicht vom eigenen Oberkörper blockiert wird.

Falls Sie unlösbare Probleme mit diesem Wechsel haben, hier eine leichtere Variation:

Setzen Sie zunächst das rechte Knie auf und dann den linken Fuß zwischen den Händen. Richten Sie nun das rechte Bein und den Fuß weiter nach hinten aus, bis Sie spüren, daß die Körperform von der Streckung her Ihrer individuellen Grenze entspricht.

10 Jetzt beginnt die Endphase des Sonnengrußes. Mit der Ausatmung setzen Sie den rechten neben den linken Fuß auf, drücken die Knie durch und bringen die Stirn in Richtung Beine. Ansonsten praktizieren Sie wie in Phase 3.

Bemerkung
Beobachten Sie den Atem hier besonders genau, bis Sie spüren, er hat sich beruhigt, und Sie können in Ruhe zur Standposition zurückkehren.

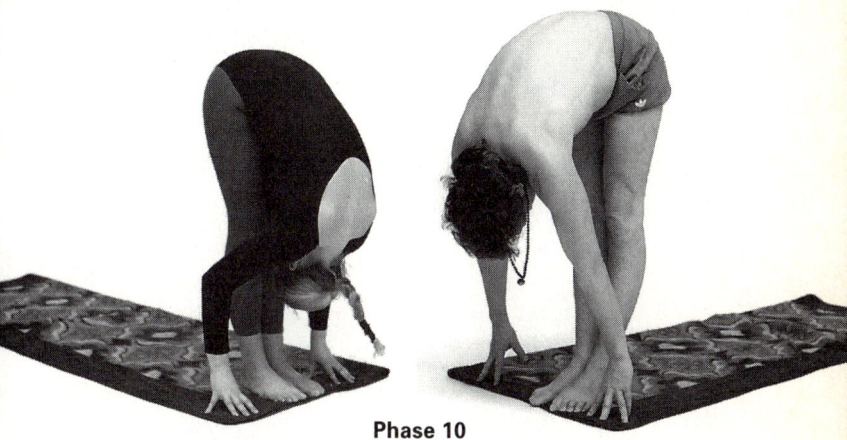

Phase 10

11 Jetzt kommen Sie einatmend *extrem* langsam hoch, verbleiben und beobachten den Atem. Alles weitere wie in Phase 2.

Bemerkung
Behandeln Sie Ihren Kreislauf gut; ein abruptes Hochgehen könnte Schwindelgefühl erzeugen und Sie aus dem Rhythmus bringen.

Zur weiteren Verfeinerung der Asanas

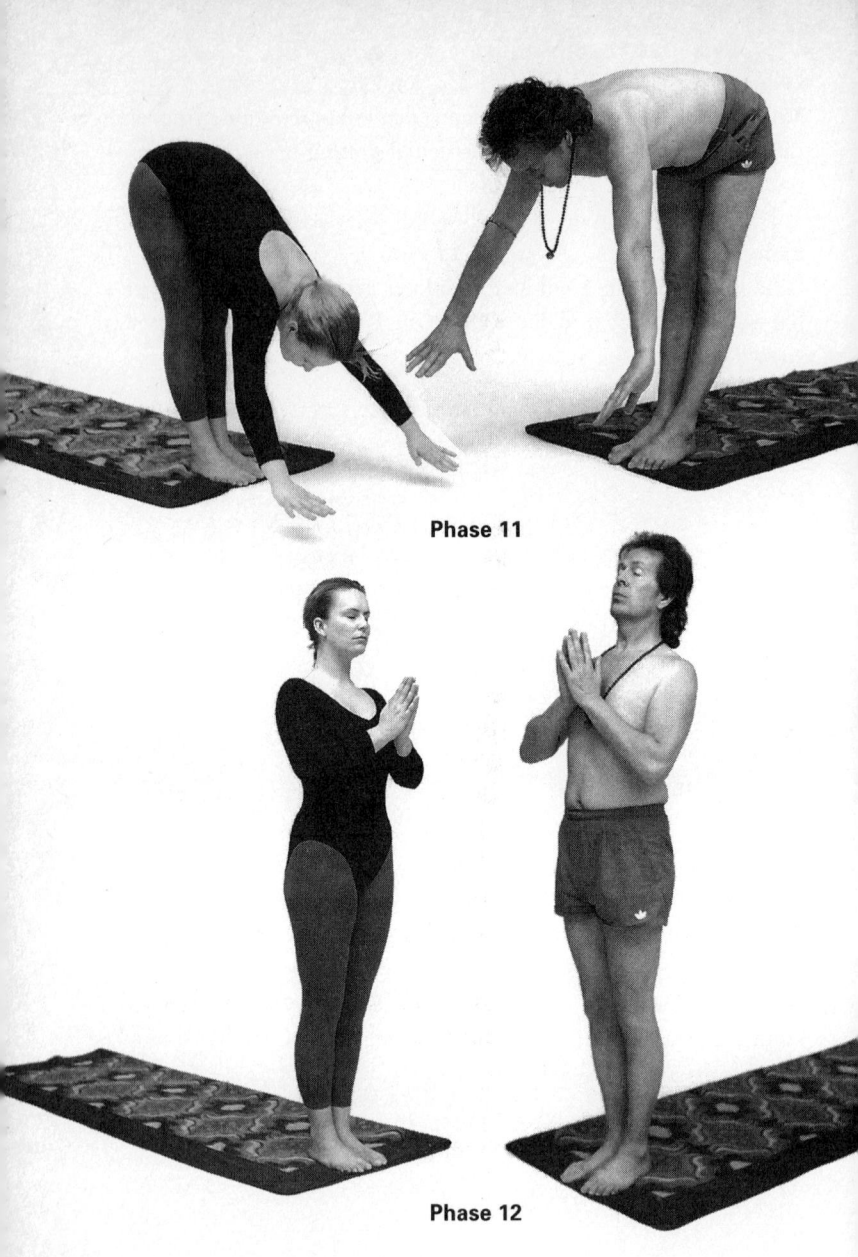

Phase 11

Phase 12

192 II. Körperübungen (Asanas)

12 Mit der Ausatmung kehren Sie zurück in die Anfangsposition, wo sich der Kreis des Sonnengrußzyklus schließt. Achten Sie genau auf die technischen Anweisungen der Phase 1.

Sammeln Sie sich nun im dritten Auge – Augen halb öffnen –, und flüstern Sie innerlich, ohne Lippen und Zungenbewegung, das Mantra OM. Machen Sie eine Pause und genießen Sie.

Nach dem Sonnengruß empfiehlt sich die Toten-Lage, um, mit der Zunge am Gaumen, diese Übung ausklingen zu lassen.

Generelle Übungsanweisungen

- Als Unterlage wählen Sie sich am besten eine Matte aus Heu, die als Strandmatten überall erhältlich sind. Natürlich ist es wichtig, daß die Unterlage nicht rutscht.

  Die Matte oder auch eine Baumwolldecke muß den «Übungsbezirk» vollständig abdecken. Um den harmonischen Ablauf der Asanas zu ermöglichen, müssen die Zehen auf der Übungsdecke gleiten können. Oft hilft es, sich Baumwollsocken anzuziehen.

  Beginnen Sie den Sonnengruß mit den Zehenspitzen am oberen Ende der Matte. Dann haben Sie eine Markierung, um Hände oder den Fuß in gleicher Höhe aufzusetzen. Legen Sie ein Tuch vor die Decke, auf das Sie in Phase 6 Ihren Kopf auflegen können.

- Die beste Übungszeit für das Sonnengebet sind Sonnenaufgang und -untergang. In dieser Zeit bewegen sich, wie die alten Rishis lehren, die Lebensenergien anders: Sie ziehen sich mehr in Richtung Susumna-Kanal zurück. Das ist der haardünne Nervenkanal, der in der Mitte der Wirbelsäule hoch zum Gehirn verläuft. In dieser Zeit ist also ein stärkerer Einfluß auf das Zentralnervensystem und die psychischen Zentren möglich: Phantastisch für das Sonnengebet und die Meditation.

- Das Sonnengebet praktizieren Sie am besten mit der Stirn gen Osten, also zum Sonnenaufgang ausgerichtet; bei Sonnenuntergang natürlich gen Westen.

- Nur bei zunehmender Sicherheit praktizieren Sie mit geschlossenen Augen.
- Asanas wie das Sonnengebet decken alle körperlichen Schwächen auf: sei es im Muskelsystem, etwa in der Bauchmuskulatur, in der Rückenmuskulatur, in der Adduktorengruppe oder an anderer Stelle. Praktizieren Sie nicht an den Körpersignalen vorbei, Ihre Selbstwahrnehmungskärfte sollen arbeiten.

  Entdecken Sie einen leichten Schmerz, dann lösen Sie die Streckung ein wenig und verbleiben in einer gemäßigten *leichten* Streckung. Extremstreckungen sind erst zu empfehlen, wenn die Schwäche behoben wurde. Sie beschleunigen also den Heilungsprozeß, indem Sie das «Krisengebiet» nur leicht in Druck oder Streckung bringen.

  Überstreckungen bringen das Gegenteil: ein empfindlicher Ischiasnerv oder die Achillessehne können sich melden – oder ein Schmerz, der von irgendeinem Organ beziehungsweise einer Narbe herrührt, die sich ab und zu mal bemerkbar macht.

  Kein falscher Ehrgeiz bitte; bleiben Sie bei Ihrer individuellen Streckgrenze und schaffen Sie so die Voraussetzung, ihre Gesundheit aufzubauen und der psychischen Aufladung näherzurücken.
- Beherrschen Sie den Sonnengruß, reichen 1 oder 2 Durchgänge. Im 2. Durchgang können Sie noch intensiver üben und etwaige Fehler korrigieren. Nach Wunsch können Sie jedoch auch mehrere Sonnengebete hintereinander praktizieren.
- Nur bei regelmäßigem Üben wird Ihnen das Sonnengebet immer leichter fallen, bis Sie es «wie im Schlaf», ohne viel Nachdenken, beherrschen.

  Sie sollten anstreben, in jeder Phase etwa 6 Sekunden zu verbleiben. Wenn Sie schon lange dabei sind, werden Sie intuitiv auch länger ausharren. Danach sollten Sie das Sonnengebet einige Minuten in der Toten-Lage ausklingen lassen. Verspüren Sie nach dem Sonnengebet Nervosität, können Sie sicher sein, daß Sie irgend etwas falsch gemacht haben.

- Der Sonnengruß kann für sich allein praktiziert werden, aber man verbindet ihn am besten mit einem Pranayama. Natürlich ist der Wirkungsbereich des Sonnengrußes immens, daß aber alle anderen Asanas nun unwichtiger werden, wäre ein Trugschluß.

Für die alten Yogis war das Sonnengebet weniger eine Reihe von Asanas als ein Mudra. Mudra heißt Siegel. Siegel können – ich sagte es schon – aufbrechen. Das Aufbrechen des Siegels im Sonnengebet wirkt sich aus als Zunahme der Freude und mentalen Ruhe in und nach den Übungen.

Mudras sind immer verbunden mit einer Konzentration und Vorstellung.

Lassen Sie Ihre Vorstellungen mit Konzentration in das Sonnengebet einfließen. Das ist ein Weg, dem Sonnengebet Leben einzuhauchen.

Im folgenden einige Anregungen dazu:

- **Phase 1**: Sammeln Sie sich in Phase 1 mit dem Flüstern von OM. Versuchen Sie sich vorzustellen, daß es noch größere Sonnen gibt als die, die wir Menschen verehren. Erweitern Sie Ihre Vorstellungskraft.

- **Phase 2**: Seien Sie bereit; empfangen Sie mit dieser öffnenden Bewegung die heilenden Kräfte der Sonne.

- **Phase 3**: Verneigen Sie sich körperlich und geistig. Denken Sie daran, daß die Sonne maßgeblich daran beteiligt ist, pflanzliches, tierisches und menschliches Leben aufrechtzuerhalten und weiterzuentwickeln.

Machen Sie den Gruß an die Sonne in jeder Übungsphase zu einer Danksagung. Mögen die «sonnenartigen» Lebensenergien in Ihnen erwachen, Sie durchdringen. Mögen zweifelnde Gedanken und Kopfblockaden mit aufrichtigen Übungen beseitigt werden.

Erobern Sie das Sonnengebet, und entdecken Sie einen Teil Ihrer Natur.

Heilwirkung
Alles wesentliche wurde im einführenden Text zum Sonnengruß gesagt. Darum hier nur noch einmal die Stichworte:

Verdauungsfördernd; gegen Verstopfung; Lungenpflege; Kreislaufpflege; nervenberuhigend; mentale Ruhe, endokrine Drüsenpflege; den Busen pflegend und vergrößernd; gegen Menstruationsstörungen; gegen Haarausfall; Fettabbau im Bereich Bauch, Hüften, Beine, Halspartien und Kinn; Jungbrunnen-Übung: körperliche und geistige Fitneß bis ins hohe Alter; die Wirbelsäule wird in allen Bereichen gestärkt; aufrechte Haltung; Hautverschönerung; Kräftigung und Stärkung der Gesamtmuskulatur, insbesondere von Rücken, Taille, Bauch, Beinen, Armen, Händen, Handgelenken und Knien; Schwangerschaftshilfe durch Erleichterung der Geburt.

Die Übungen sind so aufgebaut, daß im klassischen Sinne alle psychischen Zentren angesprochen werden. Im besonderen Maße wird aber das Bauchzentrum (Manipura-Chakra) aktiviert, um die dort nach unten ausgerichtete Sonnenkraft nach oben zu lenken. Besonders hervorzuheben sind die Phasen 4 und 9. Hier werden – mit Rechts- bzw. Linksdruck der Oberschenkel zum Oberkörper – Energieblockaden gelöst, um den natürlichen Wechsel der Hauptnervenkanäle Ida und Pingala aufrechtzuerhalten. In Phase 6 wird das Herzzentrum (Anahata-Chakra) angesprochen und kann von Blockaden befreit werden.

Das Bauchheben (Uddiyana-Bandha)

Uddiyana bedeutet Hochfliegen und *Bandha* der auslösende, bindende Impuls, der diese Aufwärtsbewegung auslöst. Yoga ist die Kunst der Energielenkung «nach oben». Je mehr der Yogaübende versteht, pranische Energien nach oben zu richten, desto mehr werden die obenliegenden psychischen Zentren angeregt.

Diese Übung bringt über die physische Bemühung des Bauchhebens eine allmähliche Stabilisierung psychischer Kräfte. Außerdem kann man sie auch deshalb als Jungbrunnen bezeichnen, weil die Peristaltik des Darmes angeregt wird. Die Verdauungsorgane werden massiert, und überflüssiges Fett in der Bauchgegend verschwindet.

1 Stellen Sie sich hin, und grätschen Sie die Beine. Beugen Sie sich etwas vornüber, und stützen Sie die Hände auf die Knie.

In dieser Stellung entleeren Sie die Lunge, indem Sie mehrmals auf Ha-ha-ha ausatmen, bis Sie das Gefühl haben, wirklich ausgeatmet zu sein.

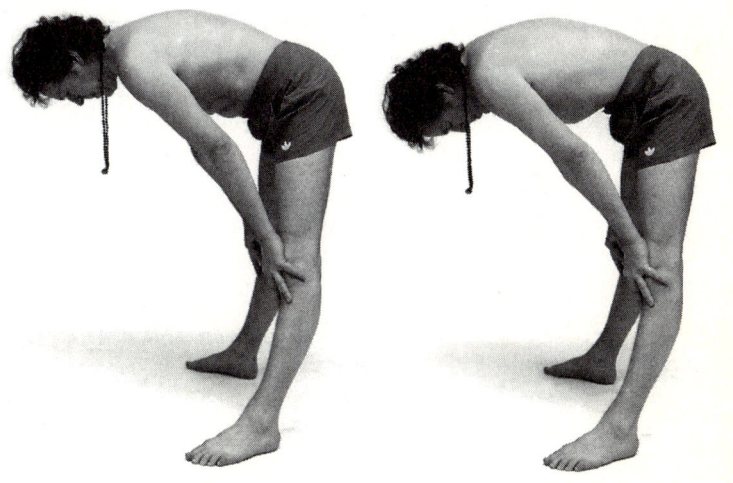

Zur weiteren Verfeinerung der Asanas

2 Sie halten nun den Atem an und versuchen, die Bauchdecke zur Wirbelsäule «hochzuheben», so hoch wie möglich. (Wenn Sie den Druck der Hände auf die Knie verstärken und versuchen, das Kinn so nah wie möglich an die Brust zu bringen, wird es Ihnen leichter gelingen.)

Versuchen Sie daher, ohne wieder einzuatmen, im ausgeatmeten Zustand die Bauchdecke etwa 3- bis 5mal hochzuheben.

3 Jetzt atmen Sie wieder ein, indem Sie den Kopf hochnehmen, die auf den Knien liegenden Hände lockern und die Bauchmuskeln entspannen.

4 Üben Sie 2- bis 3mal, danach ruhen Sie sich in der Toten-Lage (Savasana) aus.

Achtung

Gehen Sie auch bei dieser Bewegung behutsam vor! Daß sie nicht nach einer richtigen Mahlzeit praktiziert werden darf, versteht sich von selbst.

Üben Sie vor einem Spiegel, und schauen Sie zu, wie der Bauch beim Hochziehen verschwindet! Vergessen Sie nicht, beim Bauchheben das Kinn möglichst nahe an das Brustbein zu bringen. Geben Sie die Konzentration in den Bauchraum, ins Bauchnabelzentrum, und stellen Sie sich vor, daß beim Bauchheben die Lebensenergien Apana (Sitz: Unterleib) und Samana (Sitz: Bauchnabelzentrum) sich die Wirbelsäule hoch zum dritten Auge bewegen. Wer die Lebensenergien auffängt und vereinigt, wird höhere Zentren erreichen können. Dort kann der normale Zerfall der Körperzellen etwas aufgehalten werden. Je höher das Zentrum, desto subtiler die Energieverteilung zu den Körperzellen hin. In einer tiefen Meditation haben die Lebensenergien sich automatisch in höheren Zentren stabilisiert.

Variation

1 Wenn Sie das Uddiyana-Bandha im «Stakkato» beherrschen, versuchen Sie die Bauchdecke nach der Ausatmung anzuheben und sie 2 bis 5 Sekunden oben zu lassen.

Konzentrieren Sie sich während dieses Bauchhebens möglichst auf die Vorstellung, daß Sie die erwärmende Energie entlang der Wirbelsäule zum Ajna-Chakra zwischen den Augen schicken. Dort lassen Sie die Lebensenergie.

Heilwirkung
Die Entwicklung einer psychischen Stabilität wird durch das nach oben umgelenkte Prana verstärkt. Sie fühlen sich gesund, jung und voller Vitalität.

Die Bauchorgane werden massiert, der wichtige Zwerchfellmuskel gestärkt und das richtige Atmen positiv beeinflußt. Die Bauchmuskulatur stärkt sich, und etwaige Fettpolster werden verschwinden. Die Nerven des Solarplexus werden aktiviert. Klassisch gesehen stärkt die Übung das Bauchzentrum (Manipura-Chakra); die Lebensenergien Apana und Samana bewegen sich nach oben.

Die Isolierung der Bauchmuskulatur (Nauli und Lauliki)

Voraussetzung für diese Übung ist, daß Sie das Bauchheben sicher ausführen können. Dennoch wird das Erlernen von Nauli schon einige Monate in Anspruch nehmen.

Diese beiden Übungen sind in ihrer Wirkung, die Bauchorgane zu pflegen und die Entschlackung zu fördern, jeder anderen Übung (woher sie auch kommen mag) überlegen.

Fortgeschrittene im Yoga bedienen sich mit Vorliebe dieser beiden Techniken, da eine kontrollierte Verdauung auch das Erreichen von tieferen Konzentrationsschichten ermöglicht. Eine chronisch schlechte Verdauung setzt die Konzentrationsfähigkeit des Menschen erheblich herab. Zu empfehlen sind beide Übungen deshalb morgens nach dem Aufstehen, um den Stuhlgang zu beeinflussen.

Machen Sie also den Versuch, diese beiden Techniken zu meistern. Dann wäre ein großer Schritt in Richtung physisch-geistiger Kontrolle getan.

Die Schwierigkeiten in der Nauli liegen in den geraden Bauchmuskeln. Diese Muskelstränge führen vom Schwertfortsatz des Brustbeins am Brustkorb nach unten bis zum Schambein. Sie sind durch die Linea Alba, einen Sehnenstreifen in der Mitte, getrennt.

Nun arbeitet der gerade Bauchmuskel gewöhnlich nur im Zusammenspiel mit anderen Muskeln. Dieser Muskel muß also durch Nauli unabhängig gemacht, isoliert werden, damit er sich entsprechend bewegt und sichtbar wird.

1 Führen Sie das Bauchheben (Uddiyana-Bandha) aus.
Sie halten, ganz ausgeatmet, das Kinn in der Nähe der Brust und versuchen die Bauchdecke im angehobenen Zustand zu lassen.

2 Sie sind ausgeatmet, halten den Atem an, die Bauchdecke ist nach oben gerichtet.
Nun versuchen Sie, Ihr Gewicht auf das rechte Bein zu übertragen. Neigen

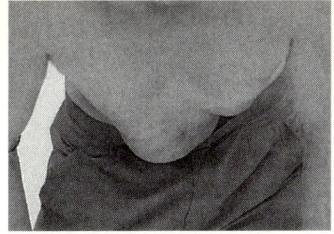 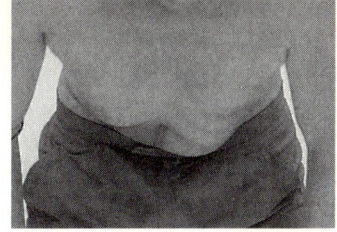

Sie ebenfalls den Rumpf und den Kopf etwas nach rechts. Drücken Sie jetzt mit der rechten Hand auf das rechte Knie.

Durch diesen Druck wird der gerade Bauchmuskel nach rechts gelenkt und soll «herausspringen», sichtbar werden.

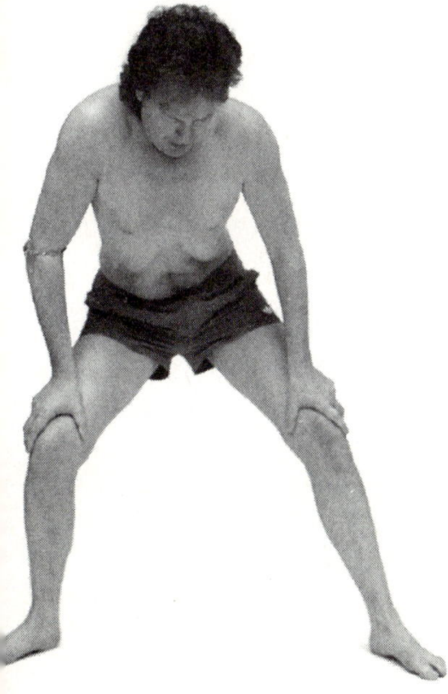

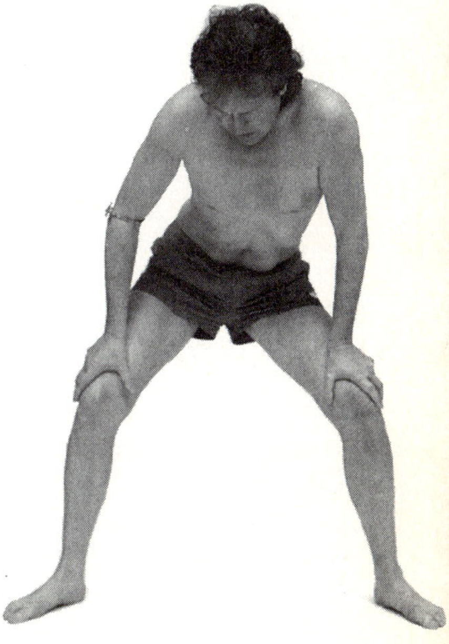

3 Übertragen Sie nun den Druck auf die linke Hand und das linke Knie. Ihr Gewicht wird also auf das linke Bein verlagert. Jetzt wird der Bauchmuskel veranlaßt, sich nach links zu verlagern; er «springt» dort ebenfalls «heraus». (Dieser Vorgang heißt *Lauliki*.)

4 Drücken Sie jetzt gleichzeitig auf beide Knie, um somit den geraden Bauchmuskel nach vorne in die Mitte zu verlagern. (Dieser Vorgang heißt *Nauli*.)

5 Üben Sie Nauli jeweils 3- bis 5mal rechts, links und Mitte.

Achtung
Sie brauchen viel Geduld. Es ist gut möglich, daß Sie anfänglich das Hervortreten des Muskels nach rechts oder links kaum oder gar nicht spüren. Üben Sie weiter, bis Sie schließlich das Hervorspringen empfinden und immer besser den Muskel nach rechts, links und in die Mitte hinein verlagern können.

Heilwirkung
Die Übung stellt beste Bauchorganmassage dar. Der Unterleib wird vermehrt durchblutet, der Solarplexus gestärkt.

Die Kunst, auf dem Boden zu sitzen

Viele Bewohner der westlichen Welt haben Schwierigkeiten, eine Yogaposition einzunehmen. Meist ist eine ungenügende Streckung daran schuld. Beim ersten Versuch, auf dem Boden zu sitzen, werden die Knie vielleicht hoch über dem Boden bleiben. Je mehr die Knie sich dem Boden annähern, desto angenehmer wird der Yogasitz, und desto leichter können Sie eine aufrechte Kopf- und Wirbelsäulenhaltung einnehmen. Eine aufrechte Kopf- und Wirbelsäulenhaltung aber, die Sie lange beibehalten können, wird Ihnen behilflich sein, die innere Sammlung bei Pranayamas (Atemübungen), Konzentrations- und Meditationsübungen zu entdecken.

Die physischen und psychischen Kräfte in einem Menschen können sich nur in einer aufrecht gehaltenen Wirbelsäule vollends entfalten. Das Nervensystem mit seinen unzähligen Hauptnerven wird oft symbolisch als Baum mit zahllosen Ästen dargestellt, wobei die Wirbelsäule den Stamm bildet.

Die gerade Wirbelsäule und die aufrechte Kopfhaltung sind mit der Yogapraxis untrennbar verbunden. Darum ist es unerläßlich, dem aufrechte Sitzen große Aufmerksamkeit zu schenken.

Beim Erlernen eines schönen Yogasitzes möchte ich allerdings vor Übertreibung warnen! Urvater Yogi Patanjali wies ausdrücklich auf das Ziel hin, einen Sitz, eine Haltung zu finden, die «fest und angenehm» ist.

Natürlich gibt es vorbereitende, streckende Übungen, um z. B. den Lotus-Sitz zu erreichen. Diese Übungen möchte ich Ihnen jedoch nicht vermitteln, da ich sie als unnatürlich ablehne. Durch regelmäßiges Üben der Asanas werden ganz automatisch Muskeln, Sehnen und Bänder, Millimeter um Millimeter, gestreckt, und die Wirbelsäule wird kräftiger. Sie werden nach und nach das Sitzen auf dem Boden als angenehm erfahren; das ist eine ganz natürliche Entwicklung.

Ich habe viele Leute kennengelernt, die unnatürliche Streckungen vornahmen, bis sie tatsächlich im ästhetischen Habitus des Padmasana-Lotus thronten. Das geschah meist mehr für andere, z. B. als lebendes Anschauungsmaterial bei einer Tasse Tee und Gebäck, bis sie sich schließlich, den ausgeglichenen Gesichtsausdruck verlierend, aus ihrem Sitz befreien mußten: Schmerzen in den Waden, Fußgelenken oder Hüften!

Der Padmasana-Lotus ist ein ausgesprochen schöner Meditationssitz, der für die meisten Europäer aber schwer zu erreichen ist. Doch jeder Yogainteressent kann einfach auf dem Boden sitzend beginnen, in wirkungsvoller Weise Atemübungen zu praktizieren (z. B. die Atembeobachtung, siehe Seite 69 und 220). Niemand sollte sich monatelang abmühen, eine schwierige Sitzhaltung zu entwickeln, um dann erst mit der Entfaltung von Pranayamas zu beginnen.

Ein einfaches Hilfsmittel, um im Sitzen eine gerade Wirbelsäulen- und Kopfhaltung zu erzielen sowie die Knie in Bodennähe zu bringen, ist:

Der Deckenrollen-Sitz

1 Falten Sie eine dicke, weiche Decke zur Hälfte zusammen. Jetzt rollen Sie die Decke etwa halb zusammen. Sie setzen sich nun mitten auf diese Rolle und versuchen, die geforderte Wirbelsäulen- und Kopfhaltung einzunehmen.

Beine einfach überkreuzen. Sie werden feststellen, daß die Knie dem Boden ziemlich nahe kommen. Dieser Sitz ist bequem, und Sie werden nicht von störenden Muskel- und Gliederschmerzen abgelenkt.

Bemerkung
Ältere Menschen, die nur mit Mühe auf dem Boden sitzen können, sollten sich einfach auf einen Stuhl setzen und darauf achten, sich nicht anzulehnen und Wirbelsäule und Kopf aufrecht zu halten. Denn: Eine gerade Kopf- und Wirbelsäulenhaltung ist etwas, was unbedingt beibehalten werden muß!

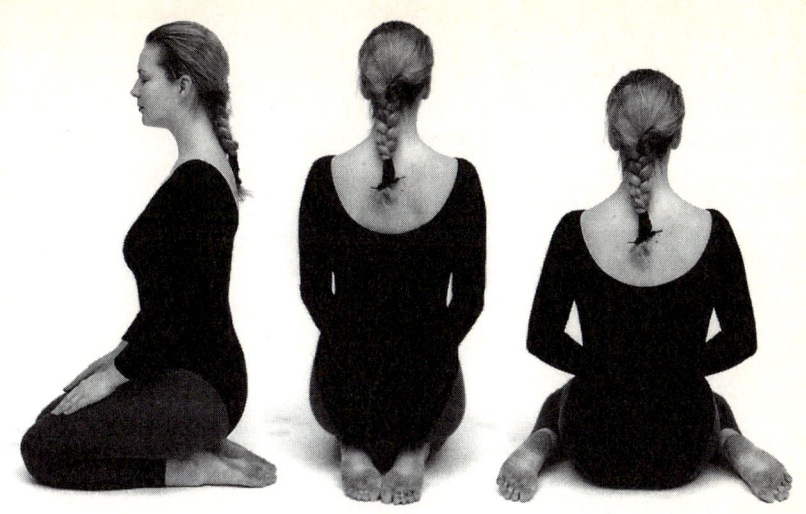

Der Diamant-Sitz (Vajrasana)

Vajra drückt eine mächtige, harte und feste Beschaffenheit aus. Ein Diamant hat diese Eigenschaften und ebenso der Sitz, der fest und angenehm ist.

1 Setzen Sie sich auf die Fersen, die nach außen gerichtet sind. Achten Sie auf eine gerade Kopf- und Wirbelsäulenhaltung. Halten Sie die Knie zusammen. Die großen Zehen müssen sich treffen. Legen Sie die Hände auf die Oberschenkel. Ziehen Sie die Schulterblätter ein wenig mehr zusammen. Versuchen Sie, felsenfest zu sitzen!

Bemerkung
Sie können die Fersen auch weiter nach außen richten, so weit, bis Sie zwischen den Fersen auf dem Boden sitzen. Bei regelmäßiger Übung wird Ihnen das bald gelingen, und die Beine werden entlastet.

Achtung

Falls Sie schwache Fußgelenke haben, falten Sie eine Decke um die Füße! Halten Sie keine unnötigen Schmerzen aus! Normalerweise sollten Sie nach einer Vollmahlzeit kein Yoga praktizieren, sondern 2 bis 3 Stunden warten. Doch im Diamant-Sitz kann man ausnahmsweise ein paar Minuten nach dem Essen verweilen, dadurch werden die Verdauung und der Stoffwechsel angeregt.

Frauen können diese Stellung als Konzentrations-Meditationssitz entwickeln. Sitzen Sie heute 1 Minute, morgen 2 Minuten - allmählich steigern.

Männer sollten diesen Sitz mit nach außen gerichteten Fersen üben und darauf achten, die Knie etwas auseinander zu halten, da sonst der Druck auf die Geschlechtsorgane die Konzentration zu sehr ablenken würde.

Heilwirkung

Der Sitz bringt die innere Ruhe zur Entfaltung, erzieht zur aufrechten Kopf- und Wirbelsäulenhaltung. Die Verdauung und der Stoffwechsel werden günstig beeinflußt und Ischiasschmerzen gelindert.

Der Schneider-Sitz (Sukhasana)

Sukha heißt der Leichte, der Angenehme; der Sukhasana ist also ein leichter, angenehmer Sitz, den jeder erlernen kann.

Der Volksmund sagt Schneider-Sitz, da Schneider früher in dieser Haltung auf dem Tisch saßen. Der Sukhasana ist ein Sitz, der auch dem steifsten Körper die notwendige Ruhe verschaffen kann.

1 Setzen Sie sich hin, und strecken Sie die Beine aus. Überkreuzen Sie Füße und Beine. Greifen Sie mit der linken Hand die rechte Fußspitze und mit der rechten Hand die linke Fußspitze.

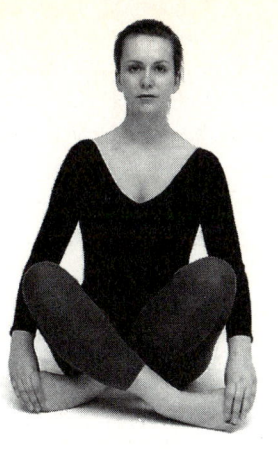 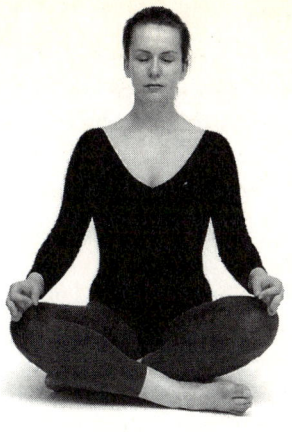

2 Ziehen Sie jetzt beide Füße näher an den Körper heran. Achten Sie darauf, die Füße nur so weit an den Körper heranzuziehen, daß Sie noch bequem sitzen können. Um den Sitz noch angenehmer zu gestalten, versuchen Sie, bei gerader Wirbelsäulen- und Kopfhaltung leicht und kurz hin und her zu wippen, mit der Gewichtsverlagerung auf die rechte bzw. linke Gesäßhälfte.

Achtung
Die Beine lassen sich unterschiedlich stark strecken bzw. heranziehen. Finden Sie an sich selbst heraus, welcher Fuß oberhalb liegen soll! Entscheiden Sie Ihrem Wohlbehagen entsprechend.

Bemerkung
Es gibt klassische Skulpturen und Abbildungen von Yogaübenden Indiens, die im Sukhasana sitzen, und zwar mit weit stärker an den Körper herangezogenen Füßen, so daß die Knie hochkommen. Sie sitzen regelrecht in einem Gürtel, der vorne die Knie umschließt (um den Druck der Beine aufzufangen) und hinten den Rücken umläuft. Das mag lächerlich erscheinen, aber es ist wichtiger, Konzentration über Yoga zu erlangen, als sich von einem schmerzenden Körper von der inneren Sammlung ablenken zu lassen.

Der Schuster-Sitz (Baddha-Konasana)

Baddha heißt hinbewegen und *Kona* Winkel. Bei dieser Übung sollen die Knie allmählich zum Boden hinbewegt werden. Je näher die Knie am Boden sind, desto gerader können Sie die Wirbelsäule halten. Wenn die Knie den Boden berührten, ständen Rumpf und Oberschenkel etwa im rechten Winkel (Kona) zueinander.

1 Setzen Sie sich bitte hin. Sie beugen die Knie und legen die Fußsohlen aneinander. Falten Sie die Hände um die Füße, oder umfassen Sie die Fußgelenke. Versuchen Sie, die Wirbelsäule so gerade wie möglich zu halten.

2 Drücken Sie langsam und sanft die Knie gegen den Boden. 3 bis 5 Sekunden den Druck nach unten beibehalten. Ihr Ziel ist, mit den Knien den Boden zu berühren!

3 Lösen Sie allmählich den Druck der Knie zum Boden hin.

4 Üben Sie 3mal täglich – je 5mal.

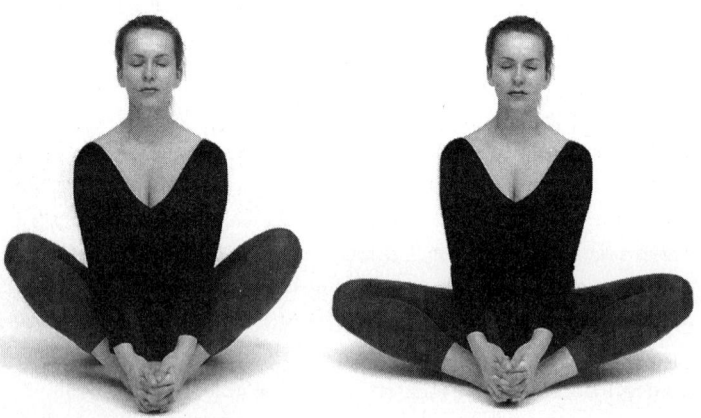

Achtung

Bitte regelmäßig und ohne Übertreibung üben. Die Knie Millimeter um Millimeter dem Boden näher bringen.

Heilwirkung

Ober- und Innenschenkel werden gestreckt. Die Muskeln der Becken- und Kreuzgegend werden gestärkt, eine gute Vorbereitung z. B. für eine Geburt.

Die Übung lindert oder verhütet Menstruationsbeschwerden.

Das Weisheits-Siegel (Jnana-Mudra)

Jnana heißt Weisheit. *Mudra* heißt Siegel. Jnana-Mudra ist eine wichtige Konzentrations- und Meditationsfingerstellung, die Sie sich aneignen sollten. Denn es ist durchaus nicht gleichgültig, wie die Hände und Finger bei den Übungen gehalten werden.

Eine gezielte Hand- und Fingerhaltung ist ein Hilfsmittel, um Konzentration zu finden.

Die Jnana-Mudra hat sich als konzentrationsstärkend erwiesen und wird seit Jahrtausenden als eine der besten Meditationsfingerstellungen empfohlen.

1 Sie sitzen in einem Yogasitz und achten auf eine gerade Kopf- und Wirbelsäulenhaltung.

Führen Sie den Daumen- und Zeigefingerverschluß aus, das heißt, halten Sie Daumen und Zeigefinger zusammen. Beide Finger nehmen also Kontakt durch Berührung auf. Halten Sie die restlichen Finger ganz

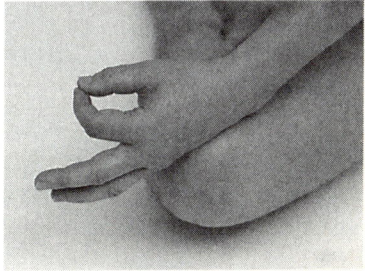

gelöst, anders als auf dem Foto. Hier mußte ich die Finger gestreckt halten, damit Sie die Daumen-Zeigefinger-Stellung gut erkennen können.

Setzen Sie die seitlichen Handballen mit einem kurzen, aber festen Druck auf die Knie auf: also rechter Handballen auf dem rechten Knie, linker Handballen auf dem linken Knie.

Achtung

Im Diamant-Sitz (siehe Seite 205) ruhen die Handballen auf den Oberschenkeln, da Sie sonst Ihre Wirbelsäule nicht gerade halten könnten.

Mit dem Daumen- und Zeigerfingerverschluß wird der Kreis der *sensorischen* Nerven geschlossen, so daß wenig störende Gedanken auftreten werden.

Und mit der Auflage der Handballen auf den Knien wird der Kreis der *motorischen* Nerven angesprochen, was bedeutet, daß Sie so wenig wie nur möglich durch körperliche Schmerzen abgelenkt werden.

Ich erinnere mich an eine Zahnarzthelferin, die an einem meiner Yogakurse teilnahm. Sie erzählte mir, daß ihr Chef dem Patienten während der Behandlung bei plötzlich auftretenden Schmerzen diese Hand- und Fingerhaltung verordnete. Zu ihrer Verwunderung trat dadurch in vielen Fällen tatsächlich eine Schmerzlinderung ein.

Der Weisen-Sitz (Siddhasana)

Ein *Siddha* ist ein Yogi oder Weiser mit übernatürlichen Kräften. Der Weisen-Sitz und der Lotus-Sitz werden in den Schriften als die Sitzpositionen hervorgehoben, die den Praktizierenden helfen, hohe Pranayamas (Selbstverwirklichungstechniken) bis zur letzten Stufe hin zu entwickeln.

Dieser Sitz Siddhasana ist in seiner eigentlichen Form recht schwierig. Ich stelle Ihnen deshalb die leichtere Fassung des Weisen-Sitzes vor und empfehle ihn besonders. Sie können mit dieser leichteren Form effektvolles Atmen entwickeln. Ob Sie nun die Yogiatmung, die Atembeobachtung oder nur stilles, in sich gekehrtes Dasitzen praktizieren, die Konzentration während der Übung wird sich vertiefen.

In einigen Yogabüchern finden sich oft recht unterschiedliche Erläuterungen zum Weisen-Sitz, wie z. B. «nur für Männer geeignet». Das hängt damit zusammen, daß der Weisen-Sitz in der schwierigsten Form zeitweise von indischen Mönchen (Sadhus) praktiziert wird, von Männern, die bei ihrer Aufnahme ins Kloster (Ashram) ein Keuschheitsgelübde ablegen. Sie nehmen diesen Sitz ein, um ihren Geschlechtstrieb in subtilere Energien der Selbstfindung umzuformen (Ojas genannt). In dieser schwierigen Form wird die eine Ferse soweit als möglich an den After gezogen, dann wird die andere Ferse so nah wie möglich an den Bauch gebracht und oberhalb der Geschlechtsorgane aufgelegt. Der Sitz in dieser Form könnte zu Impotenz führen. So mag diese harte Form des Siddhasana eine Methode sein, um einem konzentrationshemmenden Geschlechtstrieb eines Mönches Einhalt zu gewähren.

Bitte erinnern Sie sich an die Anweisungen der höchsten Autorität im Yoga, Urvater Patanjali: «Der Sitz soll fest und angenehm sein.»

Suchen Sie sich deshalb einen bequemen Sitz heraus, wo Sie Wirbelsäule und Kopf gleichermaßen gerade halten können. Die leichte Form des Weisen-Sitzes kann selbstverständlich von Frauen und von Männern praktiziert werden.

1 Setzen Sie sich bitte hin. Strecken Sie das linke Bein aus, und halten Sie den linken Fuß etwas seitlich geneigt.

Sie greifen jetzt den rechten Fuß mit den Händen und legen ihn sorgfältig an die Kniekehle des linken Knies, so daß die rechte Fußsohle am Oberschenkel des linken Beines anliegt.

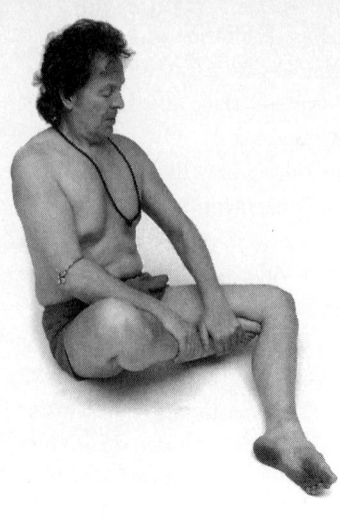

2 Versuchen Sie nun, mit der rechten Hand den rechten Fuß in der linken Kniekehle zu halten, während Sie jetzt das linke Knie beugen und den linken Fuß unter dem rechten Wadenbein (rechter Fuß bleibt also wohlgemerkt in der linken Kniekehle) durchziehen, bis die linke Fußsohle zwischen Oberschenkel und Wade des rechten Beines liegt. Achten Sie zugleich auf eine gerade Kopf- und Wirbelsäulenhaltung!

3 Wenn Sie nach unten zu ihren Füßen sehen, müssen die sich überkreuzen. Die Fersen sollen sich im gleichen Abstand zum Körper hin befinden.

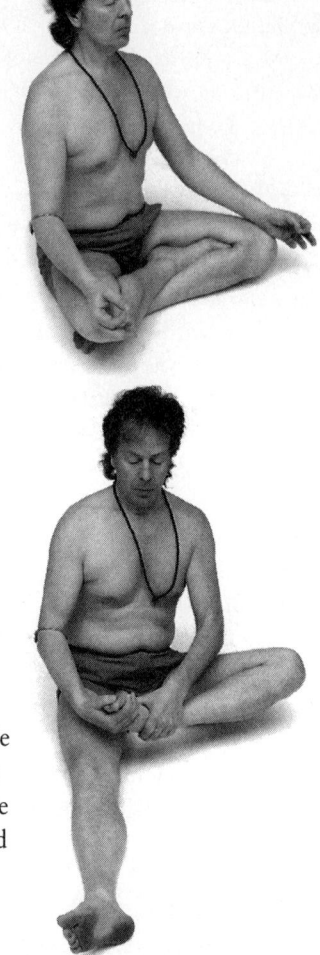

Achtung
Um diesen Sitz zu entwickeln, sollten Sie abwechselnd praktizieren, also mal den linken Fuß in die rechte Kniekehle und mal den rechten Fuß in die linke Kniekehle legen.

Der Lotus-Sitz (Padmasana)

Padma heißt Lotus. Zweifellos ist dies die schönste und «stärkste» Sitzpose, um Pranayamas und Meditationsübungen auszuführen.

Wie es der schönen Lotusblume gelingt, dem Drang zur Sonne folgend, ihre Blütenpracht an der Wasseroberfläche zu entfalten, so gelingt es dem im Padmasana sitzenden Yogi, seine Konzentrationskraft so zu bündeln, daß er von seiner Versklavung durch die Sinneswelt loskommt. Diese Stellung wird in den Schriften mit Recht verherrlicht. Für den westlichen Yogainteressierten ist sie jedoch schwer ausführbar, da die Muskeln, Sehnen und Bänder, die ein angenehmes Sitzen im Lotus-Sitz ermöglichen würden, ungenügend gedehnt sind. Regelmäßiges Üben der Hatha-Yoga-Asanas trägt automatisch dazu bei, auf natürliche Weise auch die Muskeln, Bänder und Sehnen zu strecken, so daß Sie immer lieber in Ihrem Sitz verweilen mögen.

Üben Sie anfangs auf der Deckenrolle sitzend oder im Schneider-Sitz, und entwickeln Sie nebenbei den Weisen-Sitz und Lotus-Sitz. Geben Sie sich Zeit und übertreiben Sie nicht.

Entscheiden Sie sich also

für einen Ihnen angenehmen und festen Sitz, bei dem Sie länger in gerader Kopf- und Wirbelsäulenhaltung sitzen können. Bleiben Sie erst nur eine halbe Minute in dem betreffenden Sitz. Wenn Sie tagtäglich üben, werden Sie es allmählich immer länger bequem aushalten. Sollten Sie während Ihrer Übungen durch Schmerzen abgelenkt werden, versuchen Sie nicht, «sich zusammenzunehmen». Was hätte das für einen Sinn? Strecken Sie die Beine aus, und versuchen Sie trotzdem mit gerader Wirbelsäule und aufrechter Kopfhaltung unbeirrt weiterzuüben.

Sie können sich auch an eine etwa 60 cm breite und 35 cm hohe, harte Schaumstoffrolle anlehnen, die an der Wand liegt. Das geht natürlich nicht, wenn Sie schon auf der Deckenrolle sitzen. Lehnen Sie sich aber nicht voll gegen die Rolle. Sie sollten sich die Fähigkeit, selbständig zu sitzen, nicht nehmen lassen, sondern lediglich fest an diese Rolle heranrücken; sie verhindert ideal das untere Einknicken der Wirbelsäule. Wenn Sie fest gegen die Rolle gedrückt sitzen, bringen Sie Ihre Wirbelsäule in eine aufrechte Position. Bewußt sollten Sie die Wirbelsäule nur anlehnen, wenn Muskel- und Gliederschmerzen Sie daran hindern, konzentriert weiterzuüben. Dann dürfen Sie sich leicht anlehnen.

Lehnen Sie währen des Übens nie den Kopf an die Wand. Dadurch würden Atemkontrolle und Energiefindung erheblich herabgesetzt.

Vorübung

Es ist zu empfehlen, erst die leichtere Form des Lotus-Sitzes zu praktizieren, wobei zunächst nur ein Bein in der Lotus-Stellung verweilt, das andere Bein aber bodennah bleibt und so gut es geht an den Oberschenkel herangezogen wird.

Sie sollten mal mit der linken Fußsohle, mal mit der rechten Fußsohle, jeweils auf dem anderen Oberschenkel liegend, den Lo-

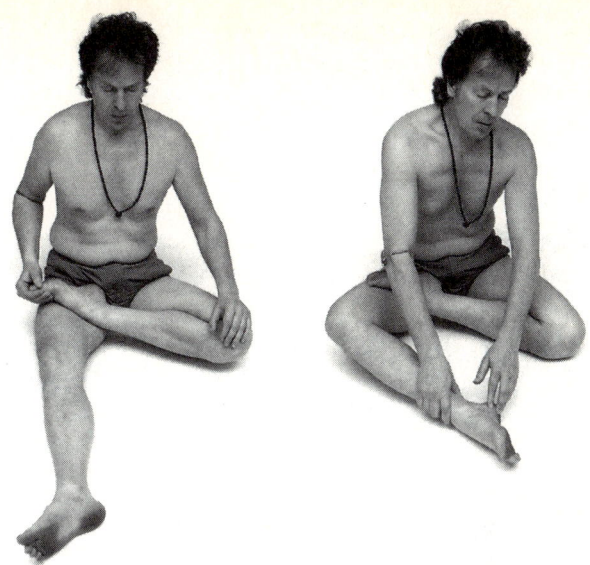

tus-Sitz praktizieren. Die erforderliche Streckung wird sich verbessern, und es ist durchaus möglich, daß Sie nach etwa 3 Monaten den Original-Lotus-Sitz erreichen. Ansonsten sollten Sie sich mit der leichten Form zufriedengeben, die immerhin eine fünfzigprozentige Heilwirkung des Originalsitzes verspricht.

1 Bitte setzen Sie sich hin, und strecken Sie die Beine aus. Beugen Sie das linke Knie, fassen Sie mit den Händen den linken Fuß, und bringen Sie ihn, über das rechte Bein hinweg, so dicht wie möglich in Bauchnähe.
Die linke Fußsohle ist nach oben gerichtet.

2 Dann beugen Sie das rechte Knie, fassen den rechten Fuß mit den Händen und ziehen ihn in gleicher Weise vorsichtig, *unter* dem linken Bein hindurch, so nah es geht an den linken Oberschenkel heran.

Zur weiteren Verfeinerung der Asanas

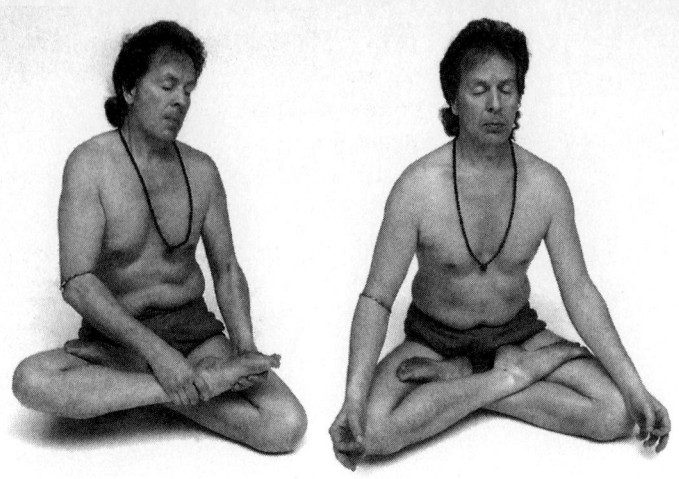

Wenn Sie diese Vorübung beherrschen und Sie die leichtere Variante des Lotus-Sitzes bequem einnehmen können, üben Sie den eigentlichen Lotus-Sitz.

1 Bitte setzen Sie sich hin, und strecken Sie die Beine aus. Beugen Sie das rechte Knie, fassen Sie mit den Händen den rechten Fuß, und bringen Sie ihn, über das linke Bein hinweg, so dicht wie möglich in Bauchnähe.
Die Fußsohle ist nach oben gerichtet.

2 Dann beugen Sie das linke Knie, fassen den linken Fuß mit den Händen und ziehen ihn gleicherweise vorsichtig über das rechte Bein hinweg.

Achtung
Verbleiben Sie erst wenige Sekunden im Sitz, und steigern Sie die Dauer jeden Tag etwas: $1/2$ Minute, 1 Minute, 2 Minuten. Üben Sie regelmäßig. Bei auftretenden Schmerzen in den Fuß- und Kniegelenken o. ä. lösen Sie sofort den Sitz.
«Einen Sitz erreichen» bedeutet, daß man in dieser Haltung

mindestens eine halbe Stunde, ohne vom Körper abgelenkt zu werden, sitzen oder üben kann.

Üben Sie den Lotus-Sitz abwechselnd, mal das linke Bein Fußsohle zuoberst aufliegend, mal das rechte Bein.

Heilwirkung
Die Wirbelsäule wird gestärkt und gerichtet. Die Bauchorgane werden gekräftigt. Die Bauchgegend wird vermehrt durchblutet, da sich der Bluttransport zu den Beinen hin vermindert. Die Nerven beruhigen sich.

III. Konzentrationstechniken

Die verfeinerte Atembeobachtung
(Sah-Ham)

Sah-Ham bedeutet Ich bin Er. Das sind Laute, die unmittelbar mit der Ein- und Ausatmung zusammenhängen. Die Yogis lehren, daß der innere Laut *Sah* entsteht, wenn der Mensch einatmet; atmet er aus, dann erklingt unhörbar im Innern der Laut *Ham*. So flüstert der Mensch diese Wortformel innerhalb von einer Stunde etwa 900mal.

Der Atem erinnert mit diesem «Ich bin Er» an die Beziehung zwischen Mensch und Kosmos (Gott). Die Beziehung und Empfangsfähigkeit, die Feineinstellung zu kosmischen Energiebewegungen hin, kann wiederhergestellt werden. Sah-Ham ist ein *Mantra* (Kraftwort), durch das man nach langem Üben die OM-Schwingung erfahren kann.

Das Üben der Atembeobachtung, wie sie in der Vollentspannungsmethode (siehe Seite 69) gelehrt wird, kann zur Entspannung der sensorischen Nerven führen. Durch das Einfügen des Mantras Sah-Ham wird die Tiefenwirkung der Atembeobachtung verstärkt.

Man sagt im Yoga, der Atem binde die Seele an den Körper. Wer lange und regelmäßig Sah-Ham übt, wird sich zeitweise aus seiner Körperumklammerung befreien können. Er wird erfahren, daß sein körpergebundenes Ichbewußtsein an Wirklichkeit verliert. Dieses etwas trügerische Bewußtsein: «Ich bin der Körper und nichts anderes» ist ein Traum, den man nicht mehr weiterträumen möchte. Durch die Fähigkeit, das Bewußtsein überall im Körper zu *lenken*, die über die Körperübungen erreicht wird, muß jetzt die Fähigkeit erlangt werden, das Bewußtsein dem Körper zu *entziehen*. Doch bitte keine Angst bei diesen Worten: Diese Fähigkeit wird physische, aber vor allen Dingen psychische Kraft wachrufen!

Im Tiefschlaf wird das Bewußtsein eines Menschen dem Körper

unbewußt entzogen. In Sah-Ham versuchen Sie nun, *bewußt* zu beobachten, tiefer zu steigen und Ihre Aufmerksamkeit auf Dinge zu richten, die Sie sonst schlafend umgehen.

Sah-Ham erweckt die Konzentrationsfähigkeit, ein freudvolles und friedvolles Erlebnis von innen heraus zu erzeugen. Haben Sie also keine Angst, und üben Sie mit Geduld!

Im Yoga entfaltet sich nie etwas, das nicht Ihrem Herzenswunsch und Ihrer Reife entspräche. Herz und Hirn sind gute Partner, wenn sie zusammenarbeiten, und fachgerechter Yoga sollte diese Herz-Hirn-Verbindung schaffen.

Viele Yogapraktizierende haben von der Atembeobachtung gehört und sie auch ausgeübt, aber es sind wenige, die verstanden haben, sie *tiefenwirkend* zu entwickeln. Das Fortschreiten im Yoga, sei es in Asanas oder Pranayamas, ist stark davon abhängig, ob der Übende während des Praktizierens feine Nuancen wahrnehmen kann, sich an ihnen orientiert und somit Boden und Basis findet, um weiter fortzuschreiten.

Betrachten Sie die Atembeobachtung und besonders Sah-Ham als eine Kunst, die Sie erlernen können.

Am besten beginnen Sie ohne große Erwartungen, ganz frei und unbelastet, so können Sie schnell Übungsresultate, die in die Nähe meditativen Erlebens kommen, erzielen.

1 Nehmen Sie einen Yogasitz ein. Halten Sie, wie immer, Kopf und Wirbelsäule gerade. Die Hände entspannt auf die Knie auflegen.

2 Sie öffnen die Augen halb und schließen sie dann allmählich. Sammeln Sie Ihre Aufmerksamkeit im Zentrum zwischen den Augen, Ajna-Chakra, und beobachten Sie Ihren Atem.

3 Hauchen Sie mehrmals fein auf Ha-ha-ha aus. Wenden Sie keine Willenskraft an, seien Sie nur Zuschauer. Kontrollieren Sie nur den Atem, indem Sie ihm einfach freien Lauf lassen.

Erzwingen Sie also nicht die Ein- oder Ausatmung, und führen Sie sie nicht bewußt herbei, sondern lassen Sie den Atem fließen. Geben Sie ihm vollkommene Freiheit, und seien Sie unbedingt aufmerksamer Beobachter, indem Sie alles wahrnehmen, was der Atem unternehmen will.

4 Wenn Sie empfinden können, wie die Einatmung kommt und wie die Ausatmung geht, können Sie Sah-Ham einflechten.

5 Wenn Sie den Beginn einer *Einatmung* fühlen, fangen Sie auch innerlich an, *Sah* zu sprechen, langgezogen, bis die Einatmung endet. Mit Beginn der *Ausatmung* fangen Sie innerlich an, *Ham* zu sprechen, langgezogen, bis die Ausatmung endet.

Achtung
Sprechen Sie Sah wie *Soh* aus. Das o, wie in besonnen, halten Sie lang an, bis die *Einatmung* sich vollzogen hat.
    Dasselbe gilt für Ham, das wie *Hom* ausgesprochen wird. Das o, ebenso wie in besonnen, halten Sie so lange an, bis die *Aus*atmung sich vollzogen hat.
    Sah-Ham (also Soh-Hom) soll innerlich, mental geflüstert werden. Weder die Zunge noch die Lippen dürfen sich bewegen!
    Bei allem, was der Atem unternimmt, bleiben Sie *Zuschauer*. Geht er anfangs schnell, so soll er sich «austoben»! Beobachten Sie ihn einfach weiter, er wird allmählich zur Ruhe kommen.

Ziel der Atembeobachtung ist es, Atem*pausen* zu finden. Man kommt von selbst an einen Punkt, an dem man feststellt, daß die Einatmung Sah vollendet ist, der Atem aber dennoch nicht gleich hinausfließen möchte.
    Es entsteht eine *natürliche produktive Pause*. Genießen Sie sie, und warten Sie, bis die Ausatmung einsetzt, die Sie mit Ham-Flüstern begleiten. Ebenso kann nach einer vollendeten Ausatmung Ham auch eine produktive Pause entstehen.

Versuchen Sie, Sah-Ham zu üben, mit dem Ziel, diese Pausen zu verwirklichen. Die Pausen werden sich verlängern, und Sie sollten Ihr Denken und Ihre Konzentration der Pause widmen. Erzwingen Sie nicht die Pause, sondern lassen Sie sie natürlich entstehen! Die Pausen sind der direkte Weg zu Ihrem inneren Kraftpol. Die Kraft, die Sie suchen, liegt nicht dort oben am Firmament. Sie liegt *in Ihnen* selbst! Suchen Sie sie, und geben Sie nicht auf, bis Sie sie entdecken. Die Pause zeigt auch an, daß Herz und Atem Ruhe fanden und das Gehirn sich allmählich aufladen kann.

Die Konzentration in dieser Pause wird Sie näher an das größte aller Mantren, OM, bringen. Alle Mantren haben ihre Basis im wichtigsten Mantra OM.

Lernen Sie die Kunst der Atembeobachtung, und lassen Sie sich nicht vom Schlaf verführen. Bleiben Sie *bewußter Zuschauer*, dann werden Ihnen freud- und friedvolle meditative Gefühle zufließen.

Sah-Ham ist eine *Hauptübung* und kann als Abschluß Ihrer Yogaübungen, durchaus auch liegend in der Savasana (Toten-Lage, siehe Seite 89), geübt werden. Die Zunge bleibt am Gaumen angelegt, und Sie üben Sah-Ham. Sie können sogar stehend praktizieren; die Ausführung in der Yoga-Sitzpose verspricht aber das schnellste Fortschreiten.

Die Atembeobachtung kann unbegrenzt lange geübt werden. Sie sollten aber mit wenigen Minuten beginnen und dann allmählich steigern.

Für den Fall, daß Sie in der Sitzposition beim Sah-Ham ermüden, Schmerzen in den Beinen oder sonstwo haben, achten Sie darauf, daß Sie die Stellung nicht abrupt lösen und damit die innere Sammlung zerstören, sondern strecken Sie langsam die Beine aus, nehmen Sie die Hände zusammen, und gehen Sie ganz langsam, die Wirbelsäule abrollend, in die Rückenlage.

Üben Sie im Liegen weiter!

Heilwirkung

Das Üben von Sah-Ham beruhigt den Atem und entlastet das Herz stark. Eine Herzentlastung wiederum gibt Kräfte frei, die dem Gehirn zugute kommen.

Dem menschlichen Gehirn werden pausenlos Energien in Form von Muskelbewegungen, Stoffwechsel- und Kreislaufaktivitäten abverlangt, nicht zu vergessen der «Gedankenmechanismus», der ständig Energie verbraucht. Das Gehirn ist mit einer Batterie vergleichbar, die auch schwächer werden kann.

Einem geschwächten Gehirn fehlt die Konzentrationsfähigkeit, und das kann auf die Dauer die geistig-körperliche Gesundheit beeinträchtigen. Ein großer Teil von seelischem und körperlichem Leid der Menschen ist auf einen Mangel an eigener Konzentrationsfähigkeit zurückzuführen!

OM – die regenerierende Urschwingung

Ehe Sie lernen, OM praktisch anzuwenden, sollten Sie die Bedeutung des Wortes OM besser verstehen. Da OM vor allen Dingen eine hohe Schwingungsebene der Meditation ist, das heißt, *erlebt* werden muß, können erklärende Worte nur andeuten, was mit diesem OM gemeint ist.

Das Wort OM ist ein Mantra, und zwar nicht irgendeins unter den zigtausend existierenden, sondern das mächtigste, heilwirksamste und geheimnisvollste zugleich. Die alten Yoga-Sanskritschriften verkünden einheitlich und eindeutig die Vorrangstelle des OM.

Doch zunächst einmal sollte der Anfänger wissen, was ein Mantra überhaupt ist. In einem Mantra-Wort verbirgt sich eine Kraft. Durch ständiges Wiederholen des Mantras wird der Yogaübende sich dieser Kraft allmählich nähern können, bis er sie bewußt erreicht hat und somit gebrauchen kann. Für jede sich offenbarende Kraft der Erde und des ganzen Universums kann man eine Wortformel finden, die genau das Wesen dieser Kraft erzeugt.

Mantra-Yoga ist die Wissenschaft von *Laut und Vibration*. Vibrationen können heilen oder zerstören. Wie berichtet wird, zerstörten die Schallvibrationen der Trompeten von Jericho ganze Stadtmauern. Ob man die Geschichte nun glaubt oder nicht, durch neuzeitliche wissenschaftliche Untersuchungen wurde die Kraft der Vibration wiederentdeckt.

Die Yoga-Mantra-Vibrationen können heilen und friedvolle geistige Beruhigung und Freude schenken. Es gibt auch negative Mantren, die verheerende Folgen haben können, so z. B. einen Menschen apathisch und denkunfähig machen.

Das Mantra OM gilt im Yoga als vollkommenes Symbol der göttlichen Kraft und Ausstrahlung. Wenn man versucht, die Transzendenz, das kosmische Bewußtsein, das Selbst oder Brahman, Gott, als absolutes Sein in Worten auszudrücken, so empfiehlt der Yoga die heilige Formel OM.

OM ist der Quell aller Macht, ist Musik der Seele.

Doch lassen wir die höchste Autorität im Raja-Yoga, Patanjali selbst sprechen. So steht in der Sutra:

27) «Das Ihn offenbarende Wort ist OM.»
28) «Das Repetieren von OM und das Meditieren in seiner Bedeutung ist ein Weg.»
29) «Dadurch (durch das Üben von OM) wird Innenschau (Erkenntnis) gewonnen, physische und psychische Fehler beseitigt.»

Es gibt viele Menschen, die Yoga und Mantras üben, aber über die Bedeutung des Urmantras OM wenig wissen.

OM ist die *Basis aller Mantren*.

Jedes Mantra, egal wie die Wortformel lauten mag, ist eine *Neben*vibration, die in der Basisvibration OM geboren wurde. Vergleichbar mit einem Gong, dem man mit dem Klöppel verschiedene Lautvibrationen entlocken kann. Die verschiedenen Lautvibrationen entstehen unüberhörbar durch das Anschlagen des Klöppels an einem Gong. OM ist also der Grundbasislaut und der Wegbereiter aller Nebenlaute.

Die Yogis sagen, die Vibration OM höre sich an wie das Rauschen des Meeres oder wie das Rollen eines fernen Donners. OM ist ein Erlebnis, eine fühlbare, sichtbare und natürlich hörbare, tiefe Meditationsstufe. Jeder, der tief meditieren kann, empfängt automatisch den allumfassenden Laut OM, der sich wie Meeresrauschen anhört. Die Verbindung und das Einswerden des Meditierenden mit OM führt zur 8. Stufe des Patanjalis, dem Samadhi.

OM ist also ein Mantra, das man über Yogabemühungen verwirklichen kann.

Das Mantra OM ist aus folgenden drei Silben zusammengesetzt: A-U-M. Das A steht symbolisch für den Wachzustand (Jagrata-Avastha). Das U steht für den Traumzustand (Svapna-Avastha). Das M steht für den Tiefschlaf (Susupha-Avastha)! Im Yoga-Sanskrit hat OM über dem Zeichen, das wie ein umgekehrtes Ɛ aussieht, einen Halbmond mit Punkt ॐ. Dieser aufgehende Mond, das Symbol ständigen geistigen Wachsens, führt zur Erkenntnis des Wach- und Traumzustandes sowie, am bewußten Erfahren des Tiefschlafs vorbei, zu den letzten Stufen des Yogas, zum *Samadhi*.

Wir werden lernen, dieses OM mit unseren Übungen zu verbinden. Innerlich OM flüstern heißt, dem Körper und Geist eine harmonische heilende Schwingung zu vermitteln.

OM flüstern heißt, Konzentrationskräfte und Energie zu sammeln und die Verbindung zu Prana herzustellen.

Anweisungen, um OM praktisch zu entwickeln

1 Bei der Entwicklung eines Mantras gehen wir von außen nach innen. Das heißt mit anderen Worten, daß wir erst versuchen sollten, OM zu singen.

Das O (wie im Wort «so») langziehen und das M summen lassen. Wir sollten unseren ganzen Körper als Gong sehen, den wir mit dem Klöppel – unserer Stimme – in Schwingung versetzen. Wenn Sie ein Lied besonders lieben, singen Sie das Lied auf OM.

2 Dann rezitieren Sie OM laut, langsam und eindringlich. Hören Sie sich selbst zu, und identifizieren Sie sich mit diesem OM.

3 Dann fahren Sie fort. Beginnen Sie, OM leise zu flüstern, noch leiser, so leise, bis nur Sie es noch hören können.

4 Dann gehen Sie nach innen. Versuchen Sie, OM ohne Lippen- und Zungenbewegung zu flüstern. Ganz dort im Innern. Immer wieder. Unaufhörlich. Das innere OM zu flüstern, ist das Allerwichtigste. Die Mentalkraft wird zunehmen.

Sie werden nach ausdauernder OM-Praxis diese heilvolle Schwingung gebrauchen können, um Nervosität, Sorgen, Vereinsamung, was es auch sein mag, wegzubringen. Machen Sie OM zu Ihrem Mantra und Kraftpol. Versuchen Sie, es zu entfalten. Verwirklichen Sie die Kraft des OM in Ihnen selber. Sehen Sie in OM eine Lebensstütze. Nehmen Sie OM vertrauensvoll auf. Üben Sie tagtäglich. Beenden Sie Ihre Yogaübungen des öfteren mit OM. Täglich sollte OM mindestens 300mal geübt werden.

Wenn Sie 300mal OM rezitieren, leise sprechen oder innerlich flüstern, sollten Sie vermeiden, es schnell und ohne Gefühl zu tun. Versuchen Sie es mit Aufmerksamkeit und Hingabe! Nur so läßt sich die Heilschwingung OM entwickeln. Ein OM soll mindestens 1 Sekunde dauern, aber 5 Sekunden nicht überschreiten!

Gelingt die Konzentration zu OM, möchten Sie das OM automatisch länger halten, sei es bei der Rezitation, beim leisen Flüstern oder innerlichen Flüstern.

Übungsempfehlung: 100mal OM rezitieren; 100mal OM leise flüstern; 100mal OM innerlich flüstern.

Wenn Sie fortschreiten und spüren, daß dieses OM in Ihnen schwingt und positive Wahrnehmungen auslöst, entscheiden Sie sich für das innerliche Flüstern wie in 4 erklärt. Die OM-Entwicklung geht weiter.
Üben Sie also OM! OM wird Sie richtig führen. OM.

Weitere Anwendungsmöglichkeiten:

1 Wenn Sie in der Toten-Lage (Savasana, siehe Seite 89) liegen, Ihren Yoga ausklingen lassen und feststellen, daß da noch unerwünschte, störende Gedanken sind, flüstern Sie *innerlich*, ohne Lippen- und Zungenbewegung, OM – OM – OM – OM.
Absorbieren Sie richtig diese störenden Gedanken in der Urschwingung OM.
Sind es Geräusche, die Sie aus der Konzentration des bewegungslosen Liegens zu bringen drohen, verfahren Sie in gleicher Weise. Stellen Sie sich vor, OM sei die dominierende Schwingung, alle Störungen seien Mißschwingungen.
Vorstellung verschafft Wirklichkeit.

2 Wenn Sie in eine Notlage geraten, vielleicht in panische Angst, in starke Nervosität oder kurz vor einem Temperamentsausbruch sind, flüstern Sie innerlich unaufhörlich OM.
OM wird Sie über die momentane Klippe führen. Überzeugen Sie sich selber, wenden Sie OM an.

Die Aktivierung der psychischen Zentren

Das Ziel im Hatha- wie im Raja-Yoga ist die Aktivierung gewisser psychischer Zentren, von denen fünf in der Wirbelsäule und zwei im Gehirn liegen, also in unserem wichtigen Zentralnervensystem.

Viele Krankheiten haben etwas mit dem Zentralnervensystem zu tun. Im Hatha-Yoga wird über die Körperübungen gezielt die Wirbelsäule gekräftigt. Andererseits wird über die Pranayamas die mental-psychische Kraft immer mehr in die Wirbelsäule und das Gehirn verlagert. Und das führt allmählich zur Kräftigung des Zentralnervensystems.

Die sieben psychischen Zentren werden *Chakren* («Räder») genannt. Ein Rad muß sich drehen, tut es aber nicht, wenn die antreibende Kraft zu schwach ist oder gänzlich fehlt. Eine andere Bezeichnung für die Chakren ist *Padmas* (Lotusblume). Die Lotusblume, eine der schönsten Blumen dieser Welt, wurzelt unter Wasser und öffnet ihre Blütenblätter auf der Wasseroberfläche, der Sonne entgegen.

Jeder Mensch besitzt diese Padmas in ruhender oder aktivierter Form. Ruht ein Chakra, ist die Lotusblüte noch in der Knospe verborgen. Öffnet sie sich, dann öffnet sich das psychische Zentrum wie diese Blume. Erblüht nun die Blume in ihrer Pracht (oder beginnen sich die Räder zu drehen), so beginnt auch die beglückende psychisch-physische Energielenkung.

Die Energie (Prana) wird über das gesamte Organ- und Drüsensystem bis zur kleinsten Zelle hin verteilt. Die endokrinen Drüsen liefern die lebenswichtigen Hormone, die über den Blutkreislauf in jede Zelle gelangen. Stimmt der Hormonhaushalt nicht, dann können Störungen in den Organfunktionen, im Stoffwechsel, im Wachstum, aber auch im geistig-psychischen Bereich auftreten. Die Beeinflussung dieser endokrinen Drüsen, z. B. der Schilddrüse oder der Hypophyse, durch Yoga geschieht regulativ. Die Yogis behaupten, die kosmische Energie sei freudvoll, intelligenzbegabt und sende die von dem Organ oder der Drüse exakt benötigte Energiemenge.

Die Chakren stehen in Beziehung zu den fünf Elementen. Am Steißbein, beim Muladhara-Chakra beginnend, finden wir das Element Erde, dann folgen (nach oben gehend) Wasser, Feuer, Luft und Äther. Diese Verbindung der Chakren zu den Elementen hat nichts mit Verbindungen der modernen Chemie gemein. Nach Meinung der Yogis sind vielmehr die fünf Elemente beteiligt, um die Beziehung vom Menschen zum Kosmos wiederherzustellen. Der kosmische Ablauf im Weltall in seiner sichtbaren und unsichtbaren Form kann sich in seiner Harmonie, Freude und Kraft sowie in seiner innerlichsten Beziehung zum Menschen nur mitteilen, wenn dieser Mensch imstande ist, auf Empfang zu schalten. Durch die hohen Pranayamas im Yoga wird der Übende befähigt, diese Mitteilungen aufzufangen. Wenn der Mensch seine psychischen Zentren aktivieren kann, kann er seine elementare Begrenzung immer besser kontrollieren und überwinden.

Betrachten wir das Muladhara-Chakra, dann erkennen wir vier Blütenblätter (oder Speichen). Das Erdelement befindet sich als Hauptkraft im Fruchtherz, mit der symbolischen Darstellung des Quadrats als Erkennungsbuchstaben aus dem Sanskritalphabet. Diese Hauptkraft teilt sich aber in vier Nebenkräfte (vier Blütenblätter), um ihren funktionellen Auftrag auszuführen. Der ist primär von geistiger, sekundär von nervenphysiologischer Art. Gehen wir hoch ins dritte Zentrum Manipura-Chakra, so symbolisieren zehn Blütenblätter die zehn Nebenkräfte. Dieses Zentrum hat einen großen Einfluß auf das Ernährungssystem, auf Solarplexus, Pankreasdrüse und Bauchorgane.

Wer sich zu diesem Zentrum hin konzentrieren kann, dem wird «kein Ärger auf den Magen schlagen». Die Bauchatmung als die einfachste Möglichkeit, um dort Bewußtsein zu entfalten, ist der erste Schritt hin zu dieser Konzentration.

Wenden Sie immer und immer wieder Ihr Bewußtsein ins sechste Chakra, das *Ajna-Chakra* (zwischen den Augen), so wird die

Kraft der darunterliegenden Zentren mitentwickelt. Dieses Chakra führt sozusagen Regie, nach der die anderen arbeiten. Die Herz-Hirn-Verbindung vieler Menschen ist gestört. Der eine hat viel Herz und Gefühl, aber versteht nicht, seine Gehirnkraft einzusetzen, und wird ausgenutzt. Der andere besitzt große intellektuelle Fähigkeiten, ist aber gefühlsarm und kann nicht geben, auch wenn er von Herzen will.

Die Entwicklung dieser Chakren hat eine vitale physisch-psychische Gesundheit zur Folge, die die Voraussetzung spirituellen Erlebens ist. Wer in ehrlicher Selbstbetrachtung den eigenen inneren Frieden erlebt, wird ihn auch mit Herz und Hirn weitergeben können.

Die Existenz der psychischen Zentren wird nur der praktisch Übende erkennen. Wer seine Gedanken auf den Punkt konzentrieren kann, wird keine Schwierigkeiten haben, die Energie in seinem physischen Körper zu lenken.

Willens-, Gedanken- und Sehkraftentwicklung

Blickfestigung (Trataka)

Trataka gehört zu den Reinigungsübungen, den sogenannten Shat-Karmas. Im Trataka werden die Augen «gepflegt», indem man auf einen bestimmten Punkt schaut und versucht, die Augenlider unbeweglich zu halten.

Dem Trataka wird im Yoga große Bedeutung beigemessen, weil es die Konzentrationskraft nach innen und die Übertragung der Willenskraft nach außen stärkt.

In der Natur des Auges liegt es, ständig wandern zu wollen. Des Menschen Auge nimmt ein Objekt wahr, hält ein wenig an und wandert weiter. Es fällt ihm schwer, an einem Punkt ruhig zu verweilen. Nervöse Menschen erkennt man an ihren unkontrolliert umherwandernden Augen. Die dauernden «Seitensprünge» der Augen können die Konzentrationskraft des Menschen erheblich schwächen. Ein Mensch, der z. B. gerade an etwas Wichtiges denkt, kann den Faden verlieren, wenn seine umherwandernden Augen ein attraktives Objekt erblicken. Dieses Objekt löst nun ganz andere Gedanken aus, und das eigentliche gedankliche Vorhaben gerät ins Vergessen.

Wenn jemand versucht, einen anderen von einer guten Sache zu überzeugen, dann mögen seine Ausführungen noch so zutreffend sein, er verliert an Überzeugungskraft, wenn seine Worte von unkontrolliert umherwandernden Augen begleitet werden. Die Übertragung der Willenskraft geschieht zumeist in dem Auge-zu-Auge-Kontakt. Auch unsensible Menschen nehmen unbewußt wahr, daß an dieser oder jener Sache irgend etwas nicht stimmen kann. Wer mit ruhigem Blick den Augen seines Gegenübers begegnet, hat meistens keine Schwierigkeiten, seinen Ausführungen Nachdruck zu verleihen. So kann in der Entwicklung der eigenen Willenskraft Trataka sehr sinnvoll sein. Auch die Konzentration zum Ajna-Chakra hin kann als eine Art Trataka bezeichnet werden. Und überarbeitete, angestrengte Augen sollten mindestens einmal in der Woche mit Trataka «gereinigt» werden.

Im Trataka wird der Blick gefestigt; Grundvoraussetzung, um Konzentrationsfähigkeiten zu entwickeln. Die Konzentrationsbemühung zum Zentrum Ajna-Chakra hin wird bei andauernder Übung ebenfalls den Blick festigen. Blickfestigung ist also das Resultat der Bemühungen um eine Konzentrationsfestigung nach innen (Ajna-Chakra) und nach außen (Trataka an einer Kerze).

Über Trataka wird die Sehkraft der Augen gestärkt, zitternde Lider und vibrierende Augäpfel kommen zur Ruhe. Trataka wird auch die mentalen Kräfte des Übenden anregen.

Die Trataka-Übung mit Hilfe einer Kerze gehört zu den wichtigsten Übungen dieser Art.

Das Kerzen-Trataka

1 Stellen Sie eine brennende Kerze so hin, daß sie eine Armlänge von Ihnen entfernt steht und die Kerzenflamme sich in Augenhöhe befindet. Setzen Sie sich bequem hin. Achten Sie auf eine gerade Kopf- und Wirbelsäulenhaltung. Halten Sie die Hände in der Jnana-Mudra (siehe Seite 209). Der Übungsraum muß dunkel sein; die Kerzenflamme darf nicht flackern.

2 Wenn Sie gut und fest sitzen, beginnen Sie die Kerzenflamme mit Ihren Augen zu fixieren. Strengen Sie Auge und Linse jedoch nicht an. Sie halten die Lider unbeweglich.
Richten Sie die Augen auf unendlich ein. Sie schauen auf diese Kerzenflamme, als ob Sie von der Spitze eines Berges das ganze Panorama oder vom Ufer aus das Meer in seiner Weite überblickten, ganz gelöst! Schauen Sie genau hin und erkennen Sie, wie die Flamme aussieht. Erkennen Sie ihre Form. Achten Sie auf das Farbspektrum (Aura) um die Flamme herum. Schauen Sie ganz ruhig und entspannt hin. Der Blick darf ein wenig «schwimmen».

3 Wenn Sie den ersten leichten Augendruck verspüren, dann schließen Sie die Augen!

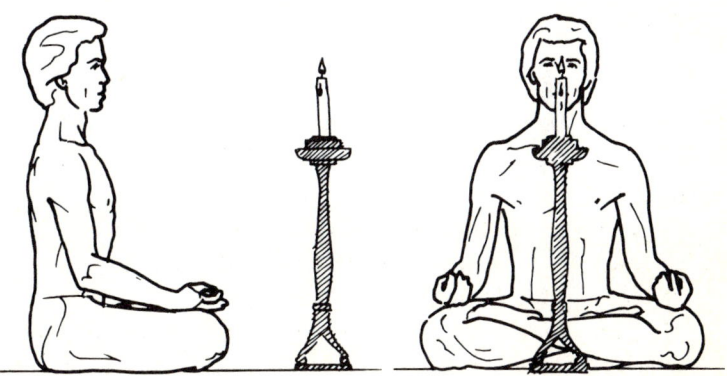

4 Bei geschlossenen Augen können Sie das Abbild dieser Flammenzunge sehen, ganz klein, aber leuchtend. Die Netzhaut (Retina) Ihres Auges reflektiert die Flamme.

5 Wenn Sie dieses *innere* Flämmchen sehen, dann blicken Sie nur dorthin. Plötzlich stellen Sie fest, daß die kleine Flamme wegwandern will, und zwar nach oben hin.

6 Mit diesem «Nach-oben-Wandern» zeigt Ihnen die Flamme an, wo das Willenszentrum Ajna-Chakra liegt. Dieses Feld zwischen den Augen wird auch *Brumadhya* genannt.

7 Versuchen Sie jetzt, die Flammenzunge dort oben zu halten. Das gelingt Ihnen am besten, wenn Sie die Augen halb öffnen und dem Flämmchen so den Impuls in Richtung Augenbrauenmitte geben. Schließen Sie die Augen wieder.

Erst wenn die Flammenzunge verschwunden ist, öffnen Sie die Augen und fixieren von neuem die vor Ihnen stehende Kerzenflamme.

8 Es ist sinnvoll, 3 bis 4 Durchgänge hintereinander zu üben. Danach können Sie liegend in der Toten-Lage (Savasana) ausruhen.

Achtung
Brillen- oder Linsenträger müssen stets ohne Brille oder Kontaktlinsen üben! Sie müssen die Kerzenflamme gut sehen. Suchen Sie sich Ihre eigene Distanz, die ruhig von einer Armlänge abweichen darf.

Die Trataka-Scheiben-Konzentration

Jedes «Ich will» scheint von einem Hauch Ego beladen. Doch wird die Willenskraft tagtäglich aufs neue gefordert: Das Durchsetzen des eigenen Willens ist ein Teil des Lebens.

Hier geht es nicht darum, ob dieser oder jener Akt des Willens nun falsch oder richtig, gut oder schlecht war, sondern darum, ob die Willenskraft genügend entwickelt ist, damit der eigene Wille sich überhaupt durchzusetzen vermag. Ein vernünftiges, vom Verstand geleitetes «Ich will» ist lebensnotwendig und trägt letztlich wenig egoistische Züge. Ein Mensch muß seinem Willen Ausdruck verleihen können, sonst läuft er Gefahr, ausgenutzt und nicht ernstgenommen zu werden.

Menschen mit machtvollen Willensschwingungen fühlen sich meist von noch stärkeren Willensschwingungen anderer Menschen angezogen, antworten jedoch auf schwache Willensschwingungen allergisch oder abweisend. Entwickeln Sie Ihre Willenskraft ganz bewußt, um ein positives «Mitschwingen» zu erreichen.

Eine reife und starke Willensschwingung entspringt stets einem in sich selbst gefestigten Menschen. Deshalb ist Meditation ein hervorragendes Mittel, um eine schwache Willensschwingung in eine starke zu transformieren.

Zur Vorbereitung von Konzentrationstechniken auf höherem Niveau wie Sah-Ham (siehe Seite 220) oder der wechselseitigen Nasenatmung (siehe Seite 270), die letztlich zur Meditation führen, eignet sich insbesondere die Konzentration an der Trataka-Scheibe. Sie lenkt die Konzentration von außen nach innen und ist deshalb sehr gut geeignet, Störungen der Konzentrationsfähigkeit abzubauen.

Die klassische Trataka-Scheibe besteht aus Kupfer, im winzigen Mittelpunkt aus Gold oder Silber. Alle drei Metalle sind exzellente Elektrizitätsleiter, insbesondere Silber. Sie helfen, die Willensschwingungen zu stärken und zu sammeln. Das Praktizieren an einer Trataka-Scheibe aus Pappe hat geringere Wirkung, weil die Reflexion und der Magnetismus der elektroartigen Schwingungen schwächer ausfallen.

Die Kupferscheibe hat einen Durchmesser von 30 Zentimetern. Sie enthält schwarze und Kupferkreise, die genau auf das menschliche Auge abgestimmt sind und demnach folgende Abmessungen haben sollten:

Von außen nach innen:
1. Kreis, schwarz: 3,0 cm
2. Kreis, Kupfer: 4,5 cm
3. Kreis, schwarz: 2,5 cm
4. Kreis, Kupfer: 4,0 cm
5. Restkreis mit winzigem Mittelpunkt

Das Kupfer ist hochglanzpoliert und dann versiegelt, damit lästiges Anlaufen vermieden wird.*

1 Befestigen Sie Ihre Trataka-Scheibe an der Wand, oder stellen Sie sie so auf, daß sich der Mittelpunkt der Scheibe in Augenhöhe befindet, wenn Sie sich davor mit gerader Wirbelsäulen- und Kopfhaltung hinsetzen.

Die Distanz soll eine Armlänge betragen. Die Hände sollten Sie in der Meditationshandstellung Jnana-Mudra (siehe Seite 209) halten: Legen Sie also Daumen und Zeigefingerverschluß und die Handballen auf die Knie. Die Trataka-Scheibe muß sich in gutem Licht befinden.

Bemerkung
Üben Sie stets ohne Brille oder Kontaktlinsen!

---

* Zum Preis von ca. 132 DM kann die Trataka-Scheibe beim Autor käuflich erworben werden: Detlef Uhle, Postfach 31 14 11, 10644 Berlin

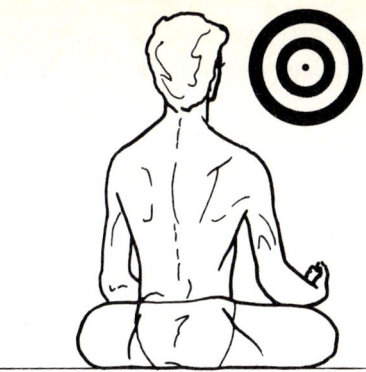

2 Wenn Sie ruhig sitzen, beginnen Sie, den Mittelpunkt der Scheibe zu fixieren.

Strengen Sie Auge und Linse jedoch nicht an, und halten Sie die Lider möglichst unbeweglich.

Bewegen sich die Augenlider dennoch ein wenig, lassen Sie sich nicht beeindrucken: machen Sie weiter.

Richten Sie den Blick ganz gelöst in den Mittelpunkt. Die Konzentration geht von diesem Punkt aus und erweitert sich kreisförmig; in diesen Kreis werden auch Sie einbezogen.

Verlieren Sie den Mittelpunkt nicht.

Flüstern Sie innerlich OM – OM – OM. Bringen Sie OM auf einen Punkt, sammeln Sie sich in OM.

3 Verspüren Sie den ersten leichten Augendruck, dann schließen Sie die Augen.

4 Bei geschlossenen Augen können Sie das Abbild der Trataka-Scheibe sehen. Die Netzhaut (Retina) des Auges reflektiert die schwingenden Kreise. Der schwarze Kreis wird als hell und der helle Kreis als dunkel wahrgenommen.

5 Vielleicht sehen Sie auch den Mittelpunkt reflektiert, fahren Sie weiter fort, innerlich OM zu flüstern. Sehen Sie den Mittelpunkt nicht, dann versuchen Sie, ihn sich in der Mitte vorzustellen.

6 Ist die Scheibe bei geschlossenen Augen verschwunden, fixieren Sie sie von neuem.

7 Sie können 3 bis 4 Durchgänge hintereinander praktizieren. Danach sitzend oder in der Toten-Lage ausruhen.

Bemerkung
Die Kreise können bei geschlossenen Augen auch individuell unterschiedliche Farbwahrnehmungen hervorbringen. Sie können unruhig vibrieren oder auf- und abtanzen, sogar Bilder erzeugen.

Bei Meisterung dieses Tratakas ist der Blick gefestigt, und die Scheibe wird als kontrolliertes, ruhiges Objekt mit einem starken Zentrum wahrgenommen.

Beherrschen Sie dieses Trataka auf wohltuende Weise, und können Sie den Mittelpunkt ohne große Anstrengung länger fixieren, kann es vorkommen, daß Tränen fließen. Dieser Tränenfluß ist als ein Entgiftungsprozeß der Augen anzusehen.

Denken Sie daran: Das menschliche Auge ist das überstrapazierteste Organ überhaupt; es befindet sich im Dauereinsatz.

Die Basisdistanz beträgt etwa eine Armlänge von der Scheibe. Ab und zu sollten Sie die Distanz ändern; wenn Sie weiter wegrücken, sollte der Mittelpunkt aber noch zu erkennen sein.

Trainieren Sie Ihre Augen und Sehkraft!

Der Mensch setzt, meist bedingt durch das Berufsleben, seine Augen recht einseitig ein, und abends sieht er auch noch fern. Selbst im Traum bewegen sich die Augen; sie kommen nur im Tiefschlaf zur Ruhe – oder in der Meditation.

Machen Sie sich dieses Trataka zu eigen, denn die Regenerierung der Augen bedeutet auch, daß Sie Ihre Konzentrationskraft allgemein wachhalten.

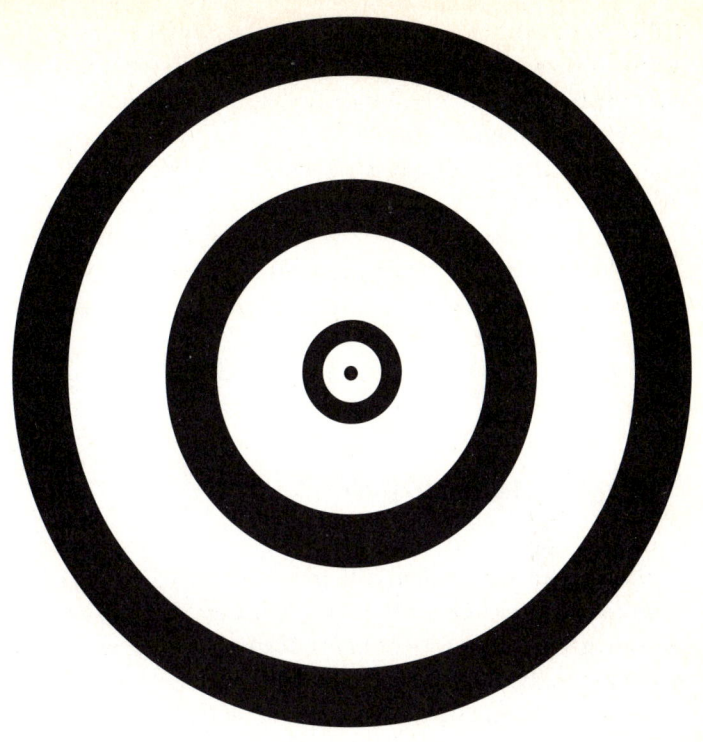

Heilwirkung

Trataka können Sie täglich üben, bei Störungen der Willens- und Gedankenkonzentration sollten Sie es regelmäßig tun. Die Augäpfel und Lider werden beruhigt, als Grundvoraussetzung, den Blick zu festigen.

Der gefestigte Blick wird die Willensschwingung in ungebrochener Zielrichtung das Konzentrationsobjekt erreichen lassen.

Die Sehkraft der Augen wird gestärkt und die Konzentrationskraft sowie die Fähigkeit, das Zentrum Ajna-Chakra zu erleben, erhöht.

Reinigungsatmungen

Die Yogis legen Wert darauf, daß der Übende Shatkarmas praktiziert, eine Gruppe von sechs Übungsbereichen, die sich mit der Reinigung von Nase, Augen, Mund, Zähnen, Zunge und Darm beschäftigen. Trataka-Übungen für die Augen und insbesondere *Kapalabhati*, der Reinigungsatem, gehören dazu.

Kraft von innen her, d. h. Körperleichtigkeit, Wohlgefühl, psychische Stabilität und auch Konzentrationskraft in einem Pranayama sind schwer erreichbar, wenn der Körper streikt. Reinigungsatmungen helfen, den Körper in guter Form und gesund zu erhalten.

Die etwa 800 v. Chr. entstandene Ayurveda-Medizin, die gerade heutzutage neue Freunde findet, lehrt folgendes: Der Mensch ist körperlich und geistig gesund, wenn drei Ströme (Doshas) in ihm funktionieren.

Der Luftstrom, *Vata*, der die Atemfunktion gesund und leistungsfähig erhalten soll; funktioniert er nicht, ist alles in Mitleidenschaft gezogen, von der Blutzirkulation, Blutreinigung bis zur geistigen Wahrnehmungsebene.

Der Strom *Pitta*, das gesunde Funktionieren der Magensäfte und Galle, ist wachzuhalten, um die Verdauung zu regeln und um aus der Nahrung Blut zu gewinnen.

Der Strom *Kapha*, d. h. der Transport des Schleimes zu den verschiedenen Schleimhäuten wie z. B. Nasen-, Mund-, Kehlkopf- und Magenschleimhaut, muß arbeiten; sonst drohen Asthma, Rheuma, schmerzende Gelenke und Muskeln sowie chronischer Schnupfen oder schlecht heilende Wunden.

In einem gereinigten Körper wird Ihnen auch jegliche Konzentration leichter fallen. Diesen Reinigungszweck sollen die folgenden Reinigungsatmungen erfüllen.

Der Reinigungsatem (Kapalabhati)

Kapala heißt Schädel, *Bhati* heißt Licht oder Reinigung. Diese Übung hat eine stark heilende Wirkung, wenn sie in der richtigen Form praktiziert wird. Die Heilwirkung ist ein positiver Nebenfaktor dieser Atmungsform, denn eigentlich wurde sie von den alten Yogis erschaffen, um die betreffenden Nerven des Zentrums Ajna-Chakra derart anzuregen, daß sich das *Licht des geistigen Auges* allmählich entwickeln läßt.

Wenn man sie perfekt beherrscht, ist Kapalabhati eine extrem starke Übung, die fühlbar alle Zellen in anregende Schwingung versetzt.

Kapalabhati kann zur Vorbereitung der Pranayamas und Asanas praktiziert werden, denn die verstärkte Durchblutung des Gehirns beeinfußt die Konzentration positiv, so daß Phlegma (Tamas) und übertriebene Müdigkeit vertrieben werden. Praktizieren Sie diese Übung immer dann, wenn Sie negativ gestimmt sind. Setzen Sie dieser schwächenden negativen Stimmung die stimulierende Kraft des Kapalabhati entgegen!

Kapalabhati wird in einer sitzenden Position praktiziert und intensiviert; Anfänger können es aber durchaus erst einmal im Liegen probieren.

1. Variation (geringer Schwierigkeitsgrad)

1 Sie legen sich vollkommen entspannt hin. Sie strecken die Beine aus, Füße und Fußspitzen weisen zur Seite. Die Augen sind geschlossen.

Legen Sie die rechte Hand kontrollierend auf den Bauchnabel und atmen Sie auf Ha-ha-ha aus. Die Bauchdecke senkt sich.

2 Atmen Sie langsam, direkt in den Bauch, durch die Nase ein. Sie fühlen, wie die Bauchdecke die daraufliegende rechte Hand hebt.

Sie halten den Brustraum unbeweglich und widmen Ihre ganze Aufmerksamkeit nur dem Bauchraum.

3 Wenn der Bauch beatmet ist, atmen Sie sofort und schnell durch die Nase aus. Durch den Impuls der schnellen Ausatmung geht die Bauchdecke abrupt nach unten, und die Luft wird mit einem im Nasengang erzeugten Reibelaut ausgestoßen.

4 Nach der schnellen Ausatmung erfolgt automatisch eine Einatmung. Richten Sie Ihre Aufmerksamkeit in den Bauchraum, und nehmen Sie die selbständige Rückbewegung der Bauchdecke wahr.

5 Wenn der Bauch nun beatmet ist, atmen Sie sofort wieder schnell durch die Nase aus.

6 Praktizieren Sie dieses langsame Ein- und schnelle Ausatmen 5mal hintereinander.

7 Öffnen Sie nach dem 5. Mal halb die Augen für einige Sekunden. Dann schließen Sie sie wieder. Jetzt lenken Sie sekundenlang all Ihre Konzentration ins Ajna-Chakra. Versuchen Sie die Ruhe des Atems zu genießen. Im Yoga ist es nie egal, wohin man das Bewußtsein, die Aufmerksamkeit vor, während oder nach einer Übung wendet.

Lassen Sie deshalb Kapalabhati in Ihrem Zentrum Ajna-Chakra «ausklingen».

8 Wiederholen Sie die ganze Übung danach noch 2mal.

Achtung

Atmen Sie niemals übertrieben stark aus. Sie dürfen keinen übermäßigen Druck auf die Ohren und Augen empfinden.

Nur Bauchdecke und Bauchraum bewegen sich im Kapalabhati. Der Brustraum bleibt unbeweglich. Sie dürfen weder mit der Wirbelsäule wippen noch die Schultern hochziehen. Keine einzige Rippe darf sich bewegen, nur die Nasenflügel.

Es ist auch darauf zu achten, daß die Halsmuskulatur nicht krampfartig hervortritt. Legen Sie nach jedem Durchgang unbedingt eine produktive Pause ein.

Wenn Sie Kapalabhati im Liegen gut beherrschen, werden Sie auch im Yogasitz bei gerader Kopf- und Wirbelsäulenhaltung bald keine Schwierigkeiten mehr haben.

2. Variation (höherer Schwierigkeitsgrad)

1 Sie setzen sich im Yogasitz hin. Sie nehmen die Handstellung Jnana-Mudra (siehe Seite 209) ein. Atmen Sie auf Ha-ha-ha aus.

2 Atmen Sie langsam in der Bauchatmung ein, und nehmen Sie wahr, wie die Bauchdecke sich hebt.

3 Jetzt atmen Sie schnell durch die Nase aus. Danach atmen Sie *schnell* statt langsam durch die Nase *ein* und danach sofort wieder schnell aus, in kurzen Impulsen.

4 Atmen Sie 5mal hintereinander schnell ein und aus, und legen Sie dann eine kurze Pause ein. Wiederholen Sie danach noch 2mal die ganze Übung. Sie können wie folgt erhöhen:
4 Durchgänge mit 6 Ein- und Ausbewegungen – im 1. Monat;
5 Durchgänge mit 7 Ein- und Ausbewegungen – im 2. Monat;
6 Durchgänge mit 8 Ein- und Ausbewegungen – im 3. Monat;
7 Durchgänge mit 9 Ein- und Ausbewegungen – im 4. Monat;
8 Durchgänge mit 10 Ein- und Ausbewegungen – im 5. Monat.

Achtung

In dieser fortgeschrittenen Form von Kapalabhati arbeitet die Bauchdecke wie der Blasebalg des Schmieds. Erst saugt sie die Luft an, und dann stößt sie sie wieder aus. Lenken Sie das Bewußtsein in den Bauch, und verfolgen Sie diese blasebalgähnliche Bewegung. Versuchen Sie Ihre individuelle Grenze nicht zu überschreiten. Lassen Sie also Ihren Atem kontrolliert schnell ein- und ausgehen. Danach lassen Sie ihn in Ruhe. Genießen Sie die Pause in der Atemstille! Diese Stille ist ein wichtiger Teil von Kapalabhati.

Wenn Sie die fortgeschrittene Form des Kapalabhati einige Monate lang geübt haben und spüren, daß die blasebalgähnliche Bewegung der Bauchdecke nahezu automatisch verläuft, können Sie dazu übergehen, während der ganzen Übung (inklusive der produktiven Pause) die Aufmerksamkeit ins Ajna-Chakra, also zwischen die Augen, zu lenken. Die Übung erreicht dadurch ihre optimale Wirkung, da dieses Zentrum die Energieimpulse der Übung steuert, die Energie verteilt und sie schwingungsmäßig ausklingen läßt. Entwickeln Sie diesen Reinigungsatem in der beschriebenen Form langsam und ohne Hast.

3. Variation (Kapalabhati mit Atemhalt)

1 Praktizieren Sie wie in der 2. Variation erklärt. Nachdem Sie wie in Phase 4 das 5. Mal ausgeatmet haben, atmen Sie ganz sachte durch die Nase direkt in den Brustkorb ein; er dehnt sich.

2 Den Atem anhalten, erst 1, dann 2, 3, 4 Sekunden.
Gut und möglichst langsam ausatmen.
Einen besseren Reinigungseffekt erzielen Sie, indem Sie mit dem rechten Nasengang ausatmen. Kleiner Finger und Ringfinger der rechten Hand haben die Aufgabe, den linken Nasengang zu verschließen.

Achtung
Wer länger als 4 Sekunden den Atem anhält, sollte dies im Jalandhara-Bandha tun, das später erklärt wird (siehe Seite 264).
Die 3. Variation des Kapalabhati gleicht schon dem Pranayama Bhastrika, wo lediglich die gesamte Lunge stärker eingesetzt wird.

Heilwirkung
Das Gehirn wird vermehrt durchblutet. Die Übung bewirkt eine ausgezeichnete Blut- und Gewebereinigung. Das Atmungssystem kommt in Topform. Die Bronchien kräftigen sich. Die Lunge arbeitet intensiver und versorgt den Körper besser mit Sauerstoff. Die Stirnhöhle bleibt frei von Krankheiten; die Verdauung wird angeregt. Phlegma und übertriebene Müdigkeit verschwinden. Verstopfte Nasengänge werden geöffnet; die Nase kann ihre Aufgabe als Filtrierungsorgan wieder voll übernehmen.
Kapalabhati ist eine äußerst belebende Atmung, die geeignet ist, sich eine vitale Gesundheit zu erhalten und die eigene Konzentrationsfähigkeit zu erhöhen. Die pranische Energiebewegung wird angeregt; die Nerven, die das dritte Auge (Ajna-Chakra) beeinflussen, werden angeregt.

Der kühlende Reinigungsatem (Sitali)

Sitali heißt kalt oder kühl. Mit diesem Pranayama läßt sich die Körpertemperatur herabsetzen. Sie können sogar leichtes Fieber wegatmen. In besonders heißen Gegenden von Indien wendet man Sitali an, um die starke Sonneneinwirkung besser ertragen zu können.

In einigen Yogabüchern heißt es, daß bei extrem kalten Temperaturen Sitali nicht praktiziert werden sollte, da die Gefahr der Unterkühlung besteht. Das gilt für minutenlanges Üben; in Maßen jedoch kann Sitali auch in kälteren Gebieten eingesetzt werden. Eine nervliche Überspannung, Gereiztheit, die bis zu einem gewissen Nervenzittern führen kann, löst eine unnatürliche, unkontrollierte Wärme im Körper aus. Diese nervlichen Spannungszustände kann der Mensch im Sommer und im Winter erleben. Sitali kann hier, unabhängig von der Jahreszeit und in Maßen (etwa 3- bis 5mal) praktiziert, Linderung bringen.

Menschen jedoch, die ständig frieren, also ausgesprochen kälteempfindlich sind, sollten besser Kapalabhati üben und so lange auf Sitali verzichten, bis ihr Kälteempfinden sich wieder normalisiert hat.

1 Sie nehmen Ihre beliebte Sitzposition ein. Achten Sie dabei auf eine gerade Kopf- und Wirbelsäulenhaltung. Legen Sie die Handballen seitlich, Daumen und Zeigefinger berühren sich (Jnana-Mudra), auf die Knie auf.

2 Atmen Sie auf Ha-ha-ha aus. Jetzt versuchen Sie, Ihre Zunge zu einer Rinne zu formen. Heben Sie das Kinn ein wenig an.

3 Atmen Sie langsam durch die Zunge ein. Dabei entsteht ein zischender Laut. Halten Sie den Laut gleichmäßig, und führen Sie den kühlen Atem hinunter zum Bauch.

4 Halten Sie 1 bis 4 Sekunden den Atem an.

5 Atmen Sie langsam durch den linken Nasengang oder beidseitig aus.

6 Sie öffnen die Augen halb und suchen das Zentrum Ihrer Konzentration zwischen den Augen, Ajna-Chakra. Schließen Sie die Augen, und beenden Sie Sitali in einer produktiven Pause.

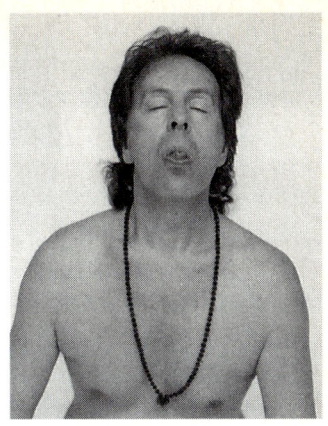

Achtung

Konzentrieren Sie sich auf den kühlen, abwärtsstrebenden Luftstrom. Denken Sie nicht an die Yogiatmung, sondern lenken Sie Ihre Aufmerksamkeit nur auf den kühlen Atem.

Der Mensch hat große gedankliche Kräfte, leider wendet er sie selten oder auch falsch an. Bedienen Sie sich Ihrer Imaginationskraft (Bhavana): Stellen Sie sich vor, daß Sie mit dem kühlen Atem Lebensenergie, Gesundheit, Licht und Reinheit in den Bauchraum bringen.

Beim Atemhalt dehnt sich die Lebensenergie im ganzen Bauchraum aus. Mit der Ausatmung haben alle ungebetenen Gäste wie Unreinheiten, Disharmonien, Krankheiten den Körper zu verlassen. Vorstellung verschafft Wirklichkeit!

Heilwirkung

Die wohltuende abkühlende Wirkung macht sich in der Augen-, der Ohren-, der Hals- und der Rachengegend bemerkbar. Gallenschmerzen können gelindert werden. Wer an übermäßigem Appetit und Durst leidet, sollte Sitali üben. Die Verdauung wird angeregt, und Magenkrankheiten können geheilt werden.

Laut «Hatha-Yoga Pradipika» führt Sitali zu einem ausgeglichenen Gesichtsausdruck und gutem Aussehen. Hustenkrankheiten wird vorgebeugt. Milz und Leber werden aktiviert.

Sitali erfrischt, beruhigt die Nerven und vertreibt Phlegma und übertriebene Müdigkeit.

Der kühlmachende Atem (Sitkari)

Sita heißt kalt und *kari* machen. Diese Übung bietet sich an, falls Sie nicht – wie in Sitali gefordert – die Zunge zur Röhre formen können.

1 Im Sitkari wird die Zunge leicht oben an den Gaumen angelegt. (Wenn Sie die Zunge vom Gaumen wegnehmen, hören Sie ein schnalzendes Geräusch!) Versuchen Sie also die Zunge am Gaumen zu halten und allmählich durch den Mund einzuatmen. Es muß beim Einatmen ein gleichbleibendes Geräuch des Lufteinschlürfens entstehen. Bitte übertreiben Sie nicht, bleiben Sie ganz natürlich.

2 bis 6 siehe Sitali.

Achtung
Im Sitkari haben Sie automatisch Brustatmung. Brust- und Bauchraum sollen in die Vorstellung des Reinigungseffekts einbezogen werden.

Der Schlangentrunk (Bhujangini)

1 In Bhujangini lassen Sie die Zunge ganz entspannt im Mund liegen. Öffnen Sie den Mund etwas, und versuchen Sie mit dem Mund ein O zu formen. Jetzt atmen Sie mit einem tief rauschenden Laut ein.

2 bis 6 siehe Sitali.

Wenn Sie das Gefühl haben, daß Sie Sitali oder diese zwei Variationen gut beherrschen und auch eine angenehme Wirkung verspüren, können Sie beginnen, Ihre Vorstellungskraft (Bhavana) einzusetzen, um diese Übungen zu vertiefen:
Denken Sie *bewußt* – vor allem während des Atemhaltens – daran, daß Sie mit der Einatmung Gesundheit, Reinheit, Vitalität und Licht in Ihren Körper bringen. Dann atmen Sie langsam durch die Nase aus und stellen sich vor, wie mit der Ausatmung Krankheiten, Unreinheiten und Disharmonie Ihren Körper verlassen.

Bemerkung

Es genügt vollkommen, diese Pranayamas 3- bis 5mal hintereinander zu praktizieren. Allmählich können Sie das Atemhalten auf 5 Sekunden erhöhen. Wenn Sie den Atem so lange halten, wie es Ihnen angenehm ist, wird sich die Kraft des Kumbhakas (Atemhaltens) bei regelmäßigem Üben von selbst erhöhen.

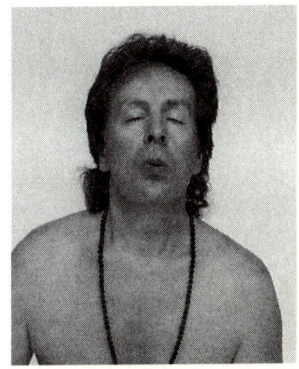

IV. Pranayamas
(Atemkontrollierende Übungen)

Bevor ich Ihnen zwei Hauptpranayamas vorstelle, ist es notwendig, Ihnen etwas über das Mysterium Prana zu erzählen, was Sie beim Üben der Pranayamas beherzigen sollten und wie Sie sie vorbereiten.

Die Stärke der Hauptpranayamas Ujjayi und Nadi-Sodhana liegt darin, daß die verschiedenen Lebensenergien geordnet und gesammelt werden können und daß eine meditative Stimmung, sprich: Glück, Frieden und Freude, von innen her möglich wird.

Prana – die Lebensenergie

Das Wort *Prana* kommt aus dem Sanskrit und bedeutet *Energie des Universums*. Die Existenz von Prana wird von den Rishis und Weisen seit Jahrtausenden gelehrt.

Alles Leben und alle Aktivität in sichtbarer und unsichtbarer Form würde sich sofort auflösen, wenn das Bindeglied Prana, die Urenergie, fehlen würde.

Alles vollzieht sich in einer Kreisbewegung: Das Leben wird aus Prana geboren, durch Prana erhalten und in den Urschoß des Pranas zurückgenommen. Nach den kosmischen Energiegesetzen geht kein Quentchen Energie verloren. Es wird alles, aber auch alles wieder in der Urenergie Prana aufgefangen.

Die mentale (gedankliche), die physische und die spirituelle Aktivität eines Menschen ist von Prana abhängig. Prana ist ein biologischer Motor, der unseren ganzen Körper, bis in die Nerven der Fingerspitzen, mit Energie versorgt. Wir wissen physiologisch und anatomisch genau, wie Herz und Lunge arbeiten. Doch die eigene Lebensfähigkeit und die innere Ordnung, die dem Herz und der

Lunge überhaupt erst die Möglichkeit geben, ihre Arbeit zu verrichten, ist Prana.

Ein Mensch, der medizinisch tot ist, der nicht mehr atmet und vor allen Dingen kein Quentchen Prana mehr besitzt, kann weder durch Nahrung, Sonnenenergie oder Sauerstoffbeatmung ins Leben zurückgerufen werden. Ihm fehlt eben Prana. Wenn im Samen des Mannes in der Zeit der Empfängnis kein Prana enthalten ist, kann keine Befruchtung stattfinden. Prana ist das Prinzip, das jeder Manifestation von Kraft zugrunde liegt.

Die alten Rishis und Yogis predigen seit Jahrtausenden von der Beziehung zwischen Mensch und Kosmos. Dieses Verhältnis muß aufrechterhalten und gepflegt werden.

Jeder Mensch besitzt ein gewisses Potential an Lebensenergie (Prana), das hauptsächlich in der Verteilerzentrale Gehirn gespeichert ist. Im Lauf des Lebens verbraucht sich diese Kraft in Form von Gedanken, Gefühlsvorgängen, Aktivitäten, Streß usw. Eine Mangelerscheinung im Pranahaushalt eines Menschen kann dann zu Krankheiten, Konzentrationsschwäche und körperlichem Verfall führen.

Der Mensch lebt nicht nur von fester oder flüssiger Nahrung, Sauerstoff und Sonnenenergie, sondern vor allen Dingen aus diesem Prana.

Die Fähigkeit, dieses Prana zu lenken, wird allmählich über körper- und atemkontrollierende Übungen (Pranayamas) entwickelt. Den normalen Kräfteverfall zu verzögern und die pranischen Kräfte im physischen Körper des Menschen aufrechtzuerhalten, anzuregen und sogar zu steuern, sind die großen Vorteile der Yogaübungen, insbesondere der Pranayamas.

Nun darf man aber nicht denken, Atem-Pranayamas wurden nur der Heilwirkungen wegen erschaffen. Die Yogis wissen, daß die Mentalaktivität des Menschen atemabhängig ist.

Je kürzer der Mensch atmet, desto mehr Gedanken «bestürmen» ihn. Die Pranayamas reduzieren ziemlich drastisch die Anzahl der Atemzüge im Leben, und das führt zu einer Beruhigung des Geistes.

Eine ausgeglichene Psyche ist notwendig, um über die Meditation auf die Suche nach dem eigenen Selbst zu gehen.

Ich habe uralte Yogis mit einer makellos frischen Haut und einer aufrechten Kopf- und Wirbelsäulenhaltung hier in Europa und in Indien kennengelernt. Das ist ein Ausdruck dessen, daß der Yogi sich selbst besiegt und sein Wesen in völligen Einklang mit den kosmischen Energien (Prana) gebracht hat. Und dieser Kosmos sendet automatisch und ununterbrochen Lebenskraft, die der Yogi in höhere Lebenskräfte transformiert. (Siehe auch Seite 152).

Die physischen, psychischen und mentalen Kräfte eines Yogis sind Resultate der jahrelangen Bemühung in der Perfektionierung eines Pranayamas.

Die Yogatheorie lehrt, daß die atmosphärische Luft zu 79 Prozent aus Stickstoff, zu 20 Prozent aus Sauerstoff und zu 1 Prozent aus anderen Gasen besteht. In diesem einen Prozent ist Prana enthalten. Der Yogaübende filtert und absorbiert also, besonders über klassische Pranayamas (Atemregelungen), das Prana aus der atmosphärischen Luft.

Wer lange Jahre Yoga praktiziert, wird vielleicht schon einmal erfahren haben, wie Prana in ihn eindringt. Das geschieht nicht irgendwo, sondern angenehm fühlbar genau an der Medulla oblongata (das ist der Bereich des Höckers am Hinterkopf).

Wichtig ist, daß Sie Ihren Yoga nicht allzu begrenzt und damit grob körperlich begreifen. Denken Sie bewußt daran, denn das ist der erste Schritt, Prana in Ihrem Körper zu aktivieren. Ihre Yogaübungen mit der jeweiligen Atemregelung regen Prana an. Auch wenn Sie diese Dinge noch nicht glauben können, fangen Sie einfach an zu praktizieren!

Die 5 Pranen	Energieschwingungsbereich	Kontrolle und Tätigkeit
Apana	nach unten gehende Energie: vom Nabel bis zu den Fußsohlen	Ausscheidung, Verdauung Zeugung
Prana	Energie: zwischen Nabel und Kehlkopf	Atmung, Blutzirkulation Herz
Samana	Energie: zwischen Nabel und Herzen	Verdauung, Leber Stoffwechsel
Udana	nach oben gehende Energie: vom Kehlkopf bis zum Scheitel	Sprache, Gehirn Körpergleichgewicht
Vyana	Energieschwingung im ganzen Körper	Blutzirkulation, Nerven, Nadis, Körperbewegung

Tätigkeitsfeld der Pranen im physischen Körper.

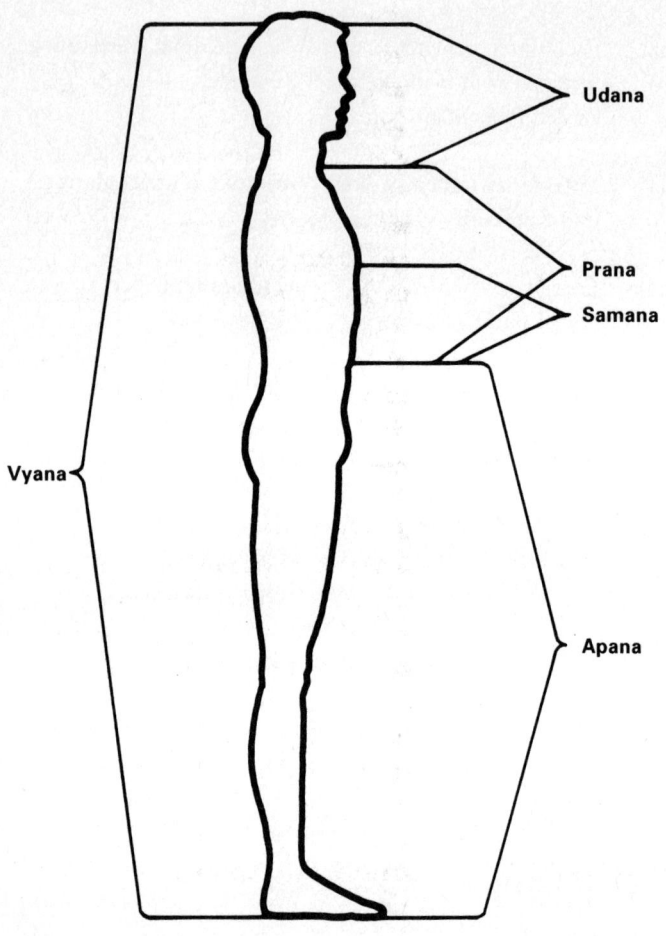

Das sollten Sie beherzigen

Die folgenden Richtlinien sollten Sie beim Üben der Pranayamas beherzigen:
- Wichtig ist, daß Sie in einem *Sitz* Pranayamas üben können, in dem Sie nicht von Schmerzen abgelenkt werden und bequem und fest bleiben können. Alle Muskeln bis zu den Gesichtsmuskeln hin sind ganz entspannt, Ihre Kopf- und Wirbelsäulenhaltung ist gerade und aufrecht. Falls Ihnen auch die leichten Yogasitze – wie der Schneider-Sitz (Sukhasana, siehe Seite 206) oder der Diamant-Sitz (Vajrasana, siehe Seite 205) – schwerfallen, versuchen Sie es mit dem Deckenrollensitz (siehe Seite 204).

- Halten Sie in Ihrem Yogasitz die Hände in der *Jnana-Mudra* (Weisheits-Siegel, siehe Seite 209). Die Jnana-Mudra hilft dem Übenden, die Konzentrationslenkung und die Sammlung in die Pranayamas zu vertiefen.

- Pranayamas sollen immer *in Verbindung mit Asanas* (Körperübungen) praktiziert werden. Die Asanas geben dem Körper die notwendige Reife und Aufnahmekapazität, damit die Pranayamas noch bessere Resultate erzielen können.

- Übende mit Herz-, Augen-, Ohren- oder Leberleiden sollten den Atem nur kurz (1 Sekunde) oder gar nicht anhalten. Erst bei einer Besserung des Leidens darf allmählich gesteigert werden. Das *Atemhalten* darf nur erhöht werden, wenn der Übende einmal täglich, besser noch morgens und abends praktiziert. Den Atem dürfen Sie nur so lange - und das gilt für alle – anhalten, wie Sie sich wohl dabei fühlen. Übertreiben Sie nicht, und gehen Sie nur bis zu Ihren natürlichen Grenzen vor, alles andere würde dem Heilprozeß eines Pranayamas entgegenwirken.

- *Üben Sie* immer *behutsam* und gehen Sie *liebevoll* mit Ihrem Körper um. Pranayamas sind keine Gewaltakte! Druck auf den Augen und Ohren sind bereits ein Zeichen dafür, daß Sie etwas erzwingen wollen.

- Zur Atemkontrolle gehört die perfekte Atemführung bei der Ein- und Ausatmung sowie die extrem wichtige Selbstkontrolle beim Atemhalten. Die Kunst der *Atembeobachtung* müssen Sie beherrschen, wenn Sie eine überdurchschnittliche Atemkontrolle erreichen wollen.

- Es ist gut möglich, daß Sie anfangs beim Üben von Pranayamas ein leichtes *Zittern* Ihres Körpers verspüren und leicht *schwitzen*. Bei den Asanas kann ebenfalls ein leichtes Zittern des Körpers andeuten, daß das Asana noch nicht gefestigt ist. Beides vergeht durch regelmäßige Übung.

- In den meisten Pranayamas atmen Sie *durch die Nase ein und aus*. Nur in Sitali, Sitkari und Bhujangini (siehe Seite 246, 248 und 249) sollten Sie durch den Mund ein- und durch die Nase ausatmen.

- Falls Sie in irgendeinem Pranayama *Schwierigkeiten* haben mit dem Ein- und Ausatmen und dem *Atemhalten* von zwei Sekunden, versuchen Sie bitte, sich zunächst auf die Ein- und Ausatmung zu beschränken. Erst nach der sicheren Beherrschung der Ein- und Ausatmung sollten Sie das Atemhalten (Kumbhaka) hinzufügen.

- Das *Mantra OM* wird immer dann angewandt, wenn Sie die Konzentration im Yoga vertiefen wollen. Sie können OM auch als Zeiteinheit verstehen. Das heißt z.B., daß Sie beim Atemhalten von zwei Sekunden innerlich (ohne Lippen- und Zungenbewegung) 2mal OM... OM... flüstern.

- Ein noch intensiveres Pranayama-Fortschreiten sollte nur unter der Aufsicht eines *erfahrenen Yogalehrers* erfolgen, der die Aufnahmekapazität des Übenden überprüfen kann.

- Sie sollten möglichst mit *leerer* Blase und *leerem* Darm Yoga praktizieren.

Wenn Sie Pranayamas regelmäßig üben, werden Sie die Fähigkeit erlangen, sich *nach innen* zurückzuziehen. Diese innere Sammlung offenbart sich allmählich als fried- und freudvolle Schwingung, die sich so vertiefen kann, daß Sie sie sogar im Alltag wahrnehmen können. Der Fortschritt in den Pranayamas und Asanas zeigt sich unter anderem auch in der Fähigkeit, diese Kraft der Sammlung in den Alltag hinüberzunehmen.

Vorbereitung der Pranayamas

Die Yogiatmung (siehe Seite 42) ist das erste Pranayama und zugleich Ausgangsbasis für andere wissenschaftliche Atemtechniken. Sie sollten sie aber nicht nur als «Sprungbrett» zu anderen Pranayamas betrachten, sondern als Basisübung einsetzen, um Ihr Atemsystem ständig zu pflegen und zu kontrollieren. Falls Sie irgendein Pranayama als besonders effektvoll empfinden, werden Sie es noch besser entwickeln können, wenn Sie in Ihrem täglichen Übungsprogramm auch das atmende Einleben in die Yogiatmung praktizieren.

Im Yoga soll der Atem verlängert und vertieft werden. Der Yoga lehrt, daß jeder Atem aus drei Phasen besteht: der Einatmungsphase (Puraka), der Ausatmungsphase (Rechaka) und der Phase des Atemhaltens (Kumbhaka). Die wissenschaftlichen Pranayamas geben genau an, auf welche Art und Weise man ein- und ausatmen soll und wie der Atem gehalten wird. Die traditionellen Yogasysteme lehren, daß ein Verhältnis zwischen Puraka, Rechaka und Kumbhaka besteht. Dieses Verhältnis wird für verschiedene Systeme auch mit unterschiedlichen Angaben der *Zeiteinheiten* überliefert. So gibt es Pranayamas, wo im Verhältnis 1:4:2 geatmet wird. Das heißt in einem *einfachen* Pranayama: 12 Zeiteinheiten Einatmen, 48 Zeiteinheiten Atemhalten, 24 Zeiteinheiten Ausatmen, in einem *höheren* Pranayama: 16 Einatmen, 64 Atemhalten, 32 Ausatmen, im *höchsten* Pranayama: 20 Einatmen, 80 Atemhalten und 40 Ausatmen. Die Steigerung der Zeiteinheiten im Verhältnis 1:2:2 gilt als allgemeiner Maßstab. Eine andere Lehre der Zeiteinheiten geht von dem individuellen astronomischen Sternbild des Übenden aus. Doch das führt hier zu weit. Diese Unterschiede kennzeichnen keinesfalls eine Verwirrung in der Atemlehre des Yogas. Sie enthält über Jahrtausende gesammelte Erfahrungen, die zur Vertiefung des speziellen Pranayamas führen. Jedoch sollten diese Pranayamas nur unter Aufsicht eines ständig kontrollierenden Yogalehrers ausgeführt werden. Außerdem müssen Sie täglich praktizieren, um überhaupt Fortschritte zu merken.

Ich persönlich halte die Vertiefung der Pranayamas mit diesen Steigerungen und Dimensionen, besonders des Atemhaltens, für westliche Menschen nicht für geeignet, ja sogar für gefährlich! Es gibt aber viele bekannte indische Yogis, die die Lehre der Pranayamas auf den westlichen Menschen abstimmten, ohne damit das klassische Pranayama in seiner ursprünglichen Form zu verändern. Denn die andere Mentalitätsstruktur, die anderen klimatischen Verhätnisse und der andere Arbeitseinsatz des westlichen Menschen erfordern auch ein an ihn angepaßtes Pranayama.

Es ist eine Tatsache, daß die meisten Menschen ihre Lunge ungenügend beatmen und daß durch Yogaübungen die Kapazität der Lunge ausgeweitet werden kann. Durch Yoga-Pranayamas können Sie die eigene Lungenkapazität auf natürliche Weise erheblich erhöhen. Niemand sollte sich jedoch im Yoga damit brüsten, den Atem bis 100 oder 200 Zeiteinheiten lang anhalten zu können.

Das hat mit einer Vertiefung der Pranayamas wenig zu tun. Vielleicht kann ein Mensch, der mit Tauchen nach Muscheln seinen Lebensunterhalt verdient, eine solche Höchstleistung erbringen.

Doch das Üben von Pranayamas hat nichts mit Hochleistungssport zu tun. Auch den Fortschritt im Hatha-Yoga kann man nicht nur mit den körperlich schwierigsten Stellungen erreichen. Es gibt genug leichte Asanas, die die gleichen Wirkungen wie die akrobatisch anmutenden Stellungen erzielen.

Es gibt Leute im Yoga, die sagen, die Einatmung sei das wichtigste. Andere sagen genau das Gegenteil: die Ausatmung sei besonders hervorzuheben. Und wieder andere sprechen vom Atemhalt nach der Ein- oder auch nach der Ausatmung als dem Allerwichtigsten.

Keiner hat ganz unrecht. Es ist alles wichtig, um das Instrument Atem in Griff zu bekommen. Von der Beherrschung des Atems ist die Ruhe des Geistes, der mentalen Kräfte abhängig, aber auch die Energieversorgung unserer Körperzellen.

Mit der Einatmung erreicht ein Quentchen Prana den physischen Körper, beim Atemhalt wird die gesammelte Energie gelenkt, im Körper ausgeweitet, und mit der Ausatmung werden die Mißschwingungen, Giftstoffe, alles Negative ausgeschieden.

So kann es sein in einem Pranayama. So braucht es aber nicht zu sein. Jemand, der schon jahrzehntelang Yoga praktiziert, wird Energiefelder oder Ebenen in sich haben, die er willentlich lenken kann, und es spielt für ihn keine Rolle, ob er das mit der Ein- oder mit der Ausatmung oder gar mit dem Atemhalt bewerkstelligt.

Jemand, der tief meditieren kann, hat eine Ebene erreicht, wo der Atem so kultiviert und tief arbeitet, daß er an der wirklichen Grenze steht, unwichtig zu werden.

Verliert man durch Streß, Sorgen, psychische Leiden den kultivierten Atem, kann man ihn immer wieder über die Schlüsselpranayamas «reparieren».

Der Atem ist Leben, er verlangt tägliche Pflege.

Pflegen Sie ihn über Pranayamas.

Bemerkung

Pranayamas entwickeln Sie durch tägliches Üben, wobei sich das Kumbhaka (Atemhalten) auf natürliche Weise verstärkt. Sie kontrollieren sich selbst und erfahren, wie lange Sie den Atem ohne Schwierigkeiten anhalten können. Sie werden allmählich den Atem immer länger anhalten und immer tiefer ein- und ausatmen können. Geben Sie sich Zeit.

Achtung

Alle Pranayamas und sonstige Atemübungen mit einem Atemanhalten sind schwer Herz- und Lungenkranken untersagt!

Bei der Körperstreckung bestimmten Sie selbst ihre individuelle Belastbarkeitsgrenze, und dasselbe gilt auch für die Atemübungen. Ihr Atem ist wie ein Instrument. Sie selbst müssen ihn vollendet «bespielen» lernen. Ergründen Sie das Wesen des Atmens. Sie müssen bewußt schnell oder langsam atmen können, daß heißt die Atemwirkung erfahren, um den Atem kontrollieren zu können. Lassen Sie ihm auch einmal seine Ruhe, beobachten Sie ihn nur.

Pranayama ist mehr als nur Sauerstoffaufnahme. Es ist vor allem ein Mittel der Konzentrationslenkung. Wer länger und regelmäßig übt, der wird empfinden lernen, wie er in angenehmer Weise aufgeladen und erhoben wird. Das wird Ihnen nur gelingen, wenn Sie gelernt haben, *über* dem Atem zu stehen, ihn durch und durch zu kennen. Pranayamas sollen Energiekonzentration (Prana) und Kraft von innen heraus entwickeln.

Der siegreiche Atem (Ujjayi-Pranayama)

Das Wort *Ujjayi* läßt sich als aktiver Vorgang übersetzen, der mit Erfolg, Sieg und Ehre gekrönt wird. Ujjayi ist ein Pranayama von großer Heilwirkung. Ein Ziel der Yogameditation ist die Wahrnehmung fried- und freudvoller Gefühle von innen her.

Ujjayi ist bekannt dafür, eine gefühlstiefe Basis zu schaffen, um meditatives Erleben zu ermöglichen.

1 Setzen Sie sich in eine feste Sitzhaltung. Sie müssen bequem sitzen (notfalls auf der Deckenrolle), denn Sie dürfen nicht von schmerzenden Gliedern abgelenkt werden.

2 Sie öffnen die Augen halb, sekundenlang, und schließen sie. Atmen Sie feinfühlend auf Ha-ha-ha aus. Gehen Sie mit Konzentration zwischen die Augenbrauen.

3 Sie schließen nun den Mund und atmen langsam durch die Nase ein, direkt in den Brustraum.

Achtung
Bei der Einatmung durch die Nase müssen Sie den Atem in der Nasenhöhle richtig als abtastend empfinden, gleichsam «greifen» können. Dann richten Sie die Aufmerksamkeit auf den Kehlkopf. Die Stimmbänder des Kehlkopfes sind die Ventile, durch die der einströmende Atem gebremst wird. Beim Einatmen blockieren Sie leicht durch die Stimmbänder und erzeugen einen gleichbleibenden, angenehm weichen Summlaut. Dieser Summlaut soll in dieser milden Form gehalten werden. Belasten Sie die Stimmbänder nicht unnatürlich. Ihr Brustraum weitet sich, als wenn Sie eine stolze Siegerpose einnehmen wollten.

4 Ist der Brustraum voll beatmet, atmen Sie direkt langsam und geführt durch die Nase aus.

5 Nach der Ausatmung öffnen Sie die Augen halb, sekundenlang, und schließen Sie sie allmählich. Versammeln Sie die Konzentration im Ajna-Chakra. Lassen Sie dort die Übung ausklingen, mindestens 10 bis 15 Sekunden.

6 Wiederholen Sie die Übung allmählich bis zu 20mal.

Nach einigen Wochen (täglich 2mal üben!) werden Sie die angenehme Wirkung dieser Übung verspüren. Jetzt sollten Sie das *Atemhalten* (Kumbhaka) in die Übung einbauen:
Im ersten Monat – 2 Sekunden
Im zweiten Monat – 3 Sekunden
Im dritten Monat – 4 Sekunden

Pranayamas mit längerem Atemhalten (Kumbhaka) müssen mit *Jalandhara-Bandha* praktiziert werden (*Jalandhara* heißt Netz und *Bandha* fesseln bzw. halten). Wie später noch ausführlicher erklärt, müssen Sie das Kinn auf die Brust pressen, um so den Atem anzuhalten. Andernfalls würde beim langen Atemhalten der Blutdruck auf die Augen, Ohren und zum Gehirn hin stark steigen. Durch den Druck des Kinns auf die Brust wird die Kopfschlagader (Carotis) positiv beeinflußt. Das wiederum löst einen Nervenimpuls aus, der zur Herzberuhigung führt. Jalandhara-Bandha ist also eine Art Sicherheitsverschluß, der außerdem das innere Rückenmark der Wirbelsäule in eine «ziehend-spannende» Bewegung versetzt und somit eine gehirnstärkende Aktion anregt. Die Yogis bezeichnen Jalandhara-Bandha als «nektarhaltenden Verschluß». Es wird gelehrt, daß ein geistiger Nektar vom 7. Chakra nach unten «tropft». Dieser heilbringende Nektar kann jedoch die Körperzellen nicht erreichen, da er vom Feuer des Manipura-Chakras verzehrt wird. Im Jalandhara-Bandha wird der Nektar abgefangen und im oberen Zentrum Ajna-Chakra verwertet. Das aktivierte Prana wird wie in einem Netz aufgefangen, findet seine richtige Verteilung, und der Yogi lernt es fühlbar zu genießen. Äußerlich gesehen hilft Jalandhara-Bandha, Atemkapazität zu entwickeln. Vor allen Dingen jedoch wird die Suche nach psychischer Kraft erleichtert.

Ujjayi mit Kinnverschluß (Jalandhara-Bandha)

1 Befolgen Sie bitte die obigen Anweisungen.

2 Ist die Einatmung in den Brustkorb beendet, versuchen Sie, direkt nach der Einatmung mit dem Kinn zwischen den Schlüsselbeinen das Brustbein zu berühren. Gehen Sie behutsam vor, nicht zu langsam, aber auch nicht zu ruckartig. Halten Sie das Kinn auf der Brust. Die Nacken- und Halsmuskulatur soll sich in einem angenehmen Spannungszustand befinden. Halten Sie jetzt den Atem 2 Sekunden an.

3 Dann atmen Sie langsam durch beide Nasengänge aus.

Und weiter gilt:
- Sie können das Atemhalten allmählich auf 5 Sekunden erhöhen und es mit Jalandhara-Bandha verbinden.

- Haben Sie längere Zeit Jalandhara-Bandha geübt und damit angenehme Erfahrungen gemacht, können Sie auch die Ausatmung im Ujjayi mit gebremstem Atem ausführen, das heißt: Sie atmen mit dem milden, gleichbleibenden Summlaut durch die Nase aus.

- Beherrschen Sie die Ausatmung mit diesem Summlaut, versuchen Sie Ihre Imaginationskraft (Bhavana) einzusetzen. Sie atmen ein und versuchen sich vorzustellen, wie das reinigende, lichte Prana Ihren physischen Körper bis zu den Haar- und Fußspitzen durchdringt. Sie fühlen, wie jede Zelle Ihres Körpers, wie das ganze Nervensystem dieses Prana auf-

fängt und wie sich das Prana beim Atemhalten in seiner Wirkung vertieft. Jetzt atmen Sie aus und stellen sich vor, daß mit dem Ausatmen alle Disharmonie, alle Unreinheit und alles Dunkel den Körper verlassen.
- Ujjayi sollten Sie als Hauptpranayama betrachten und können es jeweils am Schluß Ihrer Yogaübungen praktizieren.

Das Mula-Bandha

Im Yoga geht es darum, die verschiedenen Lebensenergien förmlich «einzukesseln», um sie nach oben zu lenken und zu sublimieren.

Jalandhara-Bandha bewirkt, daß die Lebensenergie vom Kehlkopfzentrum blockiert wird sowie die Nervenströme Ida und Pingala dort zum kurzzeitigen Stillstand kommen.

Haben Sie einige Monate Jalandhara-Bandha geübt, könnten Sie das Mula-Bandha (auch Asvini-Mudra genannt) einflechten.

1 Während des Atemhaltens mit Jalandhara-Bandha versuchen Sie, den Afterschließmuskel zusammenzuziehen.

Das bewirkt, daß die Lebensenergie Apana (Unterleibsregion) sich nach oben bewegt und sich mit anderen Lebensenergien wie Samana und Prana vereinigt.

Die Lebensenergie wird so förmlich «eingekesselt» und erwärmt. Sie kann weder nach oben noch nach unten abfließen.

2 Mit der Ausatmung werden die Blockaden der Verschlüsse aufgelöst, und die Lebensenergie verteilt sich von der Wirbelsäule zu allen Körperzellen hin.

Auch wenn Sie beim Atemhalt schon die Vorstellung der Lebensenergiedurchdringung praktizieren, werden Sie es beim Ausatmen erst richtig in die Tat umsetzen können.

Und vergessen Sie nicht, nach der Ausatmung ins dritte Auge zu gehen. Sie brauchen ein Zentrum. Ein Zentrum, das die Wirkung der Übung neutralisiert.

Bemerkung
Nervosität und Unruhe nach den Pranaymas deuten darauf hin, daß Sie sie zu schnell, zu heftig oder gar falsch praktizieren. Üben Sie weich und gelassen. Versuchen Sie, die Pranayamas mit äußerster Geduld und Sorgfalt zu entwickeln.

Pranayamas üben heißt nicht ein Arbeitsprojekt schnellstmöglich durchbringen. Pranayama üben heißt, die subtilen Seiten Ihrer Lebensenergien kennenzulernen, sie zu lenken, sie zu genießen.

Beim Anzeichen einer Überanstrengung in einem Pranayama legen Sie sich hin und beenden das Pranayama in der Toten-Lage.

Haben Sie nun monatelang Jalandhara-Bandha in Verbindung mit Mula-Bandha praktiziert, können Sie noch Uddiyana-Bandha (das Bauchheben) einflechten. Alle drei, in Zusammenarbeit ausgeführt, werden Tribandha (der Dreierverschluß) genannt.

Der Dreierverschluß (Tribandha)

Das Tribandha wird mit Sorgfalt nach der Ausatmung im Ujjayi angewandt. Man bleibt also ausgeatmet (Bahya-Kumbhaka), führt zuerst Jalandhara-Bandha aus, dann Uddiyana-Bandha (Bauchheben, siehe Seite 197) und zuletzt Mula-Bandha.

Die Auflösung soll in folgender Reihenfolge geschehen: erst Mula-Bandha, dann Uddiyana-Bandha und zuletzt Jalandhara-Bandha.

Das Tribandha ermöglicht bestmögliche Energieansammlung und -lenkung.

Bitte nur in den letzten 2 Ujjayi-Runden einfügen.

Achtung
Drücken Sie das Kinn nicht mit Macht auf die Brust! Wenn Sie das Brustbein nicht berühren können, bleiben Sie bei Ihrer sorgfältig ermittelten individuellen Streckgrenze! Die perfekte Ausführung von Jalandhara-Bandha erfordert eine ziemlich dehnbare Hals- und Nackenmuskulatur! Diese Streckung wird über regelmäßiges Üben der Asanas erreicht. Besonders Halb-Kerze, Kerze und Pflug sind gut geeignet.

Alle Pranayamas mit Atemhalten (Kumbhaka) sind schwer Herz- und Lungenkranken untersagt. Menschen mit zu hohem oder zu niedrigem Blutdruck sollten im Ujjayi kein Atemhalten ausführen, sondern sofort wieder ausatmen.

Heilwirkung
Der Kreislauf wird stabilisiert, die Lunge bis in die Lungenspitzen reichlich mit Sauerstoff versorgt. Phlegma und Müdigkeit verschwinden. Die Verdauung wird angeregt. Ujjayi führt zur Beruhigung der Nerven und beseitigt übertriebene Hitze, besonders in der Kopfgegend. Der Appetit wird besser. Der Körper bleibt gesund, der physische Verfall kann aufgehalten werden. Die Bronchien werden gestärkt; leichtes Fieber läßt sich förmlich wegatmen.

Die Nasengänge einzeln beatmen

Im Yoga ist es wichtig, daß Sie die Nasengänge getrennt voneinander beatmen können.

Sie sollten erst einmal lernen, im rechten Nasengang einzuatmen und aus dem linken Nasengang auszuatmen. Diesen Vorgang bezeichnen die Yogis mit Surya-Bhedana-Pranayama. Durch die Rechtsatmung kommt der Sonnennerv Pingala in Bewegung und gibt dem Körper einen Wärmeschub, um die Lebensenergien

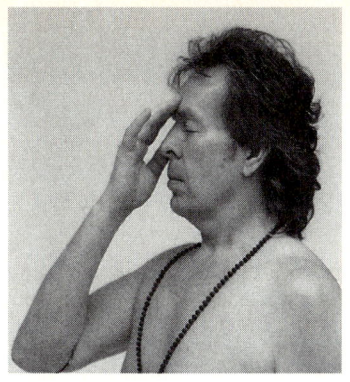 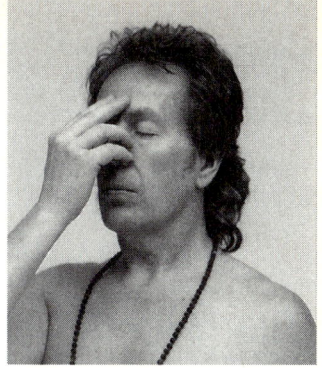

wachzuhalten sowie Blockierungen und Verstopfungen zu beheben.

Wenn Sie im rechten Nasengang einatmen wollen, schließen Sie mit dem kleinen Finger und Ringfinger der rechten Hand den linken Nasengang; Sie atmen rechts. Nach der Einatmung lösen Sie die Finger, schließen Sie den rechten Nasengang mit dem Daumen und atmen links langsam aus.

Atmen Sie nun vom linken Nasengang ein und auf dem rechten aus, heißt dieser Vorgang Chandra-Bhedana-Pranayama.

Durch Linksatmung kommt der Mondnerv Ida in Bewegung und gibt dem Körper auf der anderen Seite einen kühlenden Effekt, der einen Ausgleich im Aktivierungsprozeß der Lebensenergien bewirkt.

Achtung

Den kleinen Finger, Ringfinger und Daumen jeweils *nur leicht* an den Nasenflügel drücken, so daß der jeweilige Nasengang sich schließt. Der Daumen ist «positiv geladen» und hat somit den positiv geladenen rechten Nasengang zu betreuen; der kleine Finger und der Ringfinger sind «negativ geladen» und beschränken sich auf den negativ geladenen linken Nasengang.

Der Zeigefinger und der Mittelfinger der rechten Hand können neutralisierend auf das Zentrum zwischen den Augen, das Ajna-Chakra, gelegt werden.

Verfeinerung

Nach der Einatmung rechts oder links können Sie nach einigen Monaten Jalandhara-Bandha beim Atemhalt ausführen. Dabei schließen Sie beide Nasenlöcher: mit dem Daumen der rechten Hand den rechten Nasengang, mit Ringfinger und kleinem Finger den linken Nasengang. Erhöhen Sie den Atemhalt allmählich bis auf 12 Sekunden.

Nach Meisterung des Jalandhara-Bandhas können Sie nach einigen Monaten das Mula-Bandha hinzufügen.

Die beiden Pranayamas sind nicht zusammen an einem Tage zu praktizieren.

Beherrschen Sie sie getrennt voneinander, können Sie zur wechselseitigen Nasenatmung (Nadi-Sodhana-Pranayama) übergehen.

Die wechselseitige Nasenatmung (Nadi-Sodhana-Pranayama)

Mit dem Wort *Nadi* bezeichnet man im Yoga einen inneren Nervenkanal, mit *Sodhana* seine Reinigung. Beim Üben von Pranayamas werden die Kanäle aktiviert und gereinigt. Die Wirkung dieser Säuberung drückt sich in einem zunehmenden physisch-psychischen Wohlgefühl aus.

Mit der wechselseitigen Nasenatmung kann die verlorene innere Harmonie wiedergefunden werden. Ein negativer Lebensrhythmus, der Ihr inneres Gleichgewicht stört, wird ausbalanciert.

Ihr Atemrhythmus kann von Störungen befreit werden, und die Lebensenergien werden in ihrer Bewegung gelenkt, aktiviert und harmonisiert.

Die psychischen Hauptnadis Ida und Pingala werden gereinigt, und das ist eine Grundvoraussetzung, daß die Lebensenergiebewegung im Bereich Wirbelsäule und Gehirn zunimmt. Mit der Stärkung des Zentralnervensystems wächst der Einfluß zu den psychischen Zentren.

Nadi-Sodhana-Pranayama ist der harmonische Zusammenklang der beiden Pranayamas Surya-Bhedana und Chandra-Bhedana, die die Nasengänge einzeln beatmen.

Vorbereitend sollten Sie folgendes tun:
- Setzen Sie sich in Ihren bevorzugten Yogasitz. Sie müssen bequem, fest und ruhig sitzen, mit aufrechter Kopf- und Wirbelsäulenhaltung.
- Jetzt kontrollieren Sie, ob Ihre Nasengänge frei sind. Versuchen Sie sich, gegebenenfalls über Kapalabhati (siehe Seite 241), von verstopften Nasengängen zu befreien.
- Öffnen Sie die Augen halb, und schließen Sie sie wieder. Atmen Sie auf Ha-ha-ha aus. Sie schließen den linken Nasengang mit dem kleinen Finger und dem Ringfinger der rechten Hand.

  Jetzt atmen Sie nur im rechten Nasengang langsam ein und atmen auch direkt wieder langsam aus.
- Dann öffnen Sie den linken Nasengang und schließen den rechten mit dem Daumen. Und nun atmen Sie langsam links ein und wieder links aus.

  Atmen Sie voll ein, daß auch der Brustraum sich füllt. Praktizieren Sie so lange, bis Sie bewußt und sicher diese Atmungsweise anwenden können.

Dann sind Sie bereit für Nadi-Sodhana-Pranayama.

1 Sie atmen im *rechten* Nasengang, wie vorher erklärt, *ein*, atmen dann aber direkt durch den *linken* Nasengang *aus*, indem Sie mit dem Daumen rechts schließen und den Zeigefinger und Ringfinger vom linken Nasengang lösen.

2 Wenn Sie links ausgeatmet haben, atmen Sie direkt *links* wieder *ein*. Dann schließen Sie den linken Nasengang mit dem kleinen Finger und Ringfinger und wechseln *ausatmend* zum *rechten* Nasengang, indem Sie den Daumen heben.

3 Dies ist eine Runde. Üben Sie 2 Runden und steigern Sie allmählich auf bis zu 10 Runden.

Achtung

Seien Sie bestrebt, den Atem ganz *langsam* zu führen. Ihre Konzentration gilt dem Ein- und Ausatmungs*laut*. Hören Sie genau zu, und halten Sie diese Laute gleichmäßig monoton. Atmen Sie ohne viel Atemgeräusch und ohne Anstrengung. Tritt beim Atmen ein gewisser Druck ein, dann führen Sie den Atem anfangs etwas schneller. Mit dem regelmäßigen Üben erlernen Sie allmählich diesen langsamen Rhythmus!

Denken Sie bei der wechselseitigen Nasenatmung nicht an die Yogiatmung, sondern konzentrieren Sie sich zum Laut hin, und atmen Sie langsam. Die aufmerksame Konzentration auf das eigene Ein- und Ausatmungsgeräusch ist der erste Schritt, die eigenen Gedanken in der Melodie der Ein- und Ausatmung aufgehoben zu wissen.

Die Gedanken haben das Wesen einer Schlange. Ebenso wie die Schlange sind unerwünschte Gedanken und ständige Gemütsschwankungen schwer zu kontrollieren. Wie die Schlange über den Bewegungsrhythmus der Flöte, lassen sich auch Ihre Gedanken kontrollieren, wenn Sie Ihre ganze Aufmerksamkeit auf den Ein- und Ausatmungslaut richten. Die Gedanken sollen sich allmählich in diesen harmonisch bewegten Ein- und Ausatmungslaut «verlieben». Sie sollen einfach still werden, absorbiert werden, so daß Sie im wahren Sinne des Wortes «aufladen» können.

Die wechselseitige Nasenatmung ist ein Hauptpranayama und sollte immer als Abschluß praktiziert werden. Um sie zu entwickeln, sollten Sie mindestens vier Durchgänge üben, am besten morgens und abends. Nehmen Sie monatlich einen Durchgang hinzu, und steigern Sie bis zu zehn Durchgänge.

Versuchen Sie ganz auszuatmen, bis Sie das Gefühl haben, daß Ihre Lungen von schlechter Luft frei sind. Wenn Sie die wechselseitige Nasenatmung regelmäßig praktizieren, werden Sie allmählich gleich lang ein- und ausatmen können. Ist diese Harmonie erreicht, nehmen Sie das Mantra OM hinzu. Zwischen jeder Ein- und Ausatmung halten Sie 1 Sekunde den Atem an und flüstern innerlich, also ohne Lippen- und Zungenbewegung: OOOMMM.

Heilwirkung

Leichte Kopfschmerzen und eine beginnende Migräne können beseitigt werden. (Üben Sie aber niemals bei starken Kopfschmerzen oder schwerer Migräne.) Das Zentralnervensystem wird gestärkt und die Sauerstoffzufuhr erheblich erhöht. Die pranischen Lebensenergien werden ausbalanciert, das innere Gleichgewicht des Menschen richtet sich aus. Die Nadis, die inneren Nervenkanäle, werden aktiviert und übertragen ihre Kraft und Harmonie auf den physischen Körper.

Der Sonne-Mond-Ausgleich (Suryabhedana-Chandrabhedana-Pranayama)

Dieses Pranayama sollte nur nach Meisterung von Nadi-Sodhana-Pranayama (der wechselseitigen Nasenatmung) erlernt werden. Es ist ein fortgeschrittenes Pranayama, das mit Geduld und Ausdauer entwickelt werden muß.

Surya heißt Sonne, *Chandra* Mond. Surya ist, symbolisch gesehen, der innere Nervenstrom *Pingala*, der Positivnerv oder die psychische Energiebewegung rechtsseitig des Körpers. Das Wort *Bhedana* leitet sich ab von der Wurzel *Bhid*; dieses Pranayama hat also etwas mit *Hindurchgehen* zu tun. Chandra ist, symbolisch gesehen, der innere Nervenstrom *Ida*, der Negativnerv oder die psychische Energiebewegung linksseitig des Körpers.

Mit der Einatmung in den linken Nasengang durchdringt der Übende den Nervenkanal Ida. Dem Gesetz der Zweiheit folgend, wechseln die psychischen Lebensenergieströme alle zwei Stunden ihr Wirkungsfeld. Mal ist das Kraftfeld Ida vorwiegend linksseitig im Körper tätig, mal das Kraftfeld Pingala vorwiegend rechtsseitig.

Wie die Medizin lehrt, korrespondiert oder herrscht ein Bezugsverhältnis der linken Gehirnhälfte mit der rechten Seite des Körpers und umgekehrt.

Das steht nicht im Widerspruch mit fortgeschrittenen Meditationstechniken, wo Ida auch vorwiegend die rechte Hälfte beeinflußt, Pingala aber die linke.

Dieser ständig vollzogene Wechsel übt einen starken Einfluß auf den Menschen aus, ob er das nun bewußt wahrnimmt oder nicht. Diesen Wechsel der psychischen Energiebewegung kann man über die Nasenatmung feststellen.

Atmen Sie ganz fein durch die Nase auf die Fingernägel der rechten Hand aus. Wenn Sie das einige Male wiederholen, müssen Sie feststellen können, welcher Nasengang im Moment aktiv ist. (Der rechte oder der linke? Sagen Sie bitte nicht beide!)

Bei Rechtsatmung ist also das Kraftfeld Pingalas aktiv, bei Linksatmung das Kraftfeld Idas.

Es gibt ein Yogasystem, das genau untersucht hat, welche Vorhaben und wichtigen Aktivitäten eines Menschen positiv über die richtig ausgewählte Links- oder Rechtsatmung gesteuert werden können. Ganz allgemein läßt sich sagen, daß grobe Arbeiten, wie z.B. das Tragen von Lasten oder das Umgraben des Gartens, dem Menschen leichter fallen, wenn er zum Zeitpunkt der Ausführung die Rechtsatmung praktiziert. Ruhige Arbeiten, etwa am Schreibtisch, haben mehr Erfolg, wenn sie von der Linksatmung begleitet werden.

In Faizabad, einem kleinen indischen Dorf, lernte ich einen Mönch kennen, der mir in einer Teestube gegenübersaß.

Ich sah mit Verwunderung, wie er sich ein kleines krückenähnliches Holzgestell unter die rechte Achsel klemmte und sich darauf stützte. Ich fragte ihn höflich, was denn dieses Gerät bewerkstelligen sollte. Er entgegnete mir: «Ich habe in wenigen Minuten eine wichtige Verabredung und möchte meinen Atem entsprechend lenken!»

Ich habe einige Zeit später die «Holzkrücke» an mir selber ausprobiert und tatsächlich eine Beeinflussungsmöglichkeit der Rechts- und Linksatmung festgestellt. Man kann diesen Wechsel des Atems vom linken in den rechten Nasengang oder umgekehrt durch Übungen oder mit Hilfsmitteln, wie die Krücke, erreichen; das Ziel aber ist eine rein willentliche Beeinflussung.

Bei der Verfeinerung der wechselseitigen Nasenatmung sollten Sie immer mit dem Nasengang beginnen einzuatmen, der im Moment aktiv ist.

Je mehr der Yogaübende versteht, Ida und Pingala auszubalancieren, desto mehr wird er sich selbst kennenlernen. Die vitale Entwicklung physisch-psychischer Energien ist stark von der Reinigung und dem Gleichgewicht dieser inneren Kanäle abhängig.

Wenn dieser natürliche Wechsel ausfällt und der Mensch Stunden und Tage einseitig mit nur einem Nasengang atmet, ist das ein sicheres Zeichen einer sich ankündigenden Krankheit.

Mit der wechselseitigen Nasenatmung kann man diese Störungen beheben und so Krankheiten vermeiden. Ehe Sie die fortgeschrittene Form der wechselseitigen Nasenatmung beginnen, sollten Sie eine etwa gleich lange Ein- und Ausatmungsdauer erreicht haben. Das wird einige Zeit dauern.

Haben Sie Geduld, und erzwingen Sie nichts.

1 Sie sitzen bequem und fest mit aufrechter Wirbelsäulen- und Kopfhaltung in Ihrem bevorzugten Yogasitz. Versuchen Sie nun festzustellen, in welchem Nasengang der Atem aktiv ist. Mit der aktiven Seite beginnen Sie einzuatmen. Falls Sie es nicht herausfinden können, beginnen Sie mit dem rechten Nasengang. Die linke Hand liegt in der Jnana-Mudra-Haltung auf den Knien, mit der rechten Hand üben Sie.

2 Nach der Ausatmung auf Ha-ha-ha richten Sie sich auf das Zentrum zwischen den Augen. Öffnen Sie erst die Augen halb, und schließen Sie sie dann allmählich. Jetzt atmen Sie langsam durch den rechten Nasengang ein (ohne viel Geräusch), direkt in den Brustraum, der sich dabei weitet.

3 Nach der Einatmung in den Brustraum halten Sie mit dem Kinnverschluß (Jalandhara-Bandha) den Atem 2 Sekunden an, indem Sie beide Nasengänge schließen und innerlich 2mal OM flüstern.

4 Jetzt heben Sie den Kopf allmählich und atmen im linken Nasengang aus. Bringen Sie ganz langsam und gleichmäßig die verbrauchte Luft aus den Lungen heraus.

5 Nach der Ausatmung atmen Sie direkt links ein, und zwar wiederum in den Brustkorb, der sich natürlich weitet. Nach der Einatmung halten Sie mit dem Kinnverschluß den Atem 2 Sekunden an und flüstern innerlich 2mal OM.

6 Atmen Sie ganz langsam rechts aus. Extrem wichtig ist es, dieses Pranayama in einer produktiven Pause ausklingen zu lassen. Gehen Sie in das Zentrum zwischen die Augen. Öffnen Sie erst die Augen halb, und schließen Sie sie dann allmählich.

7 Wiederholen Sie diese Runde erst 2mal, allmählich bis zu 10mal.

Und weiter gilt:

- Sie können das Atemhalten allmählich bis auf 12 Sekunden ausdehnen. Doch nie länger, als es Ihnen angenehm ist. Flüstern Sie als Zeittakt beim Atemhalten OM für eine Sekunde.
- Haben Sie Jalandhara-Bandha monatelang geübt, fügen Sie beim Atemhalten (Antara-Kumbhaka) das Mula-Bandha hinzu.
- Haben Sie auch hier monatelang geübt und angenehme Erfahrungen gemacht, sollten Sie Bahya-Kumbhaka anfügen, das ist der Versuch, nach der Ausatmung noch Sekunden ausgeatmet zu bleiben. Versuchen Sie dann, Uddiyana-Bandha (siehe S. 197) einzuflechten: also die Bauchdecke oder den Bauchnabel Richtung Wirbelsäule anzuheben. Danach bewegt sich die Lebensenergie den Susumna-Kanal hoch.
- Versuchen Sie, beim Uddiyana-Bandha 2 (allmählich bis zu 5) Sekunden ausgeatmet zu verbleiben.
- Weitere Erhöhungen in der Rundenzahl, im Antara- und Bahya-Kumbhaka sollten Sie mit einem Yogalehrer abstimmen, der genau Ihre Kapazitätsspanne erkennt.

Achtung
Denken Sie daran:
- Während einer Runde Nadi-Sodhana-Pranayama ruht das Kinn im Jalandhara-Bandha auf dem Brustbein.
- Beim Atemhalten (Antara- und Bahya-Kumbhaka) beide Nasengänge schließen.
- Nach einer praktizierten Runde nehmen Sie den Kopf hoch und gehen zur Neutralisierung ins dritte Auge.
- Das Tribandha soll nur in den letzten beiden Runden des Pranayamas eingesetzt werden. Und vergessen Sie nicht, die Früchte Ihrer Sammlung zu genießen, am Nachgefühl festzuhalten.

Wenn Sie frei und sicher üben, werden Sie sich sehr wohl fühlen. Prana wird durch bloßes Üben aktiviert. Stärker noch können Sie den Pranastrom beeinflussen, wenn Sie Ihre Imaginationskraft (Bhavana-Shakti) einsetzen. Versuchen Sie, folgende Vorstellung in dieses Pranayama einzuflechten:

Durch das Einatmen im rechten Nasengang bringen Sie das sonnenhelle Licht von Pingala in Ihren Körper. Das «Sonnenlicht» durchflutet Sie von den Haar- bis in die Fußspitzen! Dann atmen Sie links aus und versuchen gleichzeitig alle negativen Schwingungen Ihres physisch-psychischen Seins zu vertreiben. Krankheiten, Störungen und jegliche Disharmonie verbannen Sie mit der Ausatmung.

Wenn Sie links einatmen, durchdringt das mondklare Licht von Ida Ihren physischen Körper. Das warme Sonnenlicht trägt vereint mit dem kühlen Mondlicht dazu bei, daß sich Ihr Körper in reinstes Licht verwandelt. Ihre Empfindsamkeit in der Urbeziehung zwischen Mensch und Kosmos wird immer intensiver. Atmen Sie rechts aus, und vertreiben Sie alle negativen Schwingungen, die Sie daran hindern wollen, innerlich frei zu sein. Die Freiheit liegt nicht da oben am Firmament, die Freiheit liegt in Ihnen selber. Wenn Sie ganz Sie selbst sind, sind Sie auch dem anderen am nächsten. Es ist viel wichtiger im Yoga, Licht zu *fühlen*, als es zu sehen.

Falls Sie mit einem dieser Pranayamas Ihre Yogaübungen abgeschlossen haben, bleiben Sie entweder ruhig und empfangsbereit sitzen, solange Sie können, oder gehen Sie in die Rückenlage. Rollen Sie die Wirbelsäule langsam ab. Ruhen Sie eine Weile in der Savasana (Toten-Lage) aus. Genießen Sie jetzt die Ruhe, die Freude, den Frieden, die sich aus der Stille offenbaren. Nach richtig ausgeführten Pranayamas verspüren Sie eine Stille, die unerwünschte Gedanken ausschließt. Sie sind «entleert», gereinigt und dennoch erfüllt.

Achtung

Menschen mit zu hohem oder zu niedrigem Blutdruck sollten dieses Pranayama ohne Atemhalten üben. Akut Herz- oder Lungenkranke sollen es nicht praktizieren.

Heilwirkung

Die Lungen werden vermehrt mit Sauerstoff versorgt. Die Verdauung wird angeregt. Der Körper bleibt gesund und widerstandsfähig. Rhinitis (Nasenkatarrh) kann gelindert oder geheilt, Kopfschmerzen kann vorgebeugt werden. Trägheit und Schlafsucht werden vertrieben. Der Teint wird klar. Dieses Pranayama entwickelt physische und psychische Kräfte im Sinn der Konzentrationsfindung des Yogas.

Praktische Konzentration ins Überbewußtsein

Überbewußtsein ist eine Ebene, die sich vom Wach- und Unterbewußtsein unterscheidet.

Ein Mensch mit halberwachter Intuition könnte zuweilen Träume aus dem Überbewußtsein erhalten. Das sind Träume, die sich nicht nur in der Farbintensität vom Normaltraum unterscheiden, die eine unbeschreibliche Gefühlstiefe haben und dem Menschen irgendeine Lebenshilfe geben oder eine lange drängende Frage beantworten.

Überbewußtsein ist eine Schwingungsebene, die Sie nicht mit einem analytischen Verstand erreichen; nur jahrelange Meditation macht den Meditierenden intuitiver und empfänglicher.

Wer jahrelang meditiert, den Körper überwunden hat und in Stille dasitzen kann, wer den Atem so kultiviert hat, daß seine Lebensenergie in den psychischen Zentren arbeitet, wird zweifellos in meditativer Freude schwingen. Und es ist nur eine Frage der Zeit, wann es ins Überbewußtsein vordringt.

Das Überbewußtsein ist eine Wissensebene und wird den Meditierenden auf intuitive Weise führen.

Auf alle Fragen, die den kosmischen Aufbau, die materielle

Welt oder die spirituelle Arbeit angehen, kennt das Überbewußtsein die Antwort.

Mit der folgenden Konzentrationsverfeinerung können Sie einen *Eindruck* vom Überbewußtsein erhalten.

Vorbemerkung
Hat Ihnen die Konzentration ins dritte Auge Entspannung und Ruhe der Augäpfel, der Augenlider gebracht oder haben Sie ein Kribbeln, ein angenehmes Druckgefühl oder gar eine Lichtwahrnehmung zwischen den Augenbrauen gespürt, dann sollten Sie diese Verfeinerung aufnehmen.

1 Setzen Sie sich in Ihrem Yogasitz hin. Die Hände nehmen Sie am besten in die Meditationshandstellung (Jnana-Mudra, siehe Seite 209). Denken Sie an die aufrechte Kopf- und Wirbelsäulenhaltung.

2 Versuchen Sie jetzt die Augen halb zu öffnen, damit Sie die Konzentrationsrichtung zum dritten Auge bekommen.

Stellen Sie die beiden kleinen «Scheinwerfer» der physischen Augen ein auf den «Hauptscheinwerfer»: das geistige Auge zwischen den Augenbrauen.

Achtung:
Schielen Sie nicht! Es geht hier um eine mentale Aktivität.

3 Schauen Sie genau hin bei halbgeschlossenen Augen.
Sie sehen oben einen dunklen Bereich: das Unterbewußtsein. Unten im Blickfeld, der helle Bereich, ist das Wachbewußtsein.

4 Jetzt versuchen Sie eine *Trennlinie* zu ziehen zwischen Unter- und Wachbewußtsein, also zwischen dem dunklen und hellen Bereich. Zwingen Sie sich nicht dazu, bleiben Sie ganz entspannt und ruhig, dann werden Sie diese Trennlinie finden.

5 Haben Sie sie erreicht, gehen Sie genau *in die Mitte* der Trennlinie. Dort ist das Nadelöhr zum Überbewußtsein.

6 Versuchen Sie es 2- bis 4mal hintereinander.

Wenn Sie in dieser Konzentration fortschreiten, kann vieles geschehen:
Sie können eine Energiebewegung sehen, die genau von diesem Punkt ausgeht. Oder Sie bemerken ein von dort ausgehendes kreisendes Licht; oder Sie spüren eine gefühlsmäßige Festigung der Konzentration. All diese Eindrücke verleihen dem Überbewußtsein Wahrheit.

Der Ignorant möge glauben, die Trennlinie werde durch die Ränder der Augenlider gezogen. Die Augenlider helfen, die Linie zu finden: nicht mehr, nicht weniger. Sieht der Übende in der Mitte der Trennlinie ein Licht oder eine Energiebewegung, kann er sich selbst überzeugen.

Bewegt er nämlich die Augenlider, verändern sich zwar die Augenliderränder, die Energiebewegung oder das Licht bleiben jedoch in der Mitte der wirklichen Trennlinie.

Die verfeinerte Konzentration ins dritte Auge sollten Sie immer anwenden, wenn Sie mit einer Konzentrationsübung gerade Ihren Yoga beendet haben.

Gehen Sie dann mit dieser Konzentration ins dritte Auge, und lassen Sie daraufhin in Stille bei geschlossenen Augen Ihr Hauptpranayama, Ujjayi, wechselseitige Nasenatmung oder auch Sah-Ham, ausklingen.

Beenden Sie das Ganze mit langem stillem Daliegen (Savasana).

Haben Sie Vertrauen zu sich selbst, zu dieser Konzentration, und gehen Sie diesen Weg zur Selbstentdeckung.

Meditationsleitgedanken

Falls Sie nach den Pranayamas in einer meditativen Stimmung sind, sollten Sie angenehme Meditationsleitgedanken entwickeln.

Hier einige Beispiele:
- Sie sitzen oder liegen in angenehmer Bewegungslosigkeit und Stille. Sie fühlen, wie Ihr kleines Herz in der Brust ruhig und gelöst schlägt. Das rhythmische Pochen erinnert Sie:
  «Das bin ich, das bin ich!»
  Jetzt lösen Sie sich davon. Nehmen Sie das Bewußtsein aus dem Körper. Lassen Sie den Körper friedvoll wie im Tiefschlaf liegen. Öffnen Sie die Augen für mehrere Sekunden halb. Versuchen Sie, die Trennlinie zwischen Wach- und Unterbewußtsein aufzufinden. Jetzt schließen Sie die Augen und entziehen dem Körper Ihr Bewußtsein.

- Sie konzentrieren sich jetzt auf das Ajna-Chakra, das Zentrum der Willenskraft. Sie stellen sich vor, wie die kleine Bewußtseinswelle von Ihrem Herzen aufsteigt, hin zum Ajna-Chakra. Diese kleine Welle sind Sie, Ihr kleines Ich. Senden Sie diese kleine Welle zwischen die Augen und dann hinaus in den Raum. Grüßen Sie im Geiste alle Menschen, die in Ihrer Nähe sind.

- Diese kleine Bewußtseinswelle, dieses kleine «Ich», diese Schwingung des Meditierenden durchfließt alles. Kein grobstoffliches Hindernis wird Ihre Bewußtseinswanderung aufhalten können. So gehen Sie traumähnlich durch die Wände Ihres Hauses, über die Häuser Ihrer Stadt hinweg, gehen in eine Landschaft, die Sie lieben. Gehen Sie weiter, durchfließen Sie Bäume, Felsen, Seen und Meere dieser Erde. Denken Sie daran, daß alle Materie in Wirklichkeit eine atomare Schwingungsform ist, die Sie ätherisch durchwandern.

- Ihre Bewußtseinsschwingung ist freudvoll. Beziehen Sie alle Menschen, Tiere und Pflanzen in Ihre Freudeschwingung ein. Umfassen und umarmen Sie alles in Gedanken.

- Jetzt erheben Sie Ihr Bewußtsein ins All. Sie sehen all die Planeten und Sonnensysteme. Sie sind inmitten des Alls und schauen zurück auf diese kleine Erde.

- Begrenzen Sie sich durch nichts! Versuchen Sie, sich die unendliche und ewige Sphäre des Kosmos vorzustellen. Das ist keine trostlose, unvollendete Leere. Nein, Sie empfinden ein erhebendes Glücksgefühl! Sie fühlen, daß Ihr kleines Herz im Rhythmus des kosmischen Herzens pocht. Sie erfahren, daß das kleine Herz sowohl auf der Erde in Ihrem Körper zu Hause ist, als auch hier im kosmischen Herzen.

- Das kleine Ich hat ein Über-Ich. Das kleine Ich erkennt nun Dinge, die nur mit *Sat-chit-ananda* (Daseinsbewußtseinsseligkeit) zu erklären sind. Das kleine Ich denkt nun zusammenhängend und befreit sich aus den Fesseln der körperlich-sinnlichen Bindung. An Sternen und Planeten vorbei finden Sie schließlich Licht. Am Ende der Schwingungsbewegung ist das Urlicht. Sie fühlen tiefe Verbundenheit! Sie erkennen: «Ich bin ein Teil dieses Urlichtes! Ich bin Er! Ich bin Er!» (Sah-Ham)

- Gehen Sie nun zurück, ganz langsam, auf die Erde, in Ihr Land, in Ihre Stadt, in Ihren Yogaraum, zwischen Ihre Augen. Sie brauchen ein Zentrum!

- Beenden Sie Ihre Yogaübungen mit OM. Wo auch immer Sie Schwäche der Konzentration oder des Körpers fühlen, üben Sie OM. Flüstern Sie innerlich, von niemandem gehört, OM. Üben Sie regelmäßig OM, das größte und machtvollste aller Mantras. Verlassen Sie sich nicht nur auf den Verstand. Glauben Sie an etwas, was jenseits des Verstandes liegt, und wenn auch nur ein Zehntel dieses Glaubens in Ihnen wäre, wäre das vollkommen ausreichend.

- Oh, OM. Ich wende mich vertrauensvoll zu dir. Ich will wie ein Kind rufen, so hilflos, aber stark. Verdränge die Dunkelheit in mir. Führe mich in meinen Bemühungen, inneren Frieden und Harmonie zu verwirklichen. Sei meine Stütze im Leben, oh OM. Antworte mir, in der Ausstrahlung deines Wonnegefühls. Wenn ich dich auch noch nicht empfangen kann, will ich unbeirrt respektvoll rufen OOOOMMM…, bis ich dies endlich in der Fülle deiner Macht erleben darf. OM, OM, OM.

Auch wenn einige Übende Meditationsleitgedanken dieser Art gefühlsmäßig ablehnen, so gibt es doch viele andere, die sich mit Gedankenkraft um ihren Weg im Yoga bemühen. Tolerieren Sie jeden Übenden, der in der Sprache seines Herzens spricht.

V. Hatha-Yoga im Alltag

Einige Lebensregeln

Ich habe nicht die Absicht, Ihnen über Gebühr Lebensregeln aufzuladen. Und doch muß ich immer wieder betonen, daß die Vertiefung der Bemühungen im Yoga auch von der Lebensweise des Übenden abhängt:

Der eine übt Hatha-Yoga und kann die positiven Resultate am eigenen Leib erfahren; der andere aber übt denselben Yoga und merkt nichts. Das muß nicht unbedingt etwas mit der Konzentrationskraft zu tun haben, sondern kann zuweilen auch mit der Lebensweise zusammenhängen.

Über die «Bhagavad Gita», die etwa 400 n. Christus entstand, sagte Wilhelm von Humboldt, daß er Gott danke, weil er ihn habe lange genug leben lassen, um dieses Buch kennenzulernen.

In diesem Buch steht im Kapitel VI, Vers 16:

«Die Vereinigung im Yoga wird niemandem zuteil, der zuviel ißt oder sich durch übermäßiges Fasten schädigt, und auch nicht jenem, der zuviel schläft, oder dem, der fortwährend arbeitet.»

Der Mensch richtet sich nach Vorbildern aus. Vorbilder gibt es in der Vedanta-Philosophie, aber auch in jeder beliebigen heiligen Schrift, so auch in der Bibel.

Jesus Christus war ein Heiliger für andere, er opferte sich für andere auf. Auch der indische Heilige Rama lebte für andere, ebenso wie Mohammed und Buddha.

Jede heilige Schrift vermittelt bereits gültige Lebensregeln. Viele Menschen jedoch können den Wahrheitsgehalt nicht erkennen, da sie weder die symbolhaften Geschichten interpretieren können noch begreifen, was die Worte der Bibel zum Beispiel mit ihrem heutigen Leben zu tun haben. Doch die Regeln sind heute genauso aktuell wie vor Tausenden von Jahren.

Wenn ein Mensch nur das akzeptiert, was er sieht, riecht, schmeckt, hört oder fühlt, ist seine Konzentrationskraft nur nach *außen* gerichtet. Im Yoga spricht man von der *Maya*, der Täuschung, der Scheinwelt. Überall werden die Erkenntniskräfte des Menschen strapaziert, indem sie in immer neue Richtungen gelenkt werden. Das Wesen des Materialismus liegt im ständigen Wechsel. Alles, was die Welt bietet, sollte man wissensmäßig zwar aufnehmen und auch gebrauchen, sollte sich jedoch davon keinesfalls gefangennehmen lassen. Über die Erfüllung äußerer Wünsche gelangt man nie zum inneren Frieden. Mein Guru Sanakananda Giri sagte dazu:

«Ich bin beeindruckt von den Menschen in Europa und in Deutschland. Beeindruckt von den Konzentrationsfähigkeiten der Menschen, die sie blendend in der Ökonomie, Technologie und vielen anderen Wissenschaften einzusetzen wissen. Doch ich bin auch ein wenig traurig, wie wenige es verstehen oder überhaupt Interesse daran haben, die Konzentration zur Basis nach innen zu richten. Nur eine kleine Wendung zum Yoga hin würde das ermöglichen!»

Niemand möchte ein Anbeter des Materialismus werden, doch die Gefahr liegt nahe, denn täglich ist man vielen Versuchungen ausgesetzt. Ich möchte Sie lediglich darauf aufmerksam machen, daß der Yoga befähigt (insbesondere die hohen Pranayamas), die Konzentrationsfähigkeit des Übenden wieder nach innen zu lenken. Über Yogakonzentration (Dharana) nimmt die Intuitionskraft zu, um z.B. auch die heiligen Schriften lesen und verstehen zu können.

Yogawahrheiten und spirituelle Erfahrungen stimmen mit biblischem Wissen überein. Es besteht ein Zusammenhang zwischen Bibelwahrheiten und Yogawahrheiten. Sie selbst werden das feststellen, wenn Sie sich nach langem Yogapraktikum, von innen her schöpfend, auf Bibelstellen konzentrieren.

Yoga – eine Religion?

Yoga ist nur dann eine Religion, wenn wir ihn dazu machen. Wir müssen ihn nicht als Religion verstehen, um zu seiner eigentlichen Aussage vorzustoßen. Wir brauchen lediglich die klassischen Übungen zu praktizieren und abzuwarten, was sich in uns selbst offenbart. Der natürlichste Weg ist, mit möglichst wenig Suggestivvorstellungen zu arbeiten.

Doch die Menschen sind verschieden. Dem einen helfen Suggestionen bei der Vertiefung seines Yogas, der andere empfindet plötzlich ein Abhängigkeitsverhältnis von Fremd- oder Eigensuggestionen.

Der spirituelle Yoga lehrt unmißverständlich die Möglichkeit, das eigene geistige Auge (Ajna-Chakra) zu aktivieren. Dieses geistige Licht, dritte Auge, Ajna-Chakra, in einem selber entstanden durch eigenes Üben, ist unabhängig und nicht etwa ein Resultat fortwährender Autosuggestion oder vielleicht Selbsthypnose. Es ist die Frucht einer andauernden Bemühung in einer fortgeschrittenen Yogatechnik, das Ergebnis einer wissenschaftlich richtig ausgeführten Konzentrationslenkung. Ein religiöser Mensch, sei er Christ, Moslem, Buddhist oder Hindu, kann über Yogakonzentration seine Religion erst richtig erfahren. So wird der Christ erleben können, daß Christusworte und -wahrheiten tief im geistigen Licht eines jeden Menschen ruhen und nur darauf warten, entdeckt zu werden! Dieses praktisch zu erfahren, ist übertriebenem Analysieren und Dogmatisieren strahlend überlegen.

Das Ziel des Yogas (die achte Stufe) ist das kosmische Bewußtsein: der Samadhi. Aus der Fülle der Erkenntnis dieses Bewußtseinszustandes lehrten und schrieben viele Seher und Heilige. Dieses kosmische Bewußtsein steht in direkter Beziehung zu Brahman, OM, dem Selbst oder Gott.

Der Weg zum Glück

Die Menschen haben ganz unterschiedliche Auffassungen vom Glück. Einige setzen zum Beispiel auf Geld. Doch nur selten verschafft sich einer mit seinem Geld wirklich ein glückvolles, unabhängiges und ausgefülltes Leben. Meist löst die eine Verpflichtung eine noch größere aus; die Erfüllung des einen Wunsches bringt den nächsten hervor. Ein Leben, das sich nur am Geld orientiert, ist gehetzt und freudlos. Demjenigen, der durch Yoga wieder die Verbindung zu seinem wahren Selbst herstellen kann, offenbart sich das wahre Glück. Der Yoga lehnt die Sinnenfreuden keineswegs ab.

Der große Yogi Ramakrishna rät:

«Geh und tue es, aber vergesse nicht, schon am Abend zum Tapas (den Yogaübungen) zurückzukehren!»

Der dauernde, unkontrollierte Sinnesgenuß, sei es Sex, Essen oder anderes, schafft allmählich Abhängigkeiten, aus denen man sich nur schwer wieder lösen kann.

Versuchen Sie über Körper- und Atemübungen Ihren Rhythmus und Ruhepol wiederzufinden. Inneres Glück offenbart sich, wenn der Mensch gelernt hat, Körper und Atem in perfekter Weise zu kontrollieren.

Je eher man im Leben mit Yoga beginnt, desto besser. Yogi Lahiri Mahasaya sagte: «Der Mensch sollte das Glück im Sommer seines Lebens suchen, im Winter seines Lebens ist das Glück schwieriger auffindbar.»

Drogen

Der Weg des Yogas ist in erster Linie eine Konzentrationslenkung durch Gefühlsvertiefung nach innen hin. In den Pranayamas ist der Atem der Schlüssel, um diese Gefühlstiefen zu eröffnen.

Yoga praktizieren heißt, heilsame Handlungen ausführen. Dieser Anspruch kann jedoch nicht eingelöst werden, wenn der Übende durch eine unnatürliche Lebensweise seinen Körper schädigt. So passen zum Beispiel Yoga und Drogen nicht zusammen.

Drogen und Rauschmittel können auslösen, daß der Mensch sich in gehobeneren Sphären des Denkens, Sehens und der Wahrnehmung bewegt. Es ist gut und gerne möglich, daß der süchtige Mensch, neben den zerstörerischen Eigenschaften, durch die Droge auch eine positive Tiefe seiner Psyche erfahren kann. Keinesfalls aber ist das ein natürlicher Weg, sondern ein Weg des Selbstbetrugs, der auf Dauer das Gegenteil des Erwünschten hervorbringt. Denn die Nerven können nach einem Drogenstoß nur vorübergehend Übernatürliches leisten.

Würde man z. B. ein Langstreckenrennen mit zwei Wagen desselben Typs veranstalten, von denen der eine 70 PS hat und der andere auf 180 PS getunt wurde, so kann man das Resultat voraussagen: Der getunte Wagen würde wohl in den ersten Kilometern vorn liegen, später aber mit Motorschaden hoffnungslos auf der Strecke bleiben. Der andere Wagen würde aller Wahrscheinlichkeit nach das Ziel erreichen. Genauso kann es jemandem ergehen, der seinen spirituellen Fortschritt und inneren Frieden über bestimmte Drogen zu erreichen sucht.

Wer von Drogen abhängig ist und Yoga praktiziert, sollte allmählich die negative Praktik der Drogeneinnahme durch die positive Praktik der Yogaübungen ersetzen. Yoga wird ihm die Kraft zur Überwindung geben können, das Positive wird allmählich das Negative besiegen. Es wird kein leichter Kampf sein, aber Sie werden es schaffen, wenn Sie es wirklich wollen!

Ernährung

Der Fleischgenuß wird im Yoga abgelehnt, da er auf der Tötung tierischen Lebens zu Genußzwecken basiert.

Ein Yogi betrachtet seinen Körper als Tempel, den er besonders durch das Üben von Asanas und Pranayamas rein hält, damit er den Gesetzen der kosmischen Energieentfaltung nicht entgegenwirkt. Ein andauernd fleischgesättigter Körper ist ein Tierfriedhof und erschwert den Prozeß der Reinigung im Sinne von Yoga.

Doch im Yoga soll nichts erzwungen werden; keinesfalls sollten Sie Ihren Fleischverzehr von heute auf morgen einstellen. Nach und nach können Sie ihn reduzieren. Sie werden selbst feststellen, vorausgesetzt, Sie üben regelmäßig, daß Ihr Appetit auf Fleisch, aber auch auf Alkohol oder Zigaretten automatisch nachläßt.

Es ist bekannt, daß berühmte indische Yogis zeitweise auch Fleisch essen. Sie nehmen an, was ihnen liebevoll serviert wird. Doch diese Yogis leben in der Schwingung ihres Überbewußtseins, und keine Macht der Welt kann sie wieder nach unten ziehen. Sie können essen, was es auch sei, und werden keine physiologische Vergiftung erfahren.

Anders ist es bei Anfängern des Yoga. Sie werden es schwer haben, zu echten Resultaten beim Üben der Pranayamas und Asanas zu kommen, wenn sie übermäßig Fleisch essen, viel rauchen oder Alkohol trinken.

Pranayamas regen die Blasen-, Darm- und Hautfunktion an, und so ist der Körper besser imstande, Giftstoffe auszuscheiden. Aber physiologische Entgiftungen und Pranayamas werden nichts ausrichten, wenn zuviel Fleisch gegessen wird.

Die Yogis lehrten schon vor Jahrtausenden, daß die Hälfte des Magens mit Nahrung gefüllt und etwa ein Viertel des Magens für Getränke reserviert werden solle. So würden günstige Voraussetzungen geschaffen, um effektvoll Asanas und Pranayamas zu üben. Nach einer Vollmahlzeit müssen Sie etwa 2 bis 3 Stunden warten, ehe Sie mit den Yogaübungen anfangen. Die Wartezeit erhöht sich, wenn Sie mal mehr als gewöhnlich gegessen haben.

Gemäß der Yogalehre ist die Ernährung ein wichtiger Faktor, der Ihre Gedanken und Ihre Geistesverfassung beeinflußt.

Es gibt zum einen eine Geistesverfassung, die von *Tamas* beeinflußt wird; in diesem Zustand hat der Mensch den Hang zur Trägheit und Konzentrationsunlust. Zweitens gibt es den Zustand, wo *Rajas* herrscht, was sich in einem unkontrollierten, aufbrausenden und leidenschaftlichen Verhalten zeigt. Und drittens gibt es die *Sattwa*-Geistesverfassung, in der der Mensch in einem Zustand der Ruhe, inneren Harmonie und Ausgeglichenheit ist.

Die Wahl der richtigen Nahrung kann einen positiven oder negativen Einfluß auf unsere Geistesverfassung ausüben.

Unreine, abgestandene Speisen zum Beispiel tragen Tamas-Eigenschaften in sich. Ebenso führt ein ständig überladener Bauch zu Tamas. Übermäßiger Fleischgenuß wird die Rajas-Geistesverfassung verstärken.

Den Yogaübenden interessiert in erster Linie die Sattwa-Nahrung. Die Nahrung also, die Eigenschaften wie Ruhe, Ausgeglichenheit und Harmonie positiv beeinflussen kann.

Vegetarisch leben heißt nicht, daß Sie nun beginnen, sich mit Vogel- oder Kaninchennahrung zu begnügen. Sie können sich sehr leckere Gerichte zusammenstellen. Hier eine kleine Liste empfehlenswerter Nahrungsmittel mit Sattwa-Eigenschaften:

Milch, Obst und Gemüse, Käse, Eier, Spinat, Mohrrüben, grüner Salat, Tomaten, Bananen, Pampelmusen, Feigen, Äpfel, Zitronen, Apfelsinen, Hülsenfrüchte, Butter, Pflanzenmargarine, Vollkornbrot, Quark, Kürbis, Ananas, Olivenöl, Sahne, Trauben, Kartoffeln, Blumenkohl und Honig.

Allgemeine Übungsempfehlungen

- Versuchen Sie sich anzugewöhnen, Ihren Yogaübungen immer die *vorbereitenden*, aber nicht unwichtigen *Körperübungen*, wie zum Beispiel das Wirbelsäulenkreisen, *vorzuschalten*.

- Die *vollständige Entspannungsmethode* darf für sich allein praktiziert werden, wenn Sie sehr verspannt sind. Falls Sie genügend Übungszeit haben, können Sie die Methode nach den «vorbereitenden Körperübungen» einfügen. Empfehlenswert wäre es, die Methode wöchentlich mindestens 2mal zu praktizieren.

- Die *Yogiatmungen* sollten Sie auch bei Spaziergängen in frischer Luft, z.B. im Wald oder am Meer, anwenden. Man kann sie vor den Asanas üben, inmitten einer Reihe Asanas, aber auch vor einem Hauptpranayama.

- Die *Bauchatmung* bitte nicht in der täglichen Anwendung vergessen! Sie können die Bauchatmung auch inmitten einer Reihe der Asanas üben, um nach einer stark aktivierenden Körperübung den beruhigenden Ausgleich zu finden.

Pranayamas sind
    die Yogiatmung,
    der Reinigungsatem (Kapalabhati),
    der kühlende Reinigungsatem (Sitali),
    der kühlmachende Atem (Sitkari),
    der Schlangentrunk (Bhujangini).
Hauptpranayamas sind
    die verfeinerte Atembeobachtung (Sah-Ham),
    der siegreiche Atem (Ujjayi),
    die wechselseitige Nasenatmung (Nadi-Sodhana-Pranayama).

- Die *Übungsreihenfolge* im täglichen Übungsprogramm lautet:
Teil I: Vorbereitende Körperübungen (auf Wunsch die vollständige Entspannungsmethode oder die Yogiatmung).
Teil II: Die Asanas.
Teil III: Konzentrationstechniken: Pranayamas (wie oben aufgezählt) und OM – die regenerierende Urschwingung.

- Wenn Sie das Gefühl haben, daß Ihnen ein Pranayama besonders hilft, dann üben Sie es täglich, wochenlang, monatelang in der angegebenen Übungsreihenfolge und unter der Beobachtung der technischen Hinweise dieses Buches. Die Hauptpranayamas sollten als Krönung Ihres Yogaprogramms angesehen werden. Hier versuchen Sie ja, mit unbewegtem Körper und gerader Kopf- und Wirbelsäulenhaltung zu sitzen, um Ihre Sammlung nach innen fortzusetzen. Über die Asanas wird der Körper in Bewußtheit gepflegt, bei den Pranayamas sind Sie bestrebt, den Körper ruhig zu halten, um die Mental- und Konzentrationskraft (Dharana) zu stärken. Der Weg nach innen verlangt einen stillen Körper, der einem Tempel der Ruhe gleicht. Bei 2maligem täglichem Üben sollten Sie nur ein Hauptpranayama praktizieren.

- Savasana (Toten-Lage) ist immer dann anzuwenden, wenn Sie *während der Übungen Unruhe* empfinden oder die starke Aktivierung irgendeiner Übung ausklingen lassen wollen, so z. B. nach den Hauptpranayamas.

- Die Begrüßung der Sonne (Surya-Namaskara) können Sie auch ohne vorbereitende Übung praktizieren. Wenden Sie danach die Toten-Lage (Savasana) und anschließend eine Konzentrationstechnik an.

- Bei den Asanas sollte man die *umgekehrten Stellungen* zuletzt üben. Bei den umgekehrten Stellungen wird vor allen Dingen die Blutzirkulation im Gehirn angeregt. So wird eine gute Voraussetzung geschaffen, um erfolgreich Pranayamas zu üben. Beenden Sie die Asanas mit der Savasana (Toten-Lage).

- Bei regelmäßiger Übung von Asanas und Pranayamas wird das Feingefühl für die *Atemführung* zunehmen. Allmählich werden Sie genau Ihre individuellen *Streckgrenzen* ermitteln können.

  Beobachten Sie sich in allen Übungen genau!

  Erhöhen und steigern Sie Ihre Bemühungen in den Asanas und Pranayamas langsam und mit äußerster Sorgfalt, unter Berücksichtigung der angegebenen Regeln.

- Suchen Sie herauszufinden, welche Asanas und Pranayamas Ihnen besonders guttun. Sie selbst werden nach und nach Ihre individuellen Übungen finden. Üben Sie Ihre *Lieblingsübungen* in der erläuterten Reihenfolge.

Übungen gegen Beschwerden und Krankheiten von A – Z

Die folgenden Übungen, das möchte ich vorab betonen, werden *nicht* bei *akuten starken* Schmerzen, wie Kopf-, Hals- oder Leibschmerzen helfen. *Leichte* Kopf- oder Halsschmerzen etwa oder Erkältungen und andere leichte Störungen lassen sich im Frühstadium allerdings lindern, wenn Sie die angegebenen Übungen praktizieren, und die Krankheitsentwicklung läßt sich möglicherweise stoppen. Ansonsten ist es empfehlenswert, die Übungen *vorbeugend* zu praktizieren.

Altern (vorzeitiges):
Die Halb-Kerze, Seite 139;
die verfeinerte Atembeobachtung (Sah-Ham), Seite 220;
die Yogiatmung, Seite 42;
der Kopf-Stand, Seite 150;
die Isolierung der Bauchmuskulatur, Seite 199;
das Bauchheben, Seite 197;
die Kerze, Seite 142;
die Bogen-Stellung, Seite 101;
der Pflug, Seite 146;
alle Pranayamas, Seite 262, 42;
die Fisch-Stellung, Seite 135;
der Sonnengruß, Seite 179.

Appetit (ungezügelter):
Der kühlende Reinigungsatem, Seite 246.

Asthma:
Die Kniekuß-Stellung (liegend), Seite 108;
die Kopf-zum-Knie-Stellung, Seite 129;
die Heuschrecken-Stellung, Seite 98;

die Kobra-Stellung, Seite 95;
die Fisch-Stellung, Seite 135;
die Halb-Kerze, Seite 139;
die Kerze, Seite 142;
der Reinigungsatem, Seite 241;
der Schlangentrunk, Seite 249.

Atem (unreiner):
Die Löwen-Stellung, Seite 168;
der kühlende Reinigungsatem, Seite 246.

Augenstärkend:
Die Halb-Kerze, Seite 139;
die Löwen-Stellung, Seite 168;
der Kopf-Stand, Seite 150;
Blickfestigung, Seite 231;
die Trataka-Scheiben-Konzentration, Seite 235.

Bänder (pflegend):
Der dynamische Streck, Seite 120;
die (umgekehrte) Dreiecks-Stellung, Seite 117;
der Sonnengruß, Seite 179.

Bandscheiben (korrigieren):
Die Heuschrecken-Stellung, Seite 98;
die Kobra-Stellung, Seite 95;
die Bogen-Stellung, Seite 101.

Bauchmuskulatur (stärkend, pflegend):
Die Katzen-Stellung, Seite 170;
die Kniekuß-Stellung (liegend), Seite 108;
die Heuschrecken-Stellung, Seite 98;
die Kobra-Stellung, Seite 95;
die Stier-Stellung, Seite 165;

der Sonnengruß, Seite 179;
das Bauchheben, Seite 197;
die Isolierung der Bauchmuskulatur, Seite 199;
die Bogen-Stellung, Seite 101;
der Yogasitz, Seiten 204–213.

Bauchspeicheldrüse (aktivieren):
Die Kopf-zum-Knie-Stellung, Seite 129;
die Isolierung der Bauchmuskulatur, Seite 199;
der Pflug, Seite 146;
die Kniekuß-Stellung (liegend), Seite 108;
der Sonnengruß, Seite 179.

Beckenmuskulatur (pflegend):
Die Katzen-Stellung, Seite 170;
die Heuschrecken-Stellung, Seite 98;
der Sonnengruß, Seite 179.

Bein (pflegend):
Die (umgekehrte) Dreiecks-Stellung, Seite 117;
der dynamische Streck, Seite 120;
die Kniekuß-Stellung (stehend), Seite 126;
die Halb-Kerze, Seite 139;
die Kerze, Seite 142;
alle umgekehrten Asanas, Seiten 139–151.

Blähungen:
Die Kobra-Stellung, Seite 95;
die Heuschrecken-Stellung, Seite 98;
der Pflug, Seite 146.

Blutdruck (hoher):
Die Kopf-zum-Knie-Stellung, Seite 129;
die Kniekuß-Stellung (liegend), Seite 108;

die Bauchatmung, Seite 31;
die Yogiatmung, Seite 42;
der Pflug, Seite 146.

Blutzirkulation (anregend):
Die (umgekehrte) Dreiecks-Stellung, Seite 117;
die Heuschrecken-Stellung, Seite 98;
die Kobra-Stellung, Seite 95;
die Halb-Kerze, Seite 139;
die Yogiatmung, Seite 42;
die Kopf-zum-Knie-Stellung, Seite 129;
die Katzen-Stellung, Seite 170;
die Kniekuß-Stellung (sitzend und liegend), Seiten 108 und 126;
die Haltungs-Stellung, Seite 128;
der Reinigungsatem, Seite 241;
die Bogen-Stellung, Seite 101;
die Kerze, Seite 142;
der Pflug, Seite 146.

Bronchien (pflegend):
Die Heuschrecken-Stellung, Seite 98;
die (umgekehrte) Dreiecks-Stellung, Seite 117;
alle Pranayamas, Seite 262;
die Yogiatmung, Seite 42;
der Reinigungsatem, Seite 241.

Brustkorbweitung:
Die Kobra-Stellung, Seite 95;
die (umgekehrte) Dreiecks-Stellung, Seite 117;
die Yogiatmung, Seite 42;
der dynamische Streck, Seite 120;
die Haltungs-Stellung, Seite 128;
der Sonnengruß, Seite 179.

Brustmuskulatur (stärkend):
Die Fisch-Stellung, Seite 135;
die Dreiecks-Stellung, Seite 117;
die Heuschrecken-Stellung, Seite 98;
der Sonnengruß, Seite 179;
der dynamische Streck, Seite 120.

Busen (vergrößernd):
Die Kobra-Stellung, Seite 95;
der Sonnengruß, Seite 179.

Diabetes:
Die Kniekuß-Stellung (liegend), Seite 108;
die Heuschrecken-Stellung, Seite 98;
die Fisch-Stellung, Seite 135;
die Halb-Kerze, Seite 139;
der Pflug, Seite 146;
die Kerze, Seite 142.

Drüsenpflege (endokrine):
Die Halb-Kerze, Seite 139;
die Kopf-zum-Knie-Stellung, Seite 129;
die Kerze, Seite 142;
der Kopf-Stand, Seite 150.

Erkältung: Siehe Grippe

Galle:
Die Kniekuß-Stellung (stehend), Seite 126;
der kühlende Reinigungsatem, Seite 246;
die (umgekehrte) Dreiecks-Stellung, Seite 117;
die Kniekuß-Stellung (liegend), Seite 108;
die Heuschrecken-Stellung, Seite 98;
die Brustatmung, Seite 39.

Gehirndurchblutung:
Die Halb-Kerze, Seite 139;
alle umgekehrten Asanas, Seiten 139–151;
die Kniekuß-Stellung (stehend), Seite 126;
der Reinigungsatem, Seite 241.

Geschlechtsorgan (pflegend):
Die Kniekuß-Stellung (liegend), Seite 108;
die Kobra-Stellung, Seite 95;
die Halb-Kerze, Seite 139;
die Heuschrecken-Stellung, Seite 98;
die Kniekuß-Stellung (stehend), Seite 126;
die Kerze, Seite 142;
das Bauchheben, Seite 197;
die Isolierung der Bauchmuskulatur, Seite 199;
der Sonnengruß, Seite 179.

Gesichtsmuskulatur (entspannend):
Die Löwen-Stellung, Seite 168;
die Halb-Kerze, Seite 139;
der Sonnengruß, Seite 179;
der kühlende Reinigungsatem, Seite 246.

Gleichgewichtssinn (stärkend):
Die Körperhebe-Stellung, Seite 112;
der Steißbein-Sitz, Seite 158;
die Berg-Stellung, Seite 162;
die Hock-Stellung, Seite 173;
die Stier-Stellung, Seite 165;
alle Standpositionen, Seiten 117–128.

Grippe (Vorstadium einer grippalen Infektion mit leichten Kopf- und Halsschmerzen):
Die (umgekehrte) Dreiecks-Stellung, Seite 117;
die Löwen-Stellung, Seite 168;
die Kobra-Stellung, Seite 95;
die Heuschrecken-Stellung, Seite 98;
die Fisch-Stellung, Seite 135;
die Halb-Kerze, Seite 139;
der Sonnengruß, Seite 179;
der Pflug, Seite 146;
die Kerze, Seite 142;
die wechselseitige Nasenatmung, Seite 270.

Haarausfall:
Der Sonnengruß, Seite 179;
die umgekehrten Stellungen, Seiten 139–151.

Halsschmerzen: Siehe Grippe

Haltungsfehler:
Die Haltungs-Stellung, Seite 128;
die Fisch-Stellung, Seite 135.

Hämorrhoiden:
Die Fisch-Stellung, Seite 135;
die Heuschrecken-Stellung, Seite 98;
die Halb-Kerze, Seite 139;
die Kerze, Seite 142;
der Pflug, Seite 146.

Hexenschuß:
Die Kobra-Stellung, Seite 95;
die Heuschrecken-Stellung, Seite 98;
die Stier-Stellung, Seite 165;

die Bogen-Stellung, Seite 101;
der Pflug, Seite 146.

Hüftmuskulatur (pflegend):
Die (umgekehrte) Dreiecks-Stellung, Seite 117;
die Heuschrecken-Stellung, Seite 98;
der Sonnengruß, Seite 179.

Husten:
Die Löwen-Stellung, Seite 168;
die Halb-Kerze, Seite 139;
die (umgekehrte) Dreiecks-Stellung, Seite 117;
die Fisch-Stellung, Seite 135.

Ischiasschmerzen:
Der Diamant-Sitz, Seite 205;
die Kopf-zum-Knie-Stellung, Seite 129;
die Heuschrecken-Stellung, Seite 98;
die Kobra-Stellung, Seite 95;
die Bogen-Stellung, Seite 101;
die Kniekuß-Stellung (stehend und liegend), Seiten 108 und 126;
die Berg-Stellung, Seite 162.

Konzentrationsschwäche:
Atembeobachtung, Seite 69;
alle Pranayamas, Seiten 42, 262;
die verfeinerte Atembeobachtung (Sah-Ham), Seite 220;
die Stier-Stellung, Seite 165;
die Konzentration zum Ajna-Chakra, Seite 55;
das Fixieren des Blickes, Seiten 231–233;
die Trataka-Scheiben-Konzentration, Seite 235;
die Berg-Stellung, Seite 162.

Kopfschmerzen (leichte): Siehe auch Grippe
Die Halb-Kerze, Seite 139;
die Kniekuß-Stellung (liegend), Seite 108;
der Pflug, Seite 146;
die Kerze, Seite 142;
der Kopf-Stand, Seite 150;
die wechselseitige Nasenatmung, Seite 270.

Korpulenz (Taille, Bauch):
Die (umgekehrte) Dreiecks-Stellung, Seite 117;
der dynamische Streck, Seite 120;
die Kobra-Stellung, Seite 95;
die Heuschrecken-Stellung, Seite 98;
die Fisch-Stellung, Seite 135;
die Kopf-zum-Knie-Stellung, Seite 129;
die Kniekuß-Stellung (liegend), Seite 108;
die Halb-Kerze, Seite 139;
die Berg-Stellung, Seite 162;
die Kniekuß-Stellung (stehend), Seite 126;
die Isolierung der Bauchmuskulatur, Seite 199;
die Bogen-Stellung, Seite 101;
die Kerze, Seite 142;
der Pflug, Seite 146.

Krampfadern:
Alle umgekehrten Asanas, Seiten 139–151;
die Halb-Kerze, Seite 139.

Kreislaufpflege:
Yogiatmung, Seite 42;
Atembeobachtungen, Seite 69;
der Sonnengruß, Seite 179.

Leber:
Die Kopf-zum-Knie-Stellung, Seite 129;
die Kniekuß-Stellung (liegend), Seite 108;
die Brustatmung, Seite 39;
die Heuschrecken-Stellung, Seite 98;
das Bauchheben, Seite 197;
die Isolierung der Bauchmuskulatur, Seite 199;
der Pflug, Seite 146;
der kühlende Reinigungsatem, Seite 246.

Lungenpflege:
Die Yogiatmung, Seite 42;
alle Pranayamas, Seite 262;
die Halb-Kerze, Seite 139;
der Sonnengruß, Seite 179;
der Reinigungsatem, Seite 241;
der siegreiche Atem, Seite 262;
der Kopf-Stand, Seite 150;
die Kerze, Seite 142.

Lungenspitzen:
Der siegreiche Atem, Seite 262;
die obere Atmung, Seite 40.

Magenleiden:
Der kühlende Reinigungsatem, Seite 246;
die Brustatmung, Seite 39.

Mandeln:
Die Kerze, Seite 142;
die Fisch-Stellung, Seite 135;
die Löwen-Stellung, Seite 168;
die Halb-Kerze, Seite 139.

Menstruationsbeschwerden:
Während der Menstruation sollten ausgesprochen leichte Übungen praktiziert werden, keinesfalls umgekehrte Stellungen, wie z.B. Kopfstand und Kerze. Generell die Bauchatmung praktizieren. Geeignet sind
die Kniekuß-Stellung (liegend), Seite 108;
die Kobra-Stellung (Bauchlage), Seite 95;
die Fisch-Stellung (rückbeugend), Seite 135;
der Schuster-Sitz, Seite 208;
die Körperhebe-Stellung, Seite 112;
die Dreiecks-Stellung, Seite 117;
der Sonnengruß, Seite 179.

Milz:
Der kühlende Reinigungsatem, Seite 246;
die Kopf-zum-Knie-Stellung, Seite 129;
die Brustatmung, Seite 39.

Müdigkeit (übertriebene):
Die Kerze, Seite 142;
der Kopf-Stand, Seite 150;
der Reinigungsatem, Seite 241;
alle Pranayamas, Seiten 42, 262;
die Haltungs-Stellung, Seite 128;
der Sonnengruß, Seite 179;
die Kopf-zum-Knie-Stellung, Seite 129;
die Kniekuß-Stellung (liegend), Seite 108;
die Halb-Kerze, Seite 139.

Nackenmuskulatur (und Entspannung):
Die Fisch-Stellung, Seite 135;
die vollständige Entspannungsmethode, Seite 62;
der Pflug, Seite 146;
die Stier-Stellung, Seite 165.

Nerven (beruhigen):
Die vollständige Entspannungsmethode, Seite 62;
die Ha-Ausatmung, Seite 33;
die Totenlage, Seite 89;
alle Paranayamas, Seiten 42, 262;
der Steißbein-Sitz, Seite 158;
die Hock-Stellung, Seite 173;
die Stier-Stellung, Seite 165;
der Sonnengruß, Seite 179;
die wechselseitige Nasenatmung, Seite 270;
der siegreiche Atem, Seite 262.

Nierenpflege:
Die Kobra-Stellung, Seite 95;
die Halb-Kerze, Seite 139;
die Kopf-zum-Knie-Stellung, Seite 129;
die Bogen-Stellung, Seite 101;
die Kniekuß-Stellung (stehend), Seite 126;
das Bauchheben, Seite 197;
die Isolierung der Bauchmuskulatur, Seite 199;
die Kerze, Seite 142.

Oberschenkelmuskulatur:
Die (umgekehrte) Dreiecks-Stellung, Seite 117;
die Kniekuß-Stellung (stehend und liegend), Seiten 126 und 108;
der Sonnengruß, Seite 179.

Ohrenpflege:
Die Löwen-Stellung, Seite 168;
die Halb-Kerze, Seite 139;
die Fisch-Stellung, Seite 135;
der Kopf-Stand, Seite 150;
die Kerze, Seite 142.

Pankreas: Siehe Bauchspeicheldrüse

Phlegma:
Die Bogen-Stellung, Seite 101;
die Schaukel-Stellung, Seite 131;
alle Pranayamas, Seiten 42, 262;
der siegreiche Atem, Seite 262;
die wechselseitige Nasenatmung, Seite 270;
der Pflug, Seite 146;
der Sonnengruß, Seite 179;
die Kobra-Stellung, Seite 95;
die Fisch-Stellung, Seite 135.

Potenzstörungen:
Die Kobra-Stellung, Seite 95;
die Kniekuß-Stellung (liegend), Seite 108;
der Sonnengruß, Seite 179;
die Bogen-Stellung, Seite 101.

Prostata:
Die Kniekuß-Stellung (stehend und liegend), Seiten 126 und 108.

Rauchen (übertriebenes):
Regelmäßiges Üben der Pranayamas, Seiten 42, 262;
die Yogiatmung, Seite 42;
der kühlende Reinigungsatem, Seite 246.

Rheuma:
Die Heuschrecken-Stellung, Seite 98;
die Kopf-zum-Knie-Stellung, Seite 129;
die Halb-Kerze, Seite 139;
die Bogen-Stellung, Seite 101;
die Kerze, Seite 142;
der Pflug, Seite 146;

Rückenmuskelpflege:
Die vollständige Entspannungsmethode, Seite 62;
die Kobra-Stellung, Seite 95;
die Heuschrecken-Stellung, Seite 98;
die Katzen-Stellung, Seite 170;
die Haltungs-Stellung, Seite 128;
der Sonnengruß, Seite 179;
die Kopf-zum-Knie-Stellung, Seite 129;
die (umgekehrte) Dreiecks-Stellung, Seite 117;
der dynamische Streck, Seite 120;
die Halb-Kerze, Seite 139;
die Kniekuß-Stellung (liegend), Seite 108;
die Schaukel-Stellung, Seite 131;
die Kerze, Seite 142;
der Pflug, Seite 146.

Sauerstoffaufnahme (vermehrte):
Die Yogiatmung, Seite 42;
alle Pranayamas, Seite 262.

Schilddrüsen-Überfunktion:
Die Halb-Kerze, Seite 139;
die Nasenatmung, Seite 52;
die Kerze, Seite 142.

Schilddrüsen-Unterfunktion:
Die Kobra-Stellung, Seite 95;
die Fisch-Stellung, Seite 135;
die Löwen-Stellung, Seite 168;
der Kopf-Stand, Seite 150.

Schlaflosigkeit:
Die Kerze, Seite 142;
der Pflug, Seite 146;

die vollständige Entspannungsmethode, Seite 62;
die Kniekuß-Stellung (liegend), Seite 108;
die Kobra-Stellung, Seite 95;
die Halb-Kerze, Seite 139;
der Sonnengruß, Seite 179;
die Stier-Stellung, Seite 165.

Schnupfen: Siehe Grippe

Schwangerschaft:
In den ersten drei Monaten der Schwangerschaft sind noch alle nach vorne gebeugten und aufrechten Asanas möglich.
Während der ganzen Schwangerschaft kann man das heilwirksame Bauchatmen und die Yogiatmung in der Rückenlage anwenden. Ebenso kann man die vollständige Entspannungsmethode (Seite 62) mit abschließender Atembeobachtung üben. Der 1. Teil der Entspannung, die Wirbelsäulenausgleichsübung im Liegen, fällt jedoch weg.
Sexuelle Energien (Regulanz), Seiten 108, 165;
die Berg-Stellung, Seite 162;
der Sonnengruß, Seite 179;
der Kopf-Stand, Seite 150;
die Halb-Kerze, Seite 139;
die Kerze, Seite 142.

Solarplexus (stärkend):
Das Bauchheben, Seite 197;
die Bogen-Stellung, Seite 101;
die Fisch-Stellung, Seite 135;
die Katzen-Stellung, Seite 170;
die Heuschrecken-Stellung, Seite 98.

Stirnhöhlen (pflegend):
Der Reinigungsatem, Seite 241.

Stoffwechselstörung:
Die Körperhebe-Stellung, Seite 112;
die Stier-Stellung, Seite 165.

Unterleibsorgane (stärkend):
Die Heuschrecken-Stellung, Seite 98;
die Stier-Stellung, Seite 165;
die Körperhebe-Stellung, Seite 112;
der dynamische Streck, Seite 120;
der Sonnengruß, Seite 179.

Unterleibssenkung:
Das Bauchheben, Seite 197;
die Isolierung der Bauchmuskulatur, Seite 199.

Verdauungsfördernd:
Alle Übungen der Bauchmuskulatur, Seiten 64, 31;
die Kniekuß-Stellung (stehend und liegend), Seiten 126 und 108;
die Halb-Kerze, Seite 139;
die Kopf-zum-Knie-Stellung, Seite 129;
alle Pranayamas, Seiten 42, 262;
der Diamant-Sitz, Seite 205;
die Pfau-Stellung, Seite 105;
das Bauchheben, Seite 197;
die Isolierung der Bauchmuskulatur, Seite 199;
die Körperhebe-Stellung, Seite 112;
die Hock-Stellung, Seite 173;
die Kerze, Seite 142;
der Reinigungsatem, Seite 241;
der siegreiche Atem, Seite 262;
der Sonnengruß, Seite 179.

Verstopfung:
Die Kniekuß-Stellung (stehend und liegend), Seiten 126 und 108;
die Pfau-Stellung, Seite 105;
das Bauchheben, Seite 197;
die Isolierung der Bauchmuskulatur, Seite 199;
der Pflug, Seite 146;
die Körperhebe-Stellung, Seite 112;
der Sonnengruß, Seite 179;
die Heuschrecken-Stellung, Seite 98;
die Kobra-Stellung, Seite 95.

Wirbelsäule (stärkend und pflegend):
Die Schaukel-Stellung, Seite 131;
die Bogen-Stellung, Seite 101;
der Pflug, Seite 146;
die Kerze, Seite 142;
die Fisch-Stellung, Seite 135;
der Sonnengruß, Seite 179;
die Katzen-Stellung, Seite 170;
der dynamische Streck, Seite 120;
die Kniekuß-Stellung (liegend und stehend), Seiten 108 und 126;
die (umgekehrte) Dreiecks-Stellung, Seite 117;
die Kobra-Stellung, Seite 95;
die Halb-Kerze, Seite 139;
die Kopf-zum-Knie-Stellung, Seite 129;
die Heuschrecken-Stellung, Seite 98;
die Haltungs-Stellung, Seite 128.

Zungenpflege:
Die Löwen-Stellung, Seite 168.

Das 2-Wochen-Programm

Jeder Mensch hat Zeit, um Yoga zu üben; er muß sie sich nur nehmen! Man sollte täglich einige Zeit nur für sich selber da sein, um danach um so besser für die anderen und die Verpflichtungen zur Verfügung stehen zu können.

Üben Sie, wenn möglich, *mindestens einmal am Tag*. Die besten Übungszeiten sind Sonnenaufgang und Sonnenuntergang.

Denken Sie daran, daß Sie nach einer Vollmahlzeit etwa 2 bis 3 Stunden warten sollten, ehe Sie mit Yoga beginnen.

Versuchen Sie zunächst, mit jeder Übung vertraut zu werden und dann, sich ein Übungsprogramm zusammenzustellen. Als Muster können Sie das folgende Beispiel mit den wichtigsten Übungen dieses Buches benutzen. Versuchen Sie, dieses Programm durchzuhalten, und ersetzen Sie die Übungen, die Ihnen schwerfallen, durch leichtere.

Kürzen Sie das Programm, wenn Sie nur eine geringere Übungszeit zur Verfügung haben.

Es kommt nicht darauf an, unzählige Asanas zu praktizieren, so daß man müde ist, bevor die Pranayamas oder Konzentrationstechniken beginnen. Wenige Asanas reichen vollkommen aus, wenn man sie langsam und mit innerem Einleben übt!

Haben Sie Geduld und Ausdauer! Der anfängliche Aufwand lohnt sich ganz bestimmt!

Die 1. Woche

Montag
Vorbereitende Körperübungen (Seite 74)
1. Die Yogiatmung liegend (Seite 42)
2. Die Dreiecks-Stellung (Seite 117)
3. Der dynamische Streck (Seite 120)
4. Die Haltungs-Stellung (Seite 128)
5. Die Katzen-Stellung (Seite 170)
6. Die Kobra-Stellung (Seite 95)
7. Die Heuschrecken-Stellung (Seite 98)
8. Die Stier-Stellung (Seite 165)
9. Die Toten-Lage (Seite 89)
10. Ihr bevorzugter Yogasitz (Seite 202)
11. Die Bauchatmung sitzend (Seite 31)
12. Die Atembeobachtung liegend (Seite 69)

Dienstag
Vorbereitende Körperübungen (Seite 74)
1. Die Yogiatmung stehend (Seite 42)
2. Der dynamische Streck (Seite 120)
3. Die Berg-Stellung (Seite 162)
4. Die Löwen-Stellung (Seite 168)
5. Die Kniekuß-Stellung liegend (Seite 108)
6. Die Kopf-zum-Knie-Stellung (Seite 129)
7. Die Halb-Kerze (Seite 139)
8. Die Toten-Lage (Seite 89)
9. Ihr bevorzugter Yogasitz (Seite 202)
10. Die Yogiatmung sitzend (Seite 42)
11. Trataka (Blickfestigung) (Seite 231)
12. Die verfeinerte Atembeobachtung liegend (Sah-Ham) (Seite 220)

Mittwoch
Vorbereitende Körperübungen (Seite 74)
1. Die Yogiatmung stehend (Seite 42)
2. Die vollständige Entspannungsmethode (Seite 62)
3. Die Fisch-Stellung (Seite 135)
4. Die Katzen-Stellung (Seite 170)
5. Die Kobra-Stellung (Seite 95)
6. Die Körperhebe-Stellung (Seite 112)
7. Der Steißbein-Sitz (Seite 158)
8. Die Kniekuß-Stellung liegend (Seite 108)
9. Die Halb-Kerze (Seite 139)
10. Innerliches OM-Flüstern (Seite 224)
11. Trataka (Blickfestigung) (Seite 233)
12. Die Toten-Lage (Seite 89)

Donnerstag
Vorbereitende Körperübungen (Seite 74)
1. Yogiatmung im Vollkreis (Seite 47)
2. Die Berg-Stellung (Seite 162)
3. Die Kopf-zum-Knie-Stellung (Seite 129)
4. Die Kniekuß-Stellung liegend (Seite 108)
5. Die Kobra-Stellung (Seite 95)
6. Die Heuschrecken-Stellung (Seite 98)
7. Die Stier-Stellung (Seite 165)
8. Die Toten-Lage (Seite 89)
9. Ihr bevorzugter Yogasitz (Seite 202)
10. Die Atembeobachtung (Seite 69)
11. Innerliches OM-Flüstern (Seite 224)
12. Die Toten-Lage (Seite 89)

Freitag
Vorbereitende Körperübungen (Seite 74)
1. Die vollständige Entspannungsmethode (Seite 62)
2. Die Dreiecks-Stellung (Seite 117)

3. Die Haltungs-Stellung (Seite 128)
  4. Der dynamische Streck (Seite 120)
  5. Die Löwen-Stellung (Seite 168)
  6. Die Hock-Stellung (Seite 173)
  7. Die Katzen-Stellung (Seite 170)
  8. Der Steißbein-Sitz (Seite 158)
  9. Die Halb-Kerze (Seite 139)
  10. Die Toten-Lage (Seite 89)
  11. Ihr bevorzugter Yogasitz (Seite 202)
  12. Die verfeinerte Atembeobachtung (Sah-Ham) (Seite 220)

Samstag
Vorbereitende Körperübungen (Seite 74)
  1. Yogiatmung: Das innere Gleichgewicht (Seite 46)
  2. Die Dreiecks-Stellung (Seite 117)
  3. Die Haltungs-Stellung (Seite 128)
  4. Die Katzen-Stellung (Seite 170)
  5. Die Kobra-Stellung (Seite 95)
  6. Die Heuschrecken-Stellung (Seite 98)
  7. Die Hock-Stellung (Seite 173)
  8. Die Toten-Lage (Seite 89)
  9. Die Bauchatmung sitzend (Seite 31)
  10. Die Yogiatmung sitzend (Seite 42)
  11. Innerliches OM-Flüstern (Seite 224)
  12. Die Toten-Lage (Seite 89)

Sonntag
Vorbereitende Körperübungen (Seite 74)
  1. Die dynamische Yogiatmung (Seite 49)
  2. Die Berg-Stellung (Seite 162)
  3. Die Kopf-zum-Knie-Stellung (Seite 129)
  4. Die Kniekuß-Stellung liegend (Seite 108)
  5. Die Körperhebe-Stellung (Seite 112)
  6. Der Steißbein-Sitz (Seite 158)

7. Die Löwen-Stellung (Seite 168)
8. Die Halb-Kerze (Seite 139)
9. Ihr bevorzugter Yogasitz (Seite 202)
10. Die Yogiatmung sitzend (Seite 42)
11. Die Atembeobachtung liegend (Seite 69)
12. Die Toten-Lage (Innerliches OM-Flüstern) (Seite 89, 224)

Die 2. Woche

Montag
Vorbereitende Körperübungen (Seite 74)
1. Die Yogiatmung liegend (Seite 42)
2. Die Dreiecks-Stellung (Seite 117)
3. Die Berg-Stellung (Seite 162)
4. Der dynamische Streck (Seite 120)
5. Die Katzen-Stellung (Seite 170)
6. Die Kobra-Stellung (Seite 95)
7. Die Heuschrecken-Stellung (Seite 98)
8. Der Steißbein-Sitz (Seite 158)
9. Die Toten-Lage (Seite 89)
10. Ihr bevorzugter Yogasitz (Seite 202)
11. Die Bauchatmung sitzend (Seite 31)
12. Die Atembeobachtung liegend (Seite 69)

Dienstag
Vorbereitende Körperübungen (Seite 74)
1. Die Yogiatmung sitzend (Seite 42)
2. Der dynamische Streck (Seite 120)
3. Die Kniekuß-Stellung stehend (Seite 126)
4. Die Löwen-Stellung (Seite 168)
5. Die Hock-Stellung (Seite 173)
6. Die Körperhebe-Stellung (Seite 112)
7. Die Kobra-Stellung (Seite 95)

8. Trataka (Blickfestigung) (Seite 235)
9. Die Toten-Lage (Seite 89)
10. Ihr bevorzugter Yogasitz (Seite 202)
11. Der Reinigungsatem (Seite 241)
12. Die verfeinerte Atembeobachtung (Sah-Ham) sitzend (Seite 220)

Mittwoch
Vorbereitende Körperübungen (Seite 74)
1. Die Yogiatmung stehend (Seite 47)
2. Die Kniekuß-Stellung stehend (Seite 126)
3. Die Haltungs-Stellung (Seite 128)
4. Die Fisch-Stellung (Seite 135)
5. Die Schaukel-Stellung (Seite 131)
6. Die Stier-Stellung (Seite 165)
7. Die Halb-Kerze (Seite 139)
8. Die Toten-Lage (Seite 89)
9. Ihr bevorzugter Yogasitz (Seite 202)
10. Der Reinigungsatem (Seite 241)
11. Die wechselseitige Nasenatmung (Seite 270)
12. Die Toten-Lage (Seite 89)

Donnerstag
Vorbereitende Körperübungen (Seite 74)
1. Der Reinigungsatem (Seite 241)
2. Die Kopf-zum-Knie-Stellung (Seite 129)
3. Die Stier-Stellung (Seite 165)
4. Die Kniekuß-Stellung liegend (Seite 108)
5. Der Steißbein-Sitz (Seite 158)
6. Die Körperhebe-Stellung (Seite 112)
7. Die Hock-Stellung (Seite 173)
8. Die Toten-Lage (Seite 89)
9. Ihr bevorzugter Yogasitz (Seite 202)
10. Der kühlende Reinigungsatem (Seite 246)

11. Der siegreiche Atem (Seite 262)
12. Die Toten-Lage (Seite 89)

Freitag
Vorbereitende Körperübungen (Seite 74)
1. Die vollständige Entspannungsmethode (Seite 62)
2. die Dreiecks-Stellung (Seite 117)
3. Die Berg-Stellung (Seite 162)
4. Der dynamische Streck (Seite 120)
5. Die Löwen-Stellung (Seite 168)
6. Der Steißbein-Sitz (Seite 158)
7. Kniekuß-Stellung liegend (Seite 108)
8. Die Stier-Stellung (Seite 165)
9. Die Toten-Lage (Seite 89)
10. Ihr bevorzugter Yogasitz (Seite 202)
11. Der Schlangentrunk (Seite 249)
12. Die verfeinerte Atembeobachtung (Sah-Ham) (Seite 220)

Samstag
Vorbereitende Körperübungen (Seite 74)
1. Der Reinigungsatem (Seite 241)
2. Die Bogen-Stellung (Die Pfau-Stellung) (Seite 101 bzw. 105)
3. Die Hock-Stellung (Seite 173)
4. Die Katzen-Stellung (Seite 170)
5. Der Steißbein-Sitz (Seite 158)
6. Das Bauchheben (Isolierung der Bauchmuskulatur) (Seite 197, 199)
7. Bewußtes Bauchatmen (Seite 31)
8. Die Toten-Lage (Seite 89)
9. Ihr bevorzugter Yogasitz (Seite 202)
10. Der kühlmachende Atem (Seite 248)
11. Der siegreiche Atem (Seite 262)
12. Die Toten-Lage (Seite 89)

Sonntag
Vorbereitende Körperübungen (Seite 74)
　1. Die Schaukel-Stellung (Seite 131)
　2. Bewußtes Bauchatmen (Seite 31)
　3. Die Kopf-zum-Knie-Stellung (Seite 129)
　4. Die Kniekuß-Stellung liegend (Seite 108)
　5. Die Kerze (Der Kopf-Stand) (Seite 142 bzw. 150)
　6. Der Pflug (Seite 146)
　7. Die Heuschrecken-Stellung (Seite 98)
　8. Die Toten-Lage (Seite 89)
　9. Ihr bevorzugter Yogasitz (Seite 202)
10. Der Reinigungsatem (Seite 241)
11. Die wechselseitige Nasenatmung (Seite 270)
12. Die Toten-Lage (Innerliches OM-Flüstern) (Seite 89, 224)